临床实用急危重症系列丛书

神经内科急危重症

主　编　梁名吉

副主编　张慧敏　汪秋艳

编　者（按姓氏笔画排序）：

王庆华　冯　卓　石　磊　任延波　孙晓辉

张　彤　张　雷　张慧敏　李小彬　汪秋艳

芦志丹　陈俊杰　姜丽华　陶巍巍　梁名吉

中国协和医科大学出版社

图书在版编目（CIP）数据

神经内科急危重症 / 梁名吉主编 . —北京：中国协和医科大学出版社，2018.1

（临床实用急危重症系列丛书）

ISBN 978 - 7 - 5679 - 0691 - 4

Ⅰ.①神… Ⅱ.①梁… Ⅲ.①神经系统疾病 - 急性病 - 诊疗 ②神经系统疾病 - 险症 - 诊疗 Ⅳ.①R741.059.7

中国版本图书馆 CIP 数据核字（2017）第 241085 号

临床实用急危重症系列丛书

神经内科急危重症

主 编：梁名吉
策划编辑：吴桂梅
责任编辑：吴桂梅

出版发行：中国协和医科大学出版社
 （北京东单三条九号 邮编 100730 电话 65260431）
网 址：www.pumcp.com
经 销：新华书店总店北京发行所
印 刷：北京玺诚印务有限公司
开 本：710×1000 1/16 开
印 张：23.25
字 数：370 千字
版 本：2018 年 1 月第 1 版
印 次：2018 年 1 月第 1 次印刷
定 价：64.00 元

ISBN 978 - 7 - 5679 - 0691 - 4

前 言

　　临床神经病学涉及的疾病种类繁多，加之近年来神经病学发展迅速，新技术的不断涌现和广泛应用，使临床医师始终面临着新知识的挑战。目前，国内外在神经系统疾病危险因素、早期预防、早期诊断和治疗方面有较大的研究突破。随着国内外研究的进展，以及一系列治疗指南和专家建议的出台，神经系统疾病的诊断和治疗在国际范围内日趋规范化。

　　为推动神经内科疾病诊断和治疗的规范化进程，培养具备扎实理论基础和较强的临床实践能力的神经内科医师，我们根据神经内科的最新进展编写本书。本书强调临床实际应用，内容主要包括：神经系统疾病病史采集与体格检查、脑神经疾病、脊神经疾病、脊髓疾病、脑血管疾病、头痛、癫痫、中枢神经系统感染性疾病、中枢神经系统脱髓鞘性疾病、运动障碍疾病、神经-肌肉接头和肌肉疾病、神经系统变性疾病、神经系统发育异常性疾病和神经内科常用检查操作技术。并对每种疾病的病因、临床表现、病史采集、体格检查、辅助检查、诊断要点、鉴别诊断、治疗措施及预后等内容进行了较为详尽的描写。全书语言精练，条理清楚，重点讲述神经内科急、危、重症的关键诊治内容，使读者能够对疾病有一个系统和全面的了解和认识。力求突出每种疾病的特点、疾病诊断和治疗的临床思维方法。

　　本书可作为神经内科医师的临床工具书，以及神经内科的临床研究生、本科生和进修生的实用参考书。

　　由于编者水平有限，虽然竭尽全力，但书中不妥和疏漏之处在所难免，恳请广大读者批评指正。

编　者

2017 年 10 月

目 录

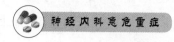

第一章　神经系统疾病病史 采集与体格检查

第一节　病史采集

一、病史采集的重点

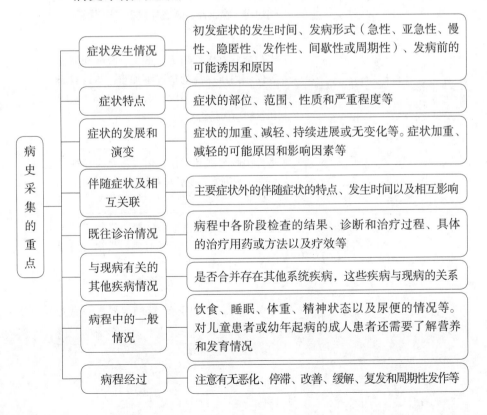

病史采集的重点		
	症状发生情况	初发症状的发生时间、发病形式（急性、亚急性、慢性、隐匿性、发作性、间歇性或周期性）、发病前的可能诱因和原因
	症状特点	症状的部位、范围、性质和严重程度等
	症状的发展和演变	症状的加重、减轻、持续进展或无变化等。症状加重、减轻的可能原因和影响因素等
	伴随症状及相互关联	主要症状外的伴随症状的特点、发生时间以及相互影响
	既往诊治情况	病程中各阶段检查的结果、诊断和治疗过程、具体的治疗用药或方法以及疗效等
	与现病有关的其他疾病情况	是否合并存在其他系统疾病，这些疾病与现病的关系
	病程中的一般情况	饮食、睡眠、体重、精神状态以及尿便的情况等。对儿童患者或幼年起病的成人患者还需要了解营养和发育情况
	病程经过	注意有无恶化、停滞、改善、缓解、复发和周期性发作等

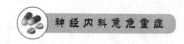
二、常见症状的问诊内容

1. 头痛的问诊内容

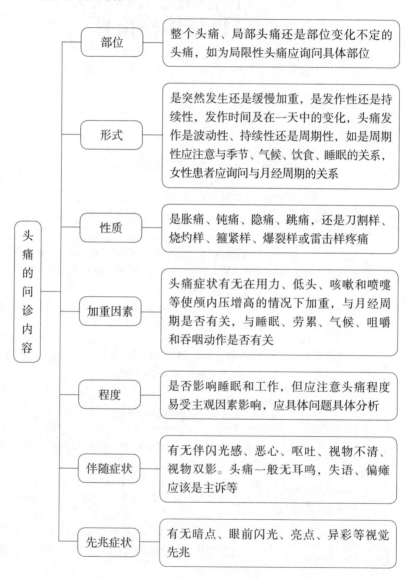

	部位	整个头痛、局部头痛还是部位变化不定的头痛，如为局限性头痛应询问具体部位
头痛的问诊内容	形式	是突然发生还是缓慢加重，是发作性还是持续性，发作时间及在一天中的变化，头痛发作是波动性、持续性还是周期性，如是周期性应注意与季节、气候、饮食、睡眠的关系，女性患者应询问与月经周期的关系
	性质	是胀痛、钝痛、隐痛、跳痛，还是刀割样、烧灼样、箍紧样、爆裂样或雷击样疼痛
	加重因素	头痛症状有无在用力、低头、咳嗽和喷嚏等使颅内压增高的情况下加重，与月经周期是否有关，与睡眠、劳累、气候、咀嚼和吞咽动作是否有关
	程度	是否影响睡眠和工作，但应注意头痛程度易受主观因素影响，应具体问题具体分析
	伴随症状	有无伴闪光感、恶心、呕吐、视物不清、视物双影。头痛一般无耳鸣，失语、偏瘫应该是主诉等
	先兆症状	有无暗点、眼前闪光、亮点、异彩等视觉先兆

2. 疼痛的问诊内容

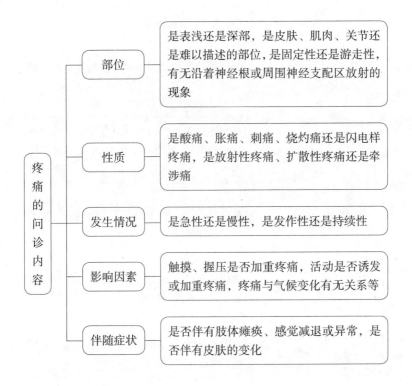

疼痛的问诊内容

- 部位：是表浅还是深部，是皮肤、肌肉、关节还是难以描述的部位，是固定性还是游走性，有无沿着神经根或周围神经支配区放射的现象
- 性质：是酸痛、胀痛、刺痛、烧灼痛还是闪电样疼痛，是放射性疼痛、扩散性疼痛还是牵涉痛
- 发生情况：是急性还是慢性，是发作性还是持续性
- 影响因素：触摸、握压是否加重疼痛，活动是否诱发或加重疼痛，疼痛与气候变化有无关系等
- 伴随症状：是否伴有肢体瘫痪、感觉减退或异常，是否伴有皮肤的变化

3. 眩晕的问诊内容

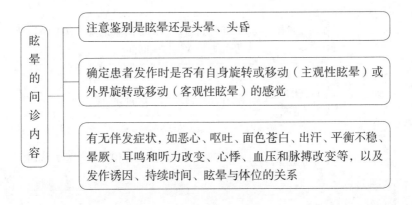

眩晕的问诊内容

- 注意鉴别是眩晕还是头晕、头昏
- 确定患者发作时是否有自身旋转或移动（主观性眩晕）或外界旋转或移动（客观性眩晕）的感觉
- 有无伴发症状，如恶心、呕吐、面色苍白、出汗、平衡不稳、晕厥、耳鸣和听力改变、心悸、血压和脉搏改变等，以及发作诱因、持续时间、眩晕与体位的关系

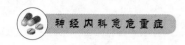

4．抽搐的问诊内容

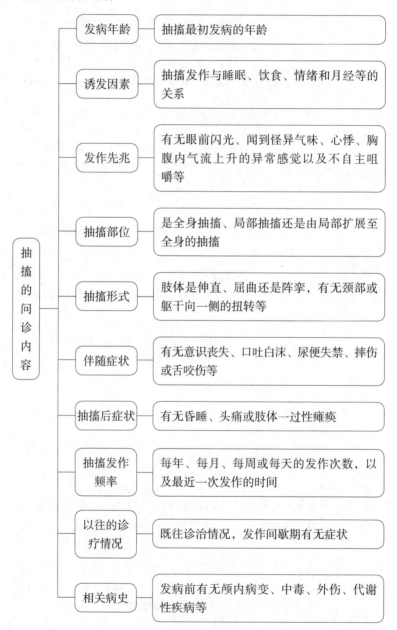

	发病年龄	抽搐最初发病的年龄
抽搐的问诊内容	诱发因素	抽搐发作与睡眠、饮食、情绪和月经等的关系
	发作先兆	有无眼前闪光、闻到怪异气味、心悸、胸腹内气流上升的异常感觉以及不自主咀嚼等
	抽搐部位	是全身抽搐、局部抽搐还是由局部扩展至全身的抽搐
	抽搐形式	肢体是伸直、屈曲还是阵挛，有无颈部或躯干向一侧的扭转等
	伴随症状	有无意识丧失、口吐白沫、尿便失禁、摔伤或舌咬伤等
	抽搐后症状	有无昏睡、头痛或肢体一过性瘫痪
	抽搐发作频率	每年、每月、每周或每天的发作次数，以及最近一次发作的时间
	以往的诊疗情况	既往诊治情况，发作间歇期有无症状
	相关病史	发病前有无颅内病变、中毒、外伤、代谢性疾病等

5．视力障碍的问诊内容

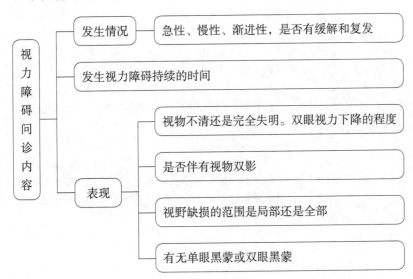

6．瘫痪的问诊内容

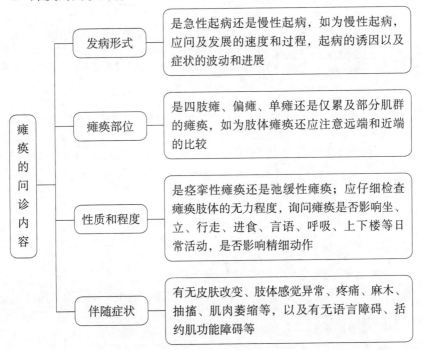

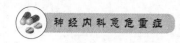

7. 其他问诊内容

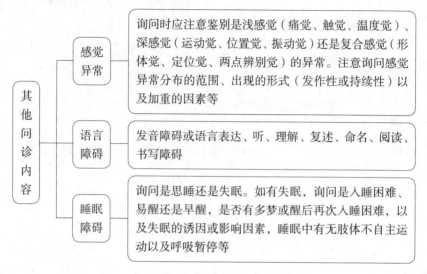

其他问诊内容

- 感觉异常 —— 询问时应注意鉴别是浅感觉（痛觉、触觉、温度觉）、深感觉（运动觉、位置觉、振动觉）还是复合感觉（形体觉、定位觉、两点辨别觉）的异常。注意询问感觉异常分布的范围、出现的形式（发作性或持续性）以及加重的因素等

- 语言障碍 —— 发音障碍或语言表达、听、理解、复述、命名、阅读、书写障碍

- 睡眠障碍 —— 询问是思睡还是失眠。如有失眠，询问是入睡困难、易醒还是早醒，是否有多梦或醒后再次入睡困难，以及失眠的诱因或影响因素，睡眠中有无肢体不自主运动以及呼吸暂停等

三、既往史的重点问诊内容

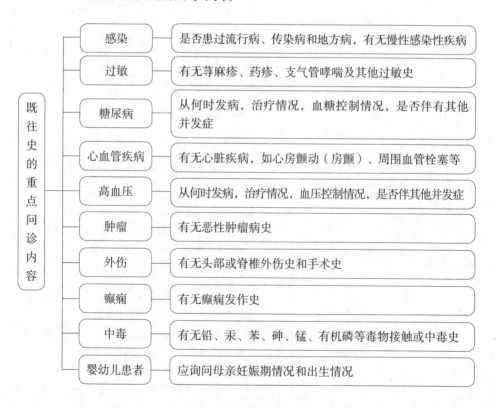

既往史的重点问诊内容

- 感染 —— 是否患过流行病、传染病和地方病，有无慢性感染性疾病
- 过敏 —— 有无荨麻疹、药疹、支气管哮喘及其他过敏史
- 糖尿病 —— 从何时发病，治疗情况，血糖控制情况，是否伴有其他并发症
- 心血管疾病 —— 有无心脏疾病，如心房颤动（房颤）、周围血管栓塞等
- 高血压 —— 从何时发病，治疗情况，血压控制情况，是否伴其他并发症
- 肿瘤 —— 有无恶性肿瘤病史
- 外伤 —— 有无头部或脊椎外伤史和手术史
- 癫痫 —— 有无癫痫发作史
- 中毒 —— 有无铅、汞、苯、砷、锰、有机磷等毒物接触或中毒史
- 婴幼儿患者 —— 应询问母亲妊娠期情况和出生情况

四、家庭史的重点问诊内容

神经系统遗传病发生在有血缘关系的家族成员中，如两代以上出现相似疾病，或同胞中有两个相近年龄者出现相似疾病，应考虑到遗传病的可能。发现遗传病后，应绘制家系图谱，供临床参考。

第二节　体格检查

一、一般检查

一般检查是对患者全身健康状况的概括性观察，是体格检查过程中的第一步。

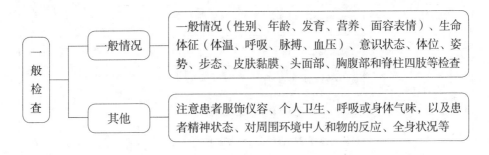

二、意识障碍检查

国际上常用 Glasgow 昏迷评定量表评价意识障碍程度（表 1-1），最高 15 分（无昏迷），最低 3 分，分数越低，昏迷程度越深。但此表有一定局限

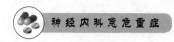

性，对眼肌麻痹、眼睑肿胀者不能评价其睁眼反应，对气管插管或气管切开者不能评价其语言活动，四肢瘫痪者不能评价其运动反应，在临床使用中要注意总分相同但单项分数不同者意识障碍程度可能不同，应灵活掌握量表的应用。

表 1-1　Glasgow 昏迷评定量表

检查项目	内容	评分
睁眼反应	自动睁眼	4
	呼唤能睁眼	3
	疼痛刺激能睁眼	2
	任何刺激不睁眼	1
言语反应	能交谈、定向力好	5
	能交谈、定向力障碍	4
	语言错乱	3
	发出不能理解的声音	2
	无语言反应	1
运动反应	按吩咐做肢体活动	6
	对刺激能定位	5
	肢体对疼痛呈逃避反应	4
	肢体对疼痛呈异常屈曲（去皮质强直）	3
	肢体对疼痛呈伸直状态（去脑强直）	2
	肢体对疼痛无反应	1

眼征

- 瞳孔：检查其大小、形状、对称性以及直接、间接对光反射

- 眼底：检查是否有视盘水肿、出血、视神经萎缩。视盘水肿见于颅高压等；玻璃体膜下片状或块状出血见于蛛网膜下腔出血等

- 眼球位置：检查是否有眼球突出或凹陷。突出见于甲亢、动眼神经麻痹和眶内肿瘤等；凹陷见于 Horner 征、颈髓病变及瘢痕收缩等

- 眼球运动：观察眼球运动是否受限或异常

呼吸形式

常见的呼吸模式有潮式呼吸、神经源性过度呼吸、长吸式呼吸、丛集式呼吸和共济失调性呼吸。了解昏迷患者呼吸形式的变化有助于判断病变部位和病情的严重程度

瘫痪体征

先观察有无面瘫，一侧面瘫时，可见该侧鼻唇沟变浅，口角低垂，睑裂增宽，呼气时面颊鼓起，吸气时面颊塌陷。通过观察自发活动减少可判定昏迷患者的瘫痪肢体。坠落试验可检查瘫痪的部位

脑干反射

可通过睫 - 脊反射、角膜反射、反射性眼球运动、眼前庭反射等脑干反射判断是否存在脑干功能损害

对疼痛刺激的反应

用力按压眶上缘、胸骨检查昏迷患者对疼痛的运动反应，有助于定位脑功能障碍水平或判定昏迷的程度。如出现单侧或不对称性姿势反应时，健侧上肢可见防御反应，患侧则无，提示瘫痪对侧大脑半球或脑干病变

脑膜刺激征

包括颈强直、凯尔尼格征（Kernig 征）、布鲁津斯基征（Brudzinski 征）等

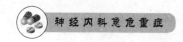

三、精神状态与高级皮质功能检查

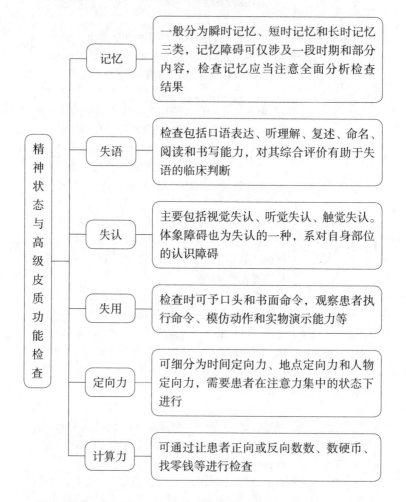

```
精                  记忆      一般分为瞬时记忆、短时记忆和长时记忆
神                            三类，记忆障碍可仅涉及一段时期和部分
状                            内容，检查记忆应当注意全面分析检查
态                            结果
与
高
级                  失语      检查包括口语表达、听理解、复述、命名、
皮                            阅读和书写能力，对其综合评价有助于失
质                            语的临床判断
功
能
检                  失认      主要包括视觉失认、听觉失认、触觉失认。
查                            体象障碍也为失认的一种，系对自身部位
                              的认识障碍

                    失用      检查时可予口头和书面命令，观察患者执
                              行命令、模仿动作和实物演示能力等

                    定向力    可细分为时间定向力、地点定向力和人物
                              定向力，需要患者在注意力集中的状态下
                              进行

                    计算力    可通过让患者正向或反向数数、数硬币、
                              找零钱等进行检查
```

四、脑神经定位诊断

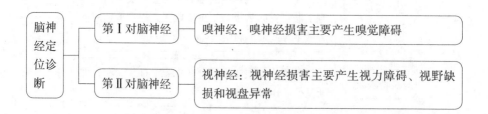

```
脑神      第Ⅰ对脑神经    嗅神经：嗅神经损害主要产生嗅觉障碍
经定
位诊      第Ⅱ对脑神经    视神经：视神经损害主要产生视力障碍、视野缺
断                        损和视盘异常
```

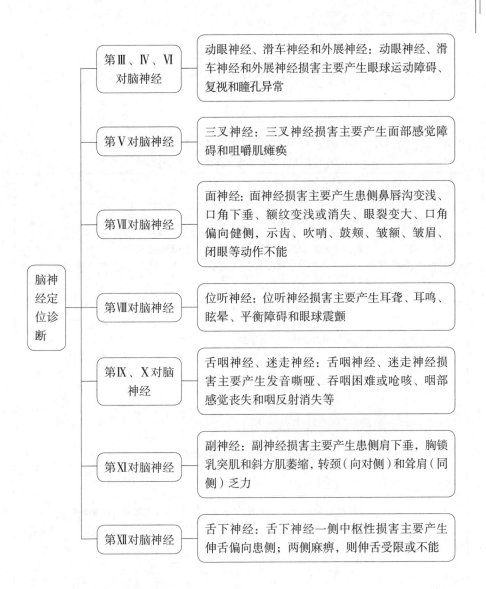

脑神经定位诊断

- 第Ⅲ、Ⅳ、Ⅵ对脑神经：动眼神经、滑车神经和外展神经：动眼神经、滑车神经和外展神经损害主要产生眼球运动障碍、复视和瞳孔异常
- 第Ⅴ对脑神经：三叉神经：三叉神经损害主要产生面部感觉障碍和咀嚼肌瘫痪
- 第Ⅶ对脑神经：面神经：面神经损害主要产生患侧鼻唇沟变浅、口角下垂、额纹变浅或消失、眼裂变大、口角偏向健侧，示齿、吹哨、鼓颊、皱额、皱眉、闭眼等动作不能
- 第Ⅷ对脑神经：位听神经：位听神经损害主要产生耳聋、耳鸣、眩晕、平衡障碍和眼球震颤
- 第Ⅸ、Ⅹ对脑神经：舌咽神经、迷走神经：舌咽神经、迷走神经损害主要产生发音嘶哑、吞咽困难或呛咳、咽部感觉丧失和咽反射消失等
- 第Ⅺ对脑神经：副神经：副神经损害主要产生患侧肩下垂，胸锁乳突肌和斜方肌萎缩，转颈（向对侧）和耸肩（同侧）乏力
- 第Ⅻ对脑神经：舌下神经：舌下神经一侧中枢性损害主要产生伸舌偏向患侧；两侧麻痹，则伸舌受限或不能

五、运动系统检查

1. 肌容积

观察和比较双侧对称部位肌肉体积，有无肌萎缩、假性肥大，若有，观察其分布范围。除肉眼观察外，可比较两侧肢体相同部位的周径，相差 1cm

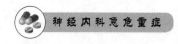

以上者为异常。

2．肌张力

检查时嘱患者肌肉放松，触摸感受肌肉硬度，并被动屈伸肢体感知阻力。

3．肌力

（1）肌力分级标准（六级肌力记录法）：见表1-2。

表1-2　肌力分级标准（六级肌力记录法）

分级	临床表现
0级	完全瘫痪，肌肉无收缩
1级	肌肉可轻微收缩，但不能产生动作，仅在触摸中感到
2级	肢体能在床面上移动，但所产生的动作不能胜过其自身重力
3级	肢体能抬离床面，但不能抵抗阻力
4级	能做抗阻力动作，但不完全
5级	正常肌力

（2）主要肌肉肌力检查方法：见表1-3。

表1-3　主要肌肉肌力检查方法

肌肉	节段	神经	功能	检查方法
三角肌	$C_5 \sim C_6$	腋神经	上臂外展	上臂水平外展位，检查者将肘部向下压
肱二头肌	$C_5 \sim C_6$	肌皮神经	前臂屈曲和外旋	维持肘部屈曲、前臂外旋位，检查者使其伸直并加阻力
肱桡肌	$C_5 \sim C_6$	桡神经	前臂屈曲、旋前	前臂旋前，之后屈肘，检查者加阻力
肱三头肌	$C_7 \sim C_8$	桡神经	前臂伸直	肘部做伸直动作，检查者加阻力
腕伸肌	$C_6 \sim C_8$	桡神经	腕部伸直	维持腕部背屈位，检查者自手背向下压
腕屈肌	$C_6 \sim T_1$	正中神经、尺神经	腕部屈曲	维持腕部掌屈位，检查者自手掌向上抬

续表

肌肉	节段	神经	功能	检查方法
伸指总肌	$C_6 \sim C_8$	桡神经	第2~5指掌指关节伸直	维持指部伸直，检查者在近端指节处加压
拇指伸肌	$C_7 \sim C_8$	桡神经	拇指关节伸直	伸拇指，检查者加阻力
拇屈肌	$C_7 \sim T_1$	正中神经、尺神经	拇指关节屈曲	屈拇指，检查者加阻力
指屈肌	$C_7 \sim T_1$	正中神经、尺神经	指关节屈曲	屈指，检查者于指节处上抬
桡侧腕屈肌	$C_6 \sim C_7$	正中神经	腕屈曲和外展	维持腕部屈曲，检查者在桡侧掌部加压
尺侧腕屈肌	$C_7 \sim T_1$	尺神经	腕骨屈曲和内收	维持腕部屈曲，检查者在尺侧掌部加压
髂腰肌	$L_2 \sim L_4$	腰丛神经、股神经	髋部屈曲	仰卧，屈膝，维持髋部屈曲，检查者将大腿往足部推
股四头肌	$L_2 \sim L_4$	股神经	膝部伸直	仰卧，伸膝，检查者屈曲其膝部
股内收肌	$L_2 \sim L_5$	闭孔神经、坐骨神经	股部内收	仰卧，下肢伸直，两膝并拢，检查者分开两膝
股二头肌	$L_4 \sim S_2$	坐骨神经	膝部屈曲	俯卧，维持膝部屈曲，检查者加阻力
臀大肌	$L_5 \sim S_2$	臀下神经	髋部伸直	仰卧，膝部屈曲90°，将膝部抬起，检查者加阻力
胫前肌	$L_4 \sim L_5$	腓深神经	足部背屈	足部背屈，检查者加阻力
腓肠肌	$L_5 \sim S_2$	胫神经	足部跖屈	膝部伸直，跖屈足部，检查者加阻力
姆伸肌	$L_4 \sim S_1$	腓深神经	姆趾伸直和足部背屈	姆趾背屈，检查者加阻力
姆屈肌	$L_5 \sim S_2$	胫神经	姆趾跖屈	姆趾跖屈，检查者加阻力
趾伸肌	$L_4 \sim S_1$	腓深神经	2~5趾背屈	伸直足趾，检查者加阻力
趾屈肌	$L_5 \sim S_2$	胫神经	趾跖屈	跖屈足趾，检查者加阻力

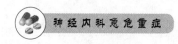
神经内科急危重症

4. 轻瘫检测法

对不能确定的轻瘫，可以采用以下方法进行检查。

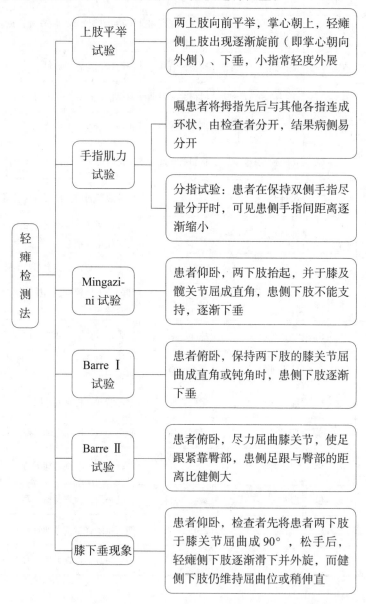

14

5. 共济运动

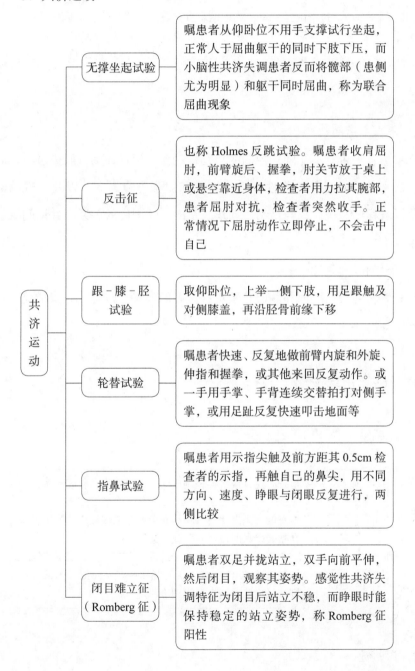

共济运动	无撑坐起试验	嘱患者从仰卧位不用手支撑试行坐起，正常人于屈曲躯干的同时下肢下压，而小脑性共济失调患者反而将髋部（患侧尤为明显）和躯干同时屈曲，称为联合屈曲现象
	反击征	也称 Holmes 反跳试验。嘱患者收肩屈肘，前臂旋后、握拳，肘关节放于桌上或悬空靠近身体，检查者用力拉其腕部，患者屈肘对抗，检查者突然收手。正常情况下屈肘动作立即停止，不会击中自己
	跟-膝-胫试验	取仰卧位，上举一侧下肢，用足跟触及对侧膝盖，再沿胫骨前缘下移
	轮替试验	嘱患者快速、反复地做前臂内旋和外旋、伸指和握拳，或其他来回反复动作。或一手用手掌、手背连续交替拍打对侧手掌，或用足趾反复快速叩击地面等
	指鼻试验	嘱患者用示指尖触及前方距其 0.5cm 检查者的示指，再触自己的鼻尖，用不同方向、速度、睁眼与闭眼反复进行，两侧比较
	闭目难立征（Romberg 征）	嘱患者双足并拢站立，双手向前平伸，然后闭目，观察其姿势。感觉性共济失调特征为闭目后站立不稳，而睁眼时能保持稳定的站立姿势，称 Romberg 征阳性

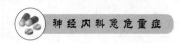
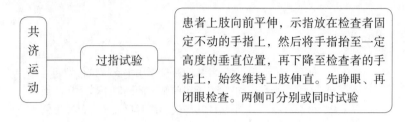

共济运动 —— 过指试验 —— 患者上肢向前平伸，示指放在检查者固定不动的手指上，然后将手指抬至一定高度的垂直位置，再下降至检查者的手指上，始终维持上肢伸直。先睁眼、再闭眼检查。两侧可分别或同时试验

6. 不自主运动

观察患者是否有不能随意控制的舞蹈样动作、手足徐动、肌束颤动、肌痉挛、震颤（静止性、动作性和姿势性）和肌张力障碍等，以及出现的部位、范围、程度和规律，与情绪、动作、寒冷、饮酒等的关系，并询问既往史和家族史。

7. 姿势和步态

检查者从前面、后面和侧面分别观察患者的姿势、步态、起步情况、步幅和速度等。

六、感觉系统检查

1. 浅感觉

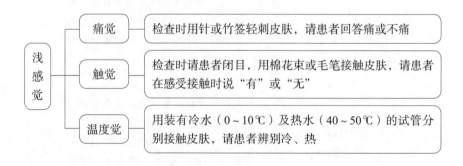

浅感觉 —— 痛觉 —— 检查时用针或竹签轻刺皮肤，请患者回答痛或不痛

触觉 —— 检查时请患者闭目，用棉花束或毛笔接触皮肤，请患者在感受接触时说"有"或"无"

温度觉 —— 用装有冷水（0～10℃）及热水（40～50℃）的试管分别接触皮肤，请患者辨别冷、热

2. 深感觉

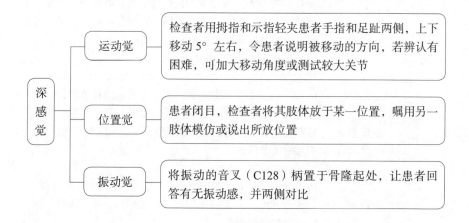

深感觉
- 运动觉：检查者用拇指和示指轻夹患者手指和足趾两侧，上下移动 5° 左右，令患者说明被移动的方向，若辨认有困难，可加大移动角度或测试较大关节
- 位置觉：患者闭目，检查者将其肢体放于某一位置，嘱用另一肢体模仿或说出所放位置
- 振动觉：将振动的音叉（C128）柄置于骨隆起处，让患者回答有无振动感，并两侧对比

3. 复合（皮质）感觉

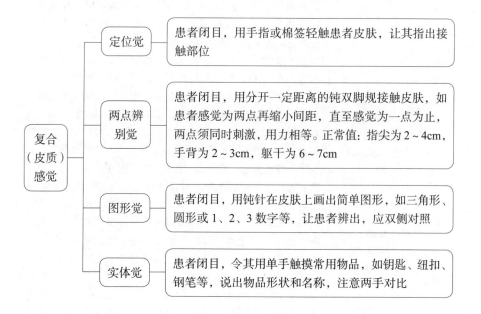

复合（皮质）感觉
- 定位觉：患者闭目，用手指或棉签轻触患者皮肤，让其指出接触部位
- 两点辨别觉：患者闭目，用分开一定距离的钝双脚规接触皮肤，如患者感觉为两点再缩小间距，直至感觉为一点为止，两点须同时刺激，用力相等。正常值：指尖为 2～4cm，手背为 2～3cm，躯干为 6～7cm
- 图形觉：患者闭目，用钝针在皮肤上画出简单图形，如三角形、圆形或 1、2、3 数字等，让患者辨出，应双侧对照
- 实体觉：患者闭目，令其用单手触摸常用物品，如钥匙、纽扣、钢笔等，说出物品形状和名称，注意两手对比

七、反射检查

1. 深反射

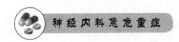

深反射

肱二头肌反射
由 $C_5 \sim C_6$ 支配，经肌皮神经传导。患者取坐位或卧位，肘部屈曲 90°，检查者以手指（右侧时中指，左侧时拇指）置于其肘部肱二头肌腱上，以叩诊锤叩击手指，反应为肱二头肌收缩，引起屈肘

肱三头肌反射
由 $C_6 \sim C_7$ 支配，经桡神经传导。患者取坐位或卧位，上臂外展，肘部半屈，检查者托住其肘关节，用叩诊锤直接叩击鹰嘴上方的肱三头肌肌腱，反应为肱三头肌收缩，引起肘关节伸直

踝反射
由 $S_1 \sim S_2$ 支配，经胫神经传导。患者取仰卧位，股外展，屈膝近 90°，检查者手握足，向上稍屈，叩击跟腱，反应为足向跖侧屈曲

膝反射
由 $L_2 \sim L_4$ 支配，经股神经传导。患者坐于椅上，小腿弛缓下垂与股部呈直角，或取仰卧位，检查者以手托起两侧膝关节，小腿屈曲 120°，然后用叩诊锤叩击膝盖下股四头肌腱，反应为小腿伸展

桡骨膜反射
由 $C_5 \sim C_8$ 支配，经桡神经传导。患者取坐位或卧位，前臂摆放于半屈半旋前位，叩击其桡侧茎突，反应为肱桡肌收缩，肘关节屈曲、旋前，有时伴有指部屈曲

踝阵挛
患者仰卧，髋关节与膝关节稍屈，检查者左手托住腘窝，右手握住足前端，突然推向背屈方向，并用力持续压于足底，阳性反应为跟腱的节律性收缩反应，见于锥体束损害

髌阵挛
患者下肢伸直，医生用拇指和示指捏住髌骨上缘，用力向远端方向快速推动数次，然后保持适度的推力。阳性反应为股四头肌节律性收缩，致使髌骨上下运动，见于锥体束损害

罗索里摩征
患者仰卧，两腿伸直，用叩诊锤叩击足趾基底部跖面，亦可用手指掌面弹击患者各趾跖面，反应为足趾向跖面屈曲

霍夫曼征
患者腕部略伸，手指微屈，检查者以右手示指、中指夹住患者中指第二指节，以拇指快速地弹拨其中指指甲，反应为拇指和其他各指远端指节屈曲

2．浅反射

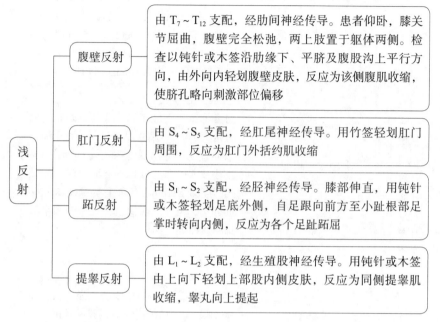

浅反射	腹壁反射	由 $T_7 \sim T_{12}$ 支配，经肋间神经传导。患者仰卧，膝关节屈曲，腹壁完全松弛，两上肢置于躯体两侧。检查以钝针或木签沿肋缘下、平脐及腹股沟上平行方向，由外向内轻划腹壁皮肤，反应为该侧腹肌收缩，使脐孔略向刺激部位偏移
	肛门反射	由 $S_4 \sim S_5$ 支配，经肛尾神经传导。用竹签轻划肛门周围，反应为肛门外括约肌收缩
	跖反射	由 $S_1 \sim S_2$ 支配，经胫神经传导。膝部伸直，用钝针或木签轻划足底外侧，自足跟向前方至小趾根部足掌时转向内侧，反应为各个足趾跖屈
	提睾反射	由 $L_1 \sim L_2$ 支配，经生殖股神经传导。用钝针或木签由上向下轻划上部股内侧皮肤，反应为同侧提睾肌收缩，睾丸向上提起

3．病理反射

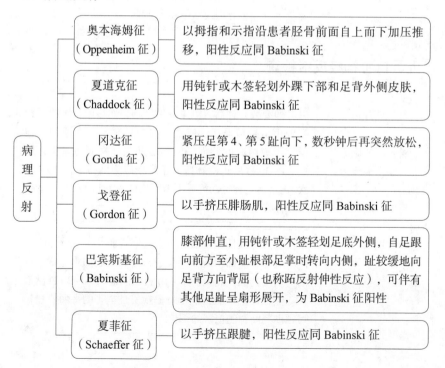

病理反射	奥本海姆征（Oppenheim 征）	以拇指和示指沿患者胫骨前面自上而下加压推移，阳性反应同 Babinski 征
	夏道克征（Chaddock 征）	用钝针或木签轻划外踝下部和足背外侧皮肤，阳性反应同 Babinski 征
	冈达征（Gonda 征）	紧压足第4、第5趾向下，数秒钟后再突然放松，阳性反应同 Babinski 征
	戈登征（Gordon 征）	以手挤压腓肠肌，阳性反应同 Babinski 征
	巴宾斯基征（Babinski 征）	膝部伸直，用钝针或木签轻划足底外侧，自足跟向前方至小趾根部足掌时转向内侧，趾较缓地向足背方向背屈（也称跖反射伸性反应），可伴有其他足趾呈扇形展开，为 Babinski 征阳性
	夏菲征（Schaeffer 征）	以手挤压跟腱，阳性反应同 Babinski 征

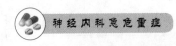

八、脑膜刺激征检查

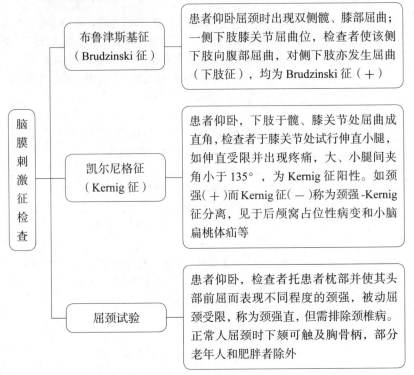

脑膜刺激征检查

布鲁津斯基征（Brudzinski 征）
患者仰卧屈颈时出现双侧髋、膝部屈曲；一侧下肢膝关节屈曲位，检查者使该侧下肢向腹部屈曲，对侧下肢亦发生屈曲（下肢征），均为 Brudzinski 征（＋）

凯尔尼格征（Kernig 征）
患者仰卧，下肢于髋、膝关节处屈曲成直角，检查者于膝关节处试行伸直小腿，如伸直受限并出现疼痛，大、小腿间夹角小于 135°，为 Kernig 征阳性。如颈强（＋）而 Kernig 征（－）称为颈强 -Kernig 征分离，见于后颅窝占位性病变和小脑扁桃体疝等

屈颈试验
患者仰卧，检查者托患者枕部并使其头部前屈而表现不同程度的颈强，被动屈颈受限，称为颈强直，但需排除颈椎病。正常人屈颈时下颏可触及胸骨柄，部分老年人和肥胖者除外

九、自主神经反射检查

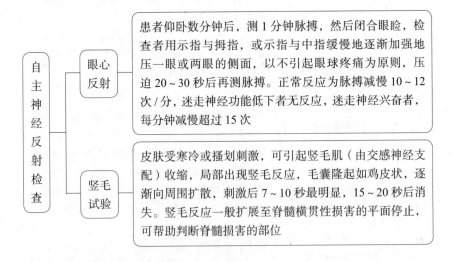

自主神经反射检查

眼心反射
患者仰卧数分钟后，测 1 分钟脉搏，然后闭合眼睑，检查者用示指与拇指，或示指与中指缓慢地逐渐加强地压一眼或两眼的侧面，以不引起眼球疼痛为原则，压迫 20～30 秒后再测脉搏。正常反应为脉搏减慢 10～12 次 / 分，迷走神经功能低下者无反应，迷走神经兴奋者，每分钟减慢超过 15 次

竖毛试验
皮肤受寒冷或搔划刺激，可引起竖毛肌（由交感神经支配）收缩，局部出现竖毛反应，毛囊隆起如鸡皮状，逐渐向周围扩散，刺激后 7～10 秒最明显，15～20 秒后消失。竖毛反应一般扩展至脊髓横贯性损害的平面停止，可帮助判断脊髓损害的部位

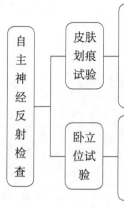

自主神经反射检查	皮肤划痕试验	用钝竹签在两侧胸腹壁皮肤适度加压划一条线，数秒钟后出现白线条，稍后变为红条纹，为正常反应；如划线后白线条持续较久超过5分钟，为交感神经兴奋性增高；红条纹持续较久（数小时）且明显增宽或隆起，为副交感神经兴奋性增高或交感神经麻痹
	卧立位试验	在患者平卧时计1分钟脉搏数，然后嘱患者起立站直，再计1分钟脉搏数，如增加10~12次为交感神经兴奋性增强。由立位到卧位称为立卧试验，前后各计1分钟脉搏数，若减少10~12次为副交感神经兴奋性增强

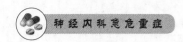

第二章　脑神经疾病

第一节　三叉神经痛

三叉神经痛是神经内科常见病之一，是指三叉神经分布区域内反复发作的短暂性剧痛。多数于 40 岁之后起病，女性居多。根据病因是否明确可分为原发性和继发性两种类型。原发性三叉神经痛较常见。

【病因与病理生理】

原发性三叉神经痛病因不明，部分原因可能是伴行血管的异形扭曲压迫三叉神经后根，局部脱髓鞘改变致疼痛发作；继发性三叉神经痛是肿瘤、炎症、血管性疾病、自身免疫性疾病等引起三叉神经受累所致。

【临床表现】

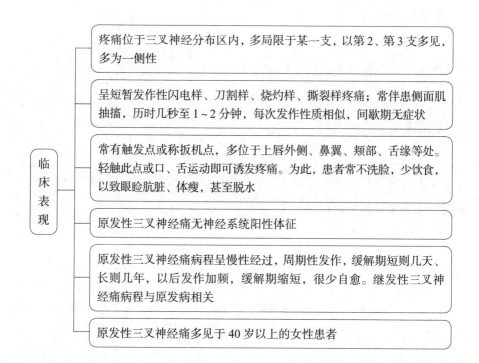

临床表现

- 疼痛位于三叉神经分布区内，多局限于某一支，以第2、第3支多见，多为一侧性
- 呈短暂发作性闪电样、刀割样、烧灼样、撕裂样疼痛；常伴患侧面肌抽搐，历时几秒至1~2分钟，每次发作性质相似，间歇期无症状
- 常有触发点或称扳机点，多位于上唇外侧、鼻翼、颊部、舌缘等处。轻触此点或口、舌运动即可诱发疼痛。为此，患者常不洗脸，少饮食，以致眼睑肮脏、体瘦，甚至脱水
- 原发性三叉神经痛无神经系统阳性体征
- 原发性三叉神经痛病程呈慢性经过，周期性发作，缓解期短则几天、长则几年，以后发作加频，缓解期缩短，很少自愈。继发性三叉神经痛病程与原发病相关
- 原发性三叉神经痛多见于40岁以上的女性患者

【病史采集】

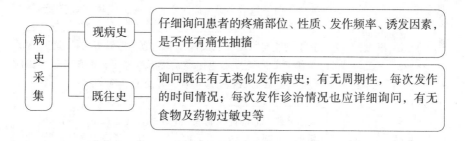

病史采集

- 现病史：仔细询问患者的疼痛部位、性质、发作频率、诱发因素，是否伴有痛性抽搐
- 既往史：询问既往有无类似发作病史；有无周期性，每次发作的时间情况；每次发作诊治情况也应详细询问，有无食物及药物过敏史等

【体格检查】

注意检查口角、鼻翼、颊部及舌部有无扳机点。严重者常伴睡眠差、面

23

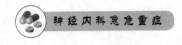

色憔悴、精神抑郁和情绪低落。

【辅助检查】

需做三叉神经诱发电位及眨眼反射等检查。常规检查肝、肾功能。

【诊断要点】

根据患者突然发生、反复发作的一侧三叉神经分布区内短暂剧痛，神经系统检查无阳性体征可以确诊。

【鉴别诊断】

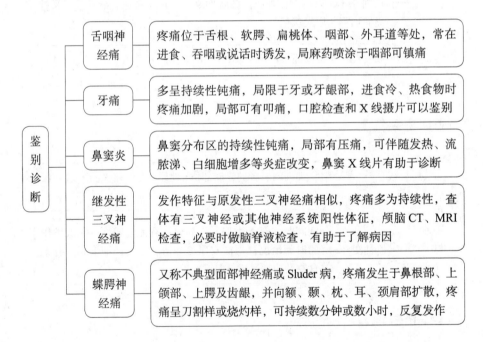

鉴别诊断	舌咽神经痛	疼痛位于舌根、软腭、扁桃体、咽部、外耳道等处，常在进食、吞咽或说话时诱发，局麻药喷涂于咽部可镇痛
	牙痛	多呈持续性钝痛，局限于牙或牙龈部，进食冷、热食物时疼痛加剧，局部可有叩痛，口腔检查和X线摄片可以鉴别
	鼻窦炎	鼻窦分布区的持续性钝痛，局部有压痛，可伴随发热、流脓涕、白细胞增多等炎症改变，鼻窦X线片有助于诊断
	继发性三叉神经痛	发作特征与原发性三叉神经痛相似，疼痛多为持续性，查体有三叉神经或其他神经系统阳性体征，颅脑CT、MRI检查，必要时做脑脊液检查，有助于了解病因
	蝶腭神经痛	又称不典型面部神经痛或Sluder病，疼痛发生于鼻根部、上颌部、上腭及齿龈，并向额、颞、枕、耳、颈肩部扩散，疼痛呈刀割样或烧灼样，可持续数分钟或数小时，反复发作

【治疗措施】

抗癫痫药物对疼痛有治疗作用，可酌情选用一种。

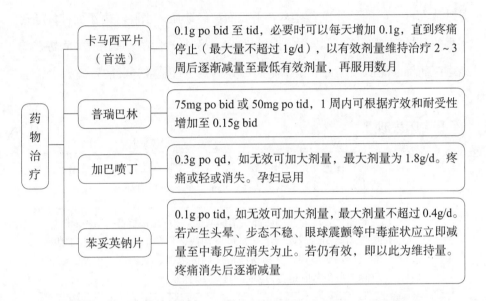

药物治疗

卡马西平片（首选）: 0.1g po bid 至 tid，必要时可以每天增加 0.1g，直到疼痛停止（最大量不超过 1g/d），以有效剂量维持治疗 2～3 周后逐渐减量至最低有效剂量，再服用数月

普瑞巴林: 75mg po bid 或 50mg po tid，1 周内可根据疗效和耐受性增加至 0.15g bid

加巴喷丁: 0.3g po qd，如无效可加大剂量，最大剂量为 1.8g/d。疼痛或轻或消失。孕妇忌用

苯妥英钠片: 0.1g po tid，如无效可加大剂量，最大剂量不超过 0.4g/d。若产生头晕、步态不稳、眼球震颤等中毒症状应立即减量至中毒反应消失为止。若仍有效，即以此为维持量。疼痛消失后逐渐减量

【预后】

大多数本病患者病程迁延，发作次数逐渐增多，发作时间延长，间歇期缩短，甚至为持续性发作，很少自愈。

第二节　特发性面神经麻痹

特发性面神经麻痹又称贝尔（Bell）麻痹或面神经炎，是指病因不明的、面神经管内面神经的急性非化脓性炎症所致的单侧周围性面神经麻痹。

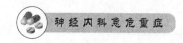

【病因】

本病的病因尚不完全清楚，多认为当风寒、病毒感染和自主神经功能障碍时致面神经内的营养血管痉挛，引起面神经缺血、水肿。由于面神经通过狭窄的骨性面神经管出颅，故受压而发病。另外，水痘－带状疱疹病毒、单纯疱疹病毒、腮腺炎病毒、巨细胞病毒等感染一直是被怀疑的致病因素。

【临床表现】

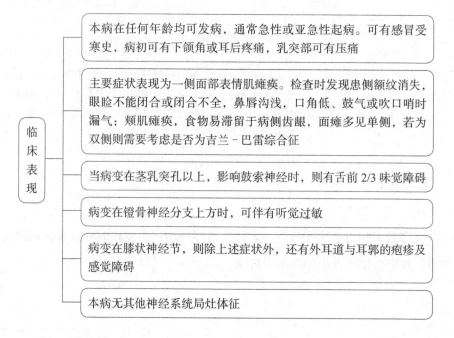

临床表现

本病在任何年龄均可发病，通常急性或亚急性起病。可有感冒受寒史，病初可有下颌角或耳后疼痛，乳突部可有压痛

主要症状表现为一侧面部表情肌瘫痪。检查时发现患侧额纹消失，眼睑不能闭合或闭合不全，鼻唇沟浅，口角低、鼓气或吹口哨时漏气；颊肌瘫痪，食物易滞留于病侧齿龈，面瘫多见单侧，若为双侧则需要考虑是否为吉兰－巴雷综合征

当病变在茎乳突孔以上，影响鼓索神经时，则有舌前2/3味觉障碍

病变在镫骨神经分支上方时，可伴有听觉过敏

病变在膝状神经节，则除上述症状外，还有外耳道与耳郭的疱疹及感觉障碍

本病无其他神经系统局灶体征

【病史采集】

多急性起病，患侧面部表情肌瘫痪，额纹消失，不能皱额和皱眉，眼睑不能闭合或者闭合不全。

【体格检查】

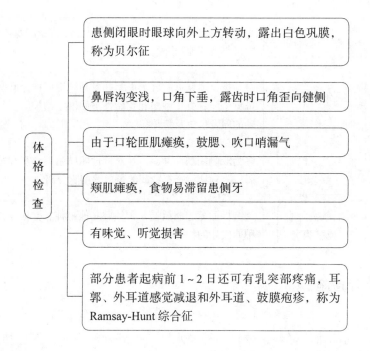

体格检查

患侧闭眼时眼球向外上方转动，露出白色巩膜，称为贝尔征

鼻唇沟变浅，口角下垂，露齿时口角歪向健侧

由于口轮匝肌瘫痪，鼓腮、吹口哨漏气

颊肌瘫痪，食物易滞留患侧牙

有味觉、听觉损害

部分患者起病前 1 ~ 2 日还可有乳突部疼痛，耳郭、外耳道感觉减退和外耳道、鼓膜疱疹，称为 Ramsay-Hunt 综合征

【辅助检查】

为除外桥小脑角肿瘤、颅底占位病变、脑桥血管病等颅后窝病变，部分患者需做颅脑 MRI 或 CT 扫描。根据发病后 14 ~ 21 天肌电图检查及面神经传导功能测定，可协助判断疗程及预后。

【诊断要点】

根据急性发病、一侧的周围性面瘫，而无其他神经系统阳性体征即可诊断。

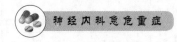

【鉴别诊断】

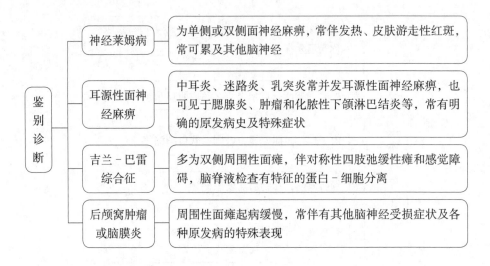

鉴别诊断	神经莱姆病	为单侧或双侧面神经麻痹，常伴发热、皮肤游走性红斑，常可累及其他脑神经
	耳源性面神经麻痹	中耳炎、迷路炎、乳突炎常并发耳源性面神经麻痹，也可见于腮腺炎、肿瘤和化脓性下颌淋巴结炎等，常有明确的原发病史及特殊症状
	吉兰－巴雷综合征	多为双侧周围性面瘫，伴对称性四肢弛缓性瘫和感觉障碍，脑脊液检查有特征的蛋白－细胞分离
	后颅窝肿瘤或脑膜炎	周围性面瘫起病缓慢，常伴有其他脑神经受损症状及各种原发病的特殊表现

【治疗措施】

改善局部血液循环，减轻面神经水肿，缓解神经受压，促进神经功能恢复。

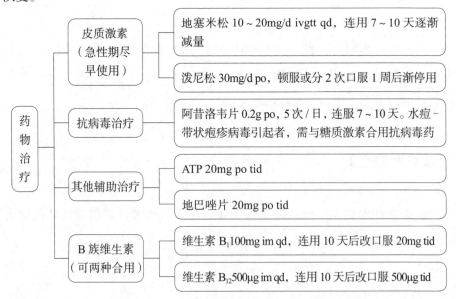

药物治疗	皮质激素（急性期尽早使用）	地塞米松 10～20mg/d ivgtt qd，连用 7～10 天逐渐减量
		泼尼松 30mg/d po，顿服或分 2 次口服 1 周后渐停用
	抗病毒治疗	阿昔洛韦片 0.2g po，5次/日，连服 7～10 天。水痘－带状疱疹病毒引起者，需与糖质激素合用抗病毒药
	其他辅助治疗	ATP 20mg po tid
		地巴唑片 20mg po tid
	B 族维生素（可两种合用）	维生素 B_1 100mg im qd，连用 10 天后改口服 20mg tid
		维生素 B_{12} 500μg im qd，连用 10 天后改口服 500μg tid

【预后】

约 80% 病例可在数周或 1~2 个月内恢复。

第三节 面肌痉挛

面肌痉挛，又称面肌抽搐，以阵发性不规则的半侧面部肌肉抽搐样收缩为特点，该疾病无神经系统其他阳性体征。

【病因】

病因未明，可能为面神经的异位兴奋或伪突触传导引起，少数为面神经炎的后遗症。

【临床表现】

本病多在中年以后发生，隐匿起病，女性较多。起病常从眼轮匝肌的轻微抽搐开始，逐渐扩散到口角肌肉。严重者，整个面肌均可发生痉挛，并可伴轻度无力和肌萎缩。情绪紧张、疲劳、自主运动时加剧，睡眠时消失。

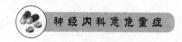

【病史采集】

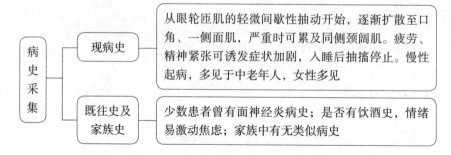

病史采集 —— 现病史 —— 从眼轮匝肌的轻微间歇性抽动开始，逐渐扩散至口角、一侧面肌，严重时可累及同侧颈阔肌。疲劳、精神紧张可诱发症状加剧，入睡后抽搐停止。慢性起病，多见于中老年人，女性多见

既往史及家族史 —— 少数患者曾有面神经炎病史；是否有饮酒史，情绪易激动焦虑；家族中有无类似病史

【体格检查】

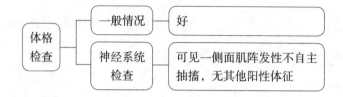

体格检查 —— 一般情况 —— 好

神经系统检查 —— 可见一侧面肌阵发性不自主抽搐，无其他阳性体征

【辅助检查】

在必要时可行下列检查。

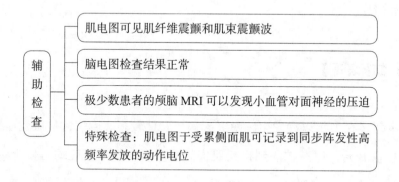

辅助检查 —— 肌电图可见肌纤维震颤和肌束震颤波

脑电图检查结果正常

极少数患者的颅脑 MRI 可以发现小血管对面神经的压迫

特殊检查：肌电图于受累侧面肌可记录到同步阵发性高频率发放的动作电位

【诊断要点】

本病以单侧发作性面部表情肌的同步性痉挛为特点，神经系统检查无其他阳性体征，即可诊断。肿瘤、炎症、血管瘤引起的面肌抽搐多伴有其他神

经症状和体征，应做 X 线片、脑 CT 或 MRI 检查，以明确病因。

【鉴别诊断】

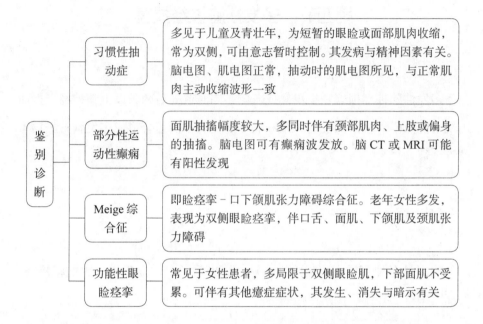

鉴别诊断	习惯性抽动症	多见于儿童及青壮年，为短暂的眼睑或面部肌肉收缩，常为双侧，可由意志暂时控制。其发病与精神因素有关。脑电图、肌电图正常，抽动时的肌电图所见，与正常肌肉主动收缩波形一致
	部分性运动性癫痫	面肌抽搐幅度较大，多同时伴有颈部肌肉、上肢或偏身的抽搐。脑电图可有癫痫波发放。脑 CT 或 MRI 可能有阳性发现
	Meige 综合征	即睑痉挛 - 口下颌肌张力障碍综合征。老年女性多发，表现为双侧眼睑痉挛，伴口舌、面肌、下颌肌及颈肌张力障碍
	功能性眼睑痉挛	常见于女性患者，多局限于双侧眼睑肌，下部面肌不受累。可伴有其他癔症症状，其发生、消失与暗示有关

【治疗措施】

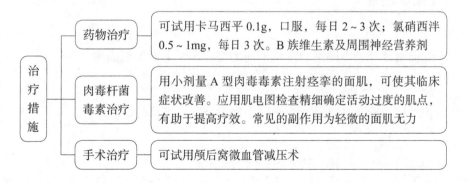

治疗措施	药物治疗	可试用卡马西平 0.1g，口服，每日 2 ~ 3 次；氯硝西泮 0.5 ~ 1mg，每日 3 次。B 族维生素及周围神经营养剂
	肉毒杆菌毒素治疗	用小剂量 A 型肉毒毒素注射痉挛的面肌，可使其临床症状改善。应用肌电图检查精细确定活动过度的肌点，有助于提高疗效。常见的副作用为轻微的面肌无力
	手术治疗	可试用颅后窝微血管减压术

【预后】

本症一般不会自愈，积极治疗后疗效满意。A 型肉毒毒素（BTXA）注

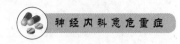

射治疗的有效率高达 95% 以上。

第四节　多发性脑神经损害

多发性脑神经损害是指单侧或双侧、同时或先后两条以上脑神经受损而出现功能障碍。解剖部位的关系和病变部位的不同组合形成多发脑神经损害的综合征。

【病因】

病因是多种多样的，炎症性疾病、感染后免疫功能障碍、脱髓鞘疾病、肿瘤、中毒、外伤、代谢性疾病等。

【临床表现】

受损脑神经的不同组合形成不同的综合征，下面分别描述。

1. 眶尖综合征

视神经、动眼神经、滑车神经、展神经、三叉神经眼支受损。

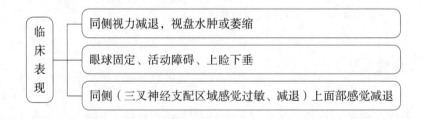

临床表现
- 同侧视力减退，视盘水肿或萎缩
- 眼球固定、活动障碍、上睑下垂
- 同侧（三叉神经支配区域感觉过敏、减退）上面部感觉减退

2．眶上裂综合征

动眼神经、滑车神经、展神经、三叉神经眼支受损。临床特点为同侧视力较少受累，其他同眶尖综合征。

3．海绵窦综合征

动眼神经、滑车神经、展神经、三叉神经眼支受损。临床表现为同侧上睑下垂，同侧眼球固定、突出，复视、瞳孔扩大、反射消失，面部感觉障碍，角膜反射消失。

4．岩尖综合征

三叉神经、展神经受损。

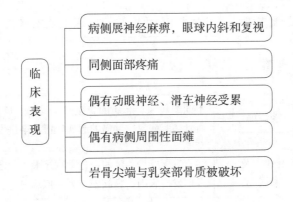

临床表现
- 病侧展神经麻痹，眼球内斜和复视
- 同侧面部疼痛
- 偶有动眼神经、滑车神经受累
- 偶有病侧周围性面瘫
- 岩骨尖端与乳突部骨质被破坏

5．颈静脉孔综合征

舌咽神经、迷走神经、副神经受损。

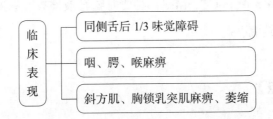

临床表现
- 同侧舌后 1/3 味觉障碍
- 咽、腭、喉麻痹
- 斜方肌、胸锁乳突肌麻痹、萎缩

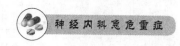
6. 枕骨大孔区综合征

枕骨大孔区的占位性病变及畸形。

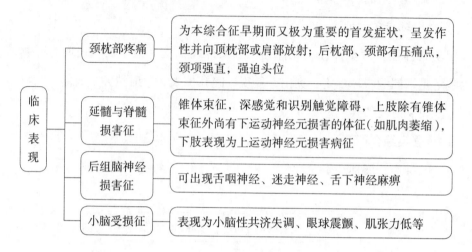

临床表现

颈枕部疼痛 —— 为本综合征早期而又极为重要的首发症状，呈发作性并向顶枕部或肩部放射；后枕部、颈部有压痛点，颈项强直，强迫头位

延髓与脊髓损害征 —— 锥体束征，深感觉和识别触觉障碍，上肢除有锥体束征外尚有下运动神经元损害的体征（如肌肉萎缩），下肢表现为上运动神经元损害病征

后组脑神经损害征 —— 可出现舌咽神经、迷走神经、舌下神经麻痹

小脑受损征 —— 表现为小脑性共济失调、眼球震颤、肌张力低等

【病史采集】

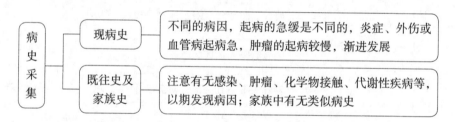

病史采集

现病史 —— 不同的病因，起病的急缓是不同的，炎症、外伤或血管病起病急，肿瘤的起病较慢，渐进发展

既往史及家族史 —— 注意有无感染、肿瘤、化学物接触、代谢性疾病等，以期发现病因；家族中有无类似病史

【辅助检查】

局部 X 线片、颅脑 CT、MRI，必要时脑脊液检查，有助于了解病变部位、范围、性质和病因。

【诊断要点】

根据临床症状和体征，明确受损的脑神经范围，结合病史和相应的检查以做出诊断。

【治疗措施】

感染要抗感染治疗，肿瘤、外伤或血管瘤可以选择手术治疗，脱髓鞘性疾病可予糖皮质激素治疗，代谢性疾病要重视原发病的治疗。

【预后】

不同的病因可以有不同的预后。

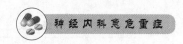

第三章　脊神经疾病

第一节　单神经病及神经痛

一、单神经病

单神经病又称局灶性神经病，是指单一神经损害出现分布区的功能障碍。

【病因与病理生理】

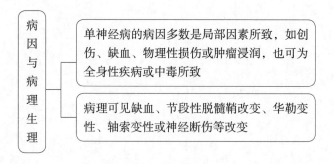

病因与病理生理

单神经病的病因多数是局部因素所致，如创伤、缺血、物理性损伤或肿瘤浸润，也可为全身性疾病或中毒所致

病理可见缺血、节段性脱髓鞘改变、华勒变性、轴索变性或神经断伤等改变

【临床表现】

1. 正中神经麻痹

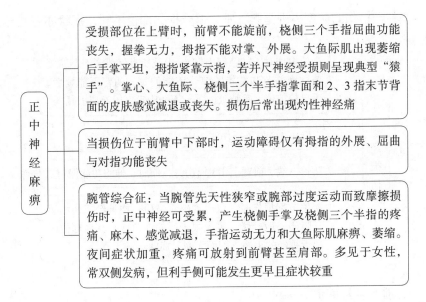

正中神经麻痹

受损部位在上臂时，前臂不能旋前，桡侧三个手指屈曲功能丧失，握拳无力，拇指不能对掌、外展。大鱼际肌出现萎缩后手掌平坦，拇指紧靠示指，若并尺神经受损则呈现典型"猿手"。掌心、大鱼际、桡侧三个半手指掌面和2、3指末节背面的皮肤感觉减退或丧失。损伤后常出现灼性神经痛

当损伤位于前臂中下部时，运动障碍仅有拇指的外展、屈曲与对指功能丧失

腕管综合征：当腕管先天性狭窄或腕部过度运动而致摩擦损伤时，正中神经可受累，产生桡侧手掌及桡侧三个半指的疼痛、麻木、感觉减退，手指运动无力和大鱼际肌麻痹、萎缩。夜间症状加重，疼痛可放射到前臂甚至肩部。多见于女性，常双侧发病，但利手侧可能发生更早且症状较重

2. 尺神经麻痹

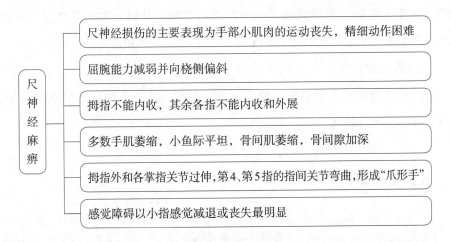

尺神经麻痹

尺神经损伤的主要表现为手部小肌肉的运动丧失，精细动作困难

屈腕能力减弱并向桡侧偏斜

拇指不能内收，其余各指不能内收和外展

多数手肌萎缩，小鱼际平坦，骨间肌萎缩，骨间隙加深

拇指外和各掌指关节过伸,第4、第5指的指间关节弯曲,形成"爪形手"

感觉障碍以小指感觉减退或丧失最明显

尺神经在肘管内受压的临床表现称为肘管综合征。肘管是由肱骨内上髁、尺骨鹰嘴和肘内侧韧带构成的纤维－骨性管道，其管腔狭窄，屈肘时内容积

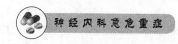

更小，加之位置表浅，尺神经易于此处受到嵌压。主要表现手部尺侧感觉障碍，骨间肌萎缩，肘关节活动受限，肘部尺神经增粗以及肘内侧压痛等。

3. 桡神经损伤

桡神经损伤的典型表现是腕下垂，但受损伤部位不同，症状亦有差异。

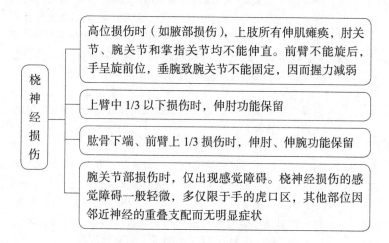

桡神经损伤

- 高位损伤时（如腋部损伤），上肢所有伸肌瘫痪，肘关节、腕关节和掌指关节均不能伸直。前臂不能旋后，手呈旋前位，垂腕致腕关节不能固定，因而握力减弱
- 上臂中 1/3 以下损伤时，伸肘功能保留
- 肱骨下端、前臂上 1/3 损伤时，伸肘、伸腕功能保留
- 腕关节部损伤时，仅出现感觉障碍。桡神经损伤的感觉障碍一般轻微，多仅限于手的虎口区，其他部位因邻近神经的重叠支配而无明显症状

4. 腓总神经麻痹

腓总神经麻痹的临床表现包括足与足趾不能背屈，足下垂并稍内翻，行走时为使下垂的足尖抬离地面而用力抬高患肢，并以足尖先着地呈跨阈步态。不能用足跟站立和行走，感觉障碍在小腿前外侧和足背。

5. 胫神经麻痹

胫神经损伤的主要表现是足与足趾不能屈曲，不能用足尖站立和行走，感觉障碍主要在足底。

【病史采集】

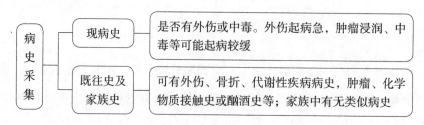

病史采集

- 现病史：是否有外伤或中毒。外伤起病急，肿瘤浸润、中毒等可能起病较缓
- 既往史及家族史：可有外伤、骨折、代谢性疾病病史，肿瘤、化学物质接触史或酗酒史等；家族中有无类似病史

【辅助检查】

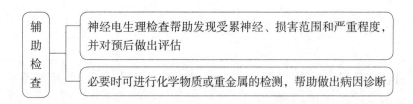

辅助检查
- 神经电生理检查帮助发现受累神经、损害范围和严重程度，并对预后做出评估
- 必要时可进行化学物质或重金属的检测，帮助做出病因诊断

【诊断要点】

根据典型的临床症状和体征，发现受累的脊神经，结合相应的检查以明确诊断并评估预后，尽量进行病因诊断。

【治疗措施】

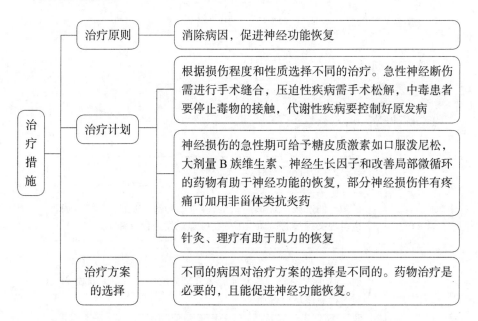

治疗措施
- 治疗原则：消除病因，促进神经功能恢复
- 治疗计划
  - 根据损伤程度和性质选择不同的治疗。急性神经断伤需进行手术缝合，压迫性疾病需手术松解，中毒患者要停止毒物的接触，代谢性疾病要控制好原发病
  - 神经损伤的急性期可给予糖皮质激素如口服泼尼松，大剂量B族维生素、神经生长因子和改善局部微循环的药物有助于神经功能的恢复，部分神经损伤伴有疼痛可加用非甾体类抗炎药
  - 针灸、理疗有助于肌力的恢复
- 治疗方案的选择：不同的病因对治疗方案的选择是不同的。药物治疗是必要的，且能促进神经功能恢复。

【预后】

解除病因后配合积极的药物治疗和辅助治疗，疗效尚可；但严重的神经

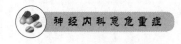

断伤或轴索病变可致恢复慢且不完全。

二、神经痛

神经痛是指受损脊神经分布区的疼痛，包括枕神经痛、臂丛神经痛、肋间神经痛、股外侧皮神经病等。

【病因与病理生理】

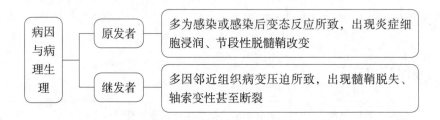

【临床表现】

1. 枕神经痛

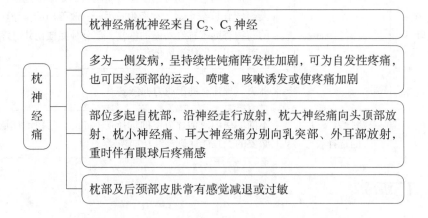

2．臂丛神经痛

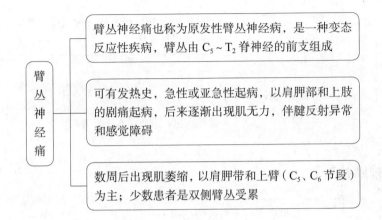

臂丛神经痛

- 臂丛神经痛也称为原发性臂丛神经病，是一种变态反应性疾病，臂丛由 $C_5 \sim T_2$ 脊神经的前支组成
- 可有发热史，急性或亚急性起病，以肩胛部和上肢的剧痛起病，后来逐渐出现肌无力，伴腱反射异常和感觉障碍
- 数周后出现肌萎缩，以肩胛带和上臂（C_5、C_6 节段）为主；少数患者是双侧臂丛受累

3．肋间神经痛

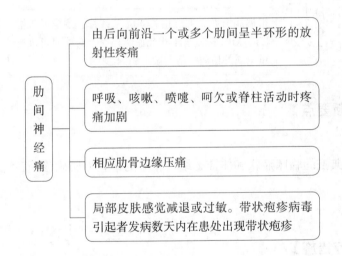

肋间神经痛

- 由后向前沿一个或多个肋间呈半环形的放射性疼痛
- 呼吸、咳嗽、喷嚏、呵欠或脊柱活动时疼痛加剧
- 相应肋骨边缘压痛
- 局部皮肤感觉减退或过敏。带状疱疹病毒引起者发病数天内在患处出现带状疱疹

4．股外侧皮神经病

股外侧皮神经病起病可急可缓，多为单侧；股外侧皮神经由 L_2、L_3 脊神经后根组成，股前外侧面皮肤感觉异常，包括麻木、针刺样疼痛、烧灼感，可有局部感觉过敏，行走、站立时症状加重，可有感觉过敏或减退。

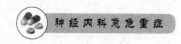

【病史采集】

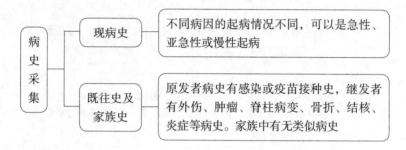

病史采集 ┬ 现病史 ── 不同病因的起病情况不同，可以是急性、亚急性或慢性起病

└ 既往史及家族史 ── 原发者病史有感染或疫苗接种史，继发者有外伤、肿瘤、脊柱病变、骨折、结核、炎症等病史。家族中有无类似病史

【辅助检查】

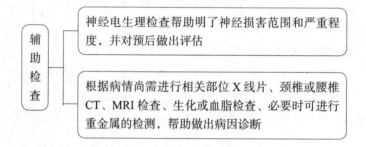

辅助检查 ┬ 神经电生理检查帮助明了神经损害范围和严重程度，并对预后做出评估

└ 根据病情尚需进行相关部位 X 线片、颈椎或腰椎 CT、MRI 检查、生化或血脂检查、必要时可进行重金属的检测，帮助做出病因诊断

【诊断要点】

根据典型的临床症状和体征，结合相应的检查以明确诊断，并尽量进行病因诊断。

【治疗措施】

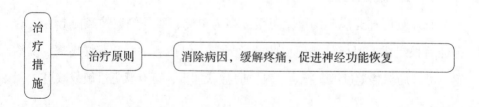

治疗措施 ── 治疗原则 ── 消除病因，缓解疼痛，促进神经功能恢复

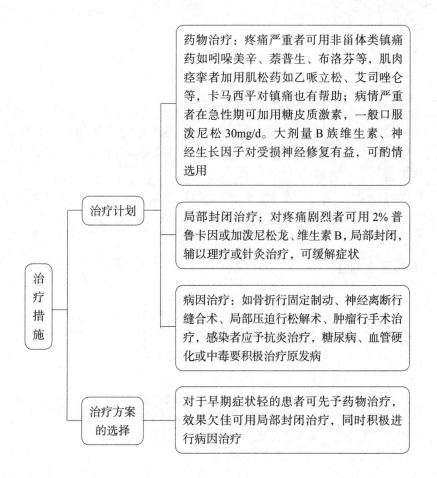

治疗措施
— 治疗计划
  — 药物治疗：疼痛严重者可用非甾体类镇痛药如吲哚美辛、萘普生、布洛芬等，肌肉痉挛者加用肌松药如乙哌立松、艾司唑仑等，卡马西平对镇痛也有帮助；病情严重者在急性期可加用糖皮质激素，一般口服泼尼松 30mg/d。大剂量 B 族维生素、神经生长因子对受损神经修复有益，可酌情选用
  — 局部封闭治疗：对疼痛剧烈者可用 2% 普鲁卡因或加泼尼松龙、维生素 B，局部封闭，辅以理疗或针灸治疗，可缓解症状
  — 病因治疗：如骨折行固定制动、神经离断行缝合术、局部压迫行松解术、肿瘤行手术治疗，感染者应予抗炎治疗，糖尿病、血管硬化或中毒要积极治疗原发病
— 治疗方案的选择
  — 对于早期症状轻的患者可先予药物治疗，效果欠佳可用局部封闭治疗，同时积极进行病因治疗

【预后】

本症一般不会自愈，积极治疗疗效满意。

三、坐骨神经痛

坐骨神经痛是沿着坐骨神经径路及其分布区域内以疼痛为主的综合征。坐骨神经是人体中最长的神经，由 $L_4 \sim S_3$ 的脊神经前支组成，支配大腿后侧和小腿肌群，并传递小腿与足部的皮肤感觉。

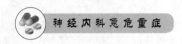

【病因】

坐骨神经痛有原发性和继发性两类。

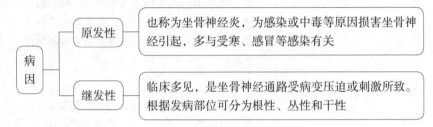

病因 ── 原发性 ── 也称为坐骨神经炎，为感染或中毒等原因损害坐骨神经引起，多与受寒、感冒等感染有关

── 继发性 ── 临床多见，是坐骨神经通路受病变压迫或刺激所致。根据发病部位可分为根性、丛性和干性

【临床表现】

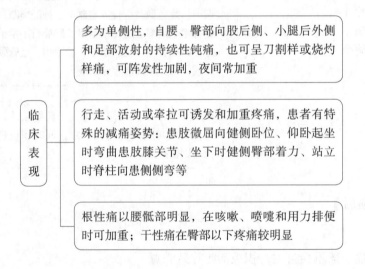

临床表现 ── 多为单侧性，自腰、臀部向股后侧、小腿后外侧和足部放射的持续性钝痛，也可呈刀割样或烧灼样痛，可阵发性加剧，夜间常加重

── 行走、活动或牵拉可诱发和加重疼痛，患者有特殊的减痛姿势：患肢微屈向健侧卧位、仰卧起坐时弯曲患肢膝关节、坐下时健侧臀部着力、站立时脊柱向患侧侧弯等

── 根性痛以腰骶部明显，在咳嗽、喷嚏和用力排便时可加重；干性痛在臀部以下疼痛较明显

【病史采集】

多见于青壮年，急性或亚急性起病。要注意是否有感染、外伤、肿瘤或臀部注射药物等病史。

【体格检查】

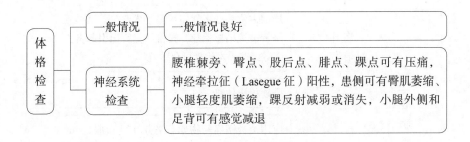

【辅助检查】

辅助检查的主要目的是寻找病因，包括腰骶部 X 线片、腰部脊柱 CT、MRI 等影像学检查；脑脊液常规、生化及动力学检查；肌电图与神经传导速度测定等。

【诊断要点】

根据疼痛的分布、加重的诱因、减痛的姿势，结合 Lasegue 征阳性和踝反射改变、感觉障碍，可以做出诊断。

【鉴别诊断】

主要区别局部软组织病变引起的腰背、臀部及下肢疼痛。腰肌劳损、急性肌纤维组织炎、髋关节病变引起的局部疼痛不向下肢放散，无感觉障碍、肌力减退、踝反射减弱消失等神经体征。

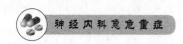
【治疗措施】

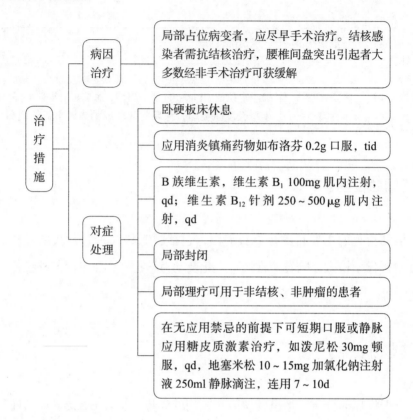

【预后】

积极治疗，疗效满意。

第二节　多发性神经病

多发性神经病，也称末梢神经炎，是肢体远端的多发性神经损害。主要表现为四肢末端对称性的感觉、运动和自主神经功能障碍。

【病因】

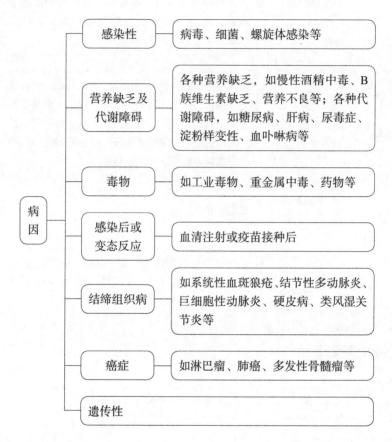

【临床表现】

本病在任何年龄均可发病，呈急性、亚急性或慢性进行性，可在几周或几个月内发展。症状通常同时出现，呈四肢对称性分布，由远端向近端扩展。表现为：

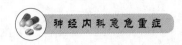

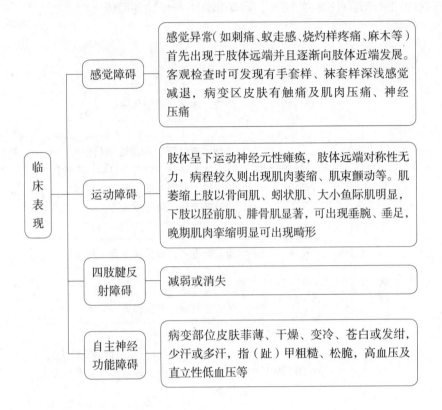

感觉障碍 —— 感觉异常(如刺痛、蚁走感、烧灼样疼痛、麻木等)首先出现于肢体远端并且逐渐向肢体近端发展。客观检查时可发现有手套样、袜套样深浅感觉减退,病变区皮肤有触痛及肌肉压痛、神经压痛

运动障碍 —— 肢体呈下运动神经元性瘫痪,肢体远端对称性无力,病程较久则出现肌肉萎缩、肌束颤动等。肌萎缩上肢以骨间肌、蚓状肌、大小鱼际肌明显,下肢以胫前肌、腓骨肌显著,可出现垂腕、垂足,晚期肌肉挛缩明显可出现畸形

四肢腱反射障碍 —— 减弱或消失

自主神经功能障碍 —— 病变部位皮肤菲薄、干燥、变冷、苍白或发绀,少汗或多汗,指(趾)甲粗糙、松脆,高血压及直立性低血压等

【病史采集】

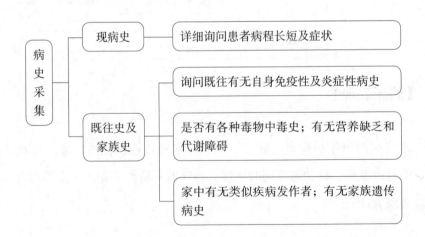

现病史 —— 详细询问患者病程长短及症状

既往史及家族史 —— 询问既往有无自身免疫性及炎症性病史

是否有各种毒物中毒史;有无营养缺乏和代谢障碍

家中有无类似疾病发作者;有无家族遗传病史

【体格检查】

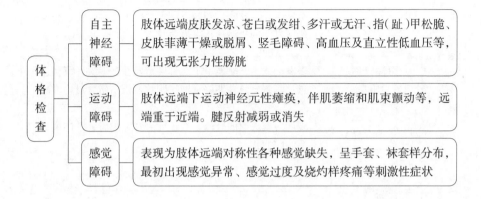

体格检查
- 自主神经障碍：肢体远端皮肤发凉、苍白或发绀、多汗或无汗、指（趾）甲松脆、皮肤菲薄干燥或脱屑、竖毛障碍、高血压及直立性低血压等，可出现无张力性膀胱
- 运动障碍：肢体远端下运动神经元性瘫痪，伴肌萎缩和肌束颤动等，远端重于近端。腱反射减弱或消失
- 感觉障碍：表现为肢体远端对称性各种感觉缺失，呈手套、袜套样分布，最初出现感觉异常、感觉过度及烧灼样疼痛等刺激性症状

【辅助检查】

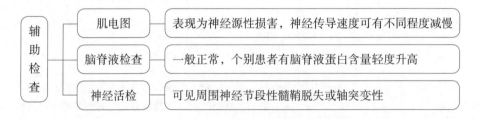

辅助检查
- 肌电图：表现为神经源性损害，神经传导速度可有不同程度减慢
- 脑脊液检查：一般正常，个别患者有脑脊液蛋白含量轻度升高
- 神经活检：可见周围神经节段性髓鞘脱失或轴突变性

【诊断要点】

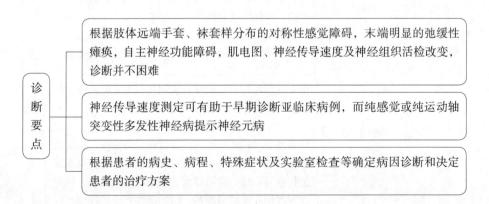

诊断要点
- 根据肢体远端手套、袜套样分布的对称性感觉障碍，末端明显的弛缓性瘫痪，自主神经功能障碍，肌电图、神经传导速度及神经组织活检改变，诊断并不困难
- 神经传导速度测定可有助于早期诊断亚临床病例，而纯感觉或纯运动轴突变性多发性神经病提示神经元病
- 根据患者的病史、病程、特殊症状及实验室检查等确定病因诊断和决定患者的治疗方案

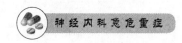

【鉴别诊断】

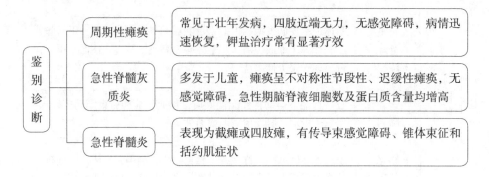

鉴别诊断	周期性瘫痪	常见于壮年发病，四肢近端无力，无感觉障碍，病情迅速恢复，钾盐治疗常有显著疗效
	急性脊髓灰质炎	多发于儿童，瘫痪呈不对称性节段性、迟缓性瘫痪，无感觉障碍，急性期脑脊液细胞数及蛋白质含量均增高
	急性脊髓炎	表现为截瘫或四肢瘫，有传导束感觉障碍、锥体束征和括约肌症状

【治疗措施】

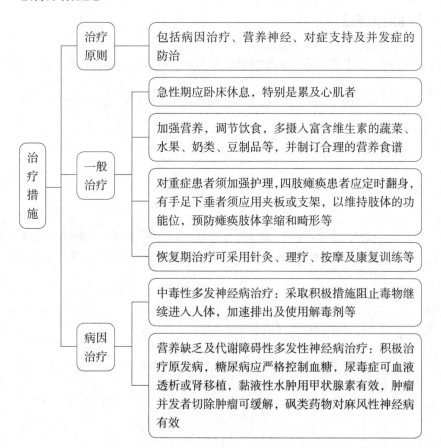

治疗措施	治疗原则	包括病因治疗、营养神经、对症支持及并发症的防治
	一般治疗	急性期应卧床休息，特别是累及心肌者
		加强营养，调节饮食，多摄入富含维生素的蔬菜、水果、奶类、豆制品等，并制订合理的营养食谱
		对重症患者须加强护理,四肢瘫痪患者应定时翻身，有手足下垂者须应用夹板或支架，以维持肢体的功能位，预防瘫痪肢体挛缩和畸形等
		恢复期治疗可采用针灸、理疗、按摩及康复训练等
	病因治疗	中毒性多发神经病治疗：采取积极措施阻止毒物继续进入人体，加速排出及使用解毒剂等
		营养缺乏及代谢障碍性多发性神经病治疗：积极治疗原发病，糖尿病应严格控制血糖，尿毒症可血液透析或肾移植，黏液性水肿用甲状腺素有效，肿瘤并发者切除肿瘤可缓解，砜类药物对麻风性神经病有效

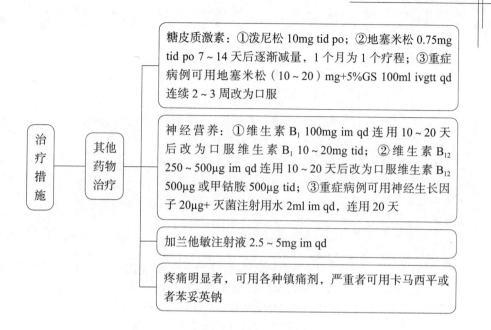

治疗措施 — 其他药物治疗

糖皮质激素：①泼尼松 10mg tid po；②地塞米松 0.75mg tid po 7～14 天后逐渐减量，1 个月为 1 个疗程；③重症病例可用地塞米松（10～20）mg+5%GS 100ml ivgtt qd 连续 2～3 周改为口服

神经营养：①维生素 B_1 100mg im qd 连用 10～20 天后改为口服维生素 B_1 10～20mg tid；②维生素 B_{12} 250～500μg im qd 连用 10～20 天后改为口服维生素 B_{12} 500μg 或甲钴胺 500μg tid；③重症病例可用神经生长因子 20μg+灭菌注射用水 2ml im qd，连用 20 天

加兰他敏注射液 2.5～5mg im qd

疼痛明显者，可用各种镇痛剂，严重者可用卡马西平或者苯妥英钠

第三节　急性炎症性脱髓鞘性多发性神经病

急性炎症性脱髓鞘性多发性神经病（AIDP）是吉兰-巴雷综合征（GBS）最常见的类型，也称经典型 GBS。AIDP 是以周围神经和神经根脱髓鞘及小血管周围淋巴细胞及巨噬细胞的炎性反应为病理特点的自身免疫疾病。临床上表现为四肢弛缓性瘫痪，末梢型感觉障碍和脑脊液蛋白-细胞分离等。本病年发病率为（0.6～1.9）/10 万，我国尚无系统的流行病学资料。

【病因】

本病确切病因不清，可能与空肠弯曲菌感染有关；或是机体免疫系统发生紊乱，产生针对周围神经的免疫应答，引起周围神经脱髓鞘。

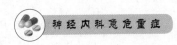

【临床表现】

临床表现

> AIDP 可发生在任何年龄、任何季节。病前 1 ~ 3 周常有呼吸道或胃肠道感染症状或疫苗接种史。急性起病，病情多在 2 周左右达到高峰

> 首发症状多为肢体对称性迟缓性肌无力，自远端渐向近端发展或自近端向远端加重，常由双下肢开始逐渐累及躯干肌、脑神经。多于数日至 2 周达高峰

> 严重可累及肋间肌和膈肌致呼吸麻痹。四肢腱反射常减弱，10% 的患者表现为腱反射正常或活跃。发病时患者多有肢体感觉异常如烧灼感、麻木、刺痛和不适感等，可先于或与运动症状同时出现，感觉缺失相对轻，呈手套样、袜套样分布

> 少数患者的肌肉可有压痛，尤其以腓肠肌压痛较常见，偶尔出现 Kernig 征和 Lasegue 征等神经根刺激症状。患者表现为脑神经受累以双侧面神经麻痹最常见，其次为舌咽神经、迷走神经，动眼神经、展神经、舌下神经、三叉神经瘫痪较少见，部分患者以脑神经损害为首发症状就诊

> 部分患者有自主神经功能障碍，表现为皮肤潮红、出汗增多、心动过速、心律失常、直立性低血压、手足肿胀及营养障碍、尿便障碍等。患者多为单相病程，病程中可有短暂波动

【病史采集】

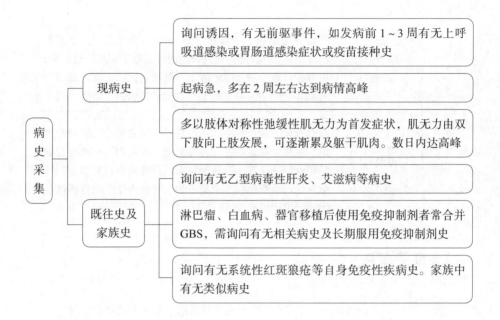

病史采集
- 现病史
  - 询问诱因，有无前驱事件，如发病前 1~3 周有无上呼吸道感染或胃肠道感染症状或疫苗接种史
  - 起病急，多在 2 周左右达到病情高峰
  - 多以肢体对称性弛缓性肌无力为首发症状，肌无力由双下肢向上肢发展，可逐渐累及躯干肌肉。数日内达高峰
- 既往史及家族史
  - 询问有无乙型病毒性肝炎、艾滋病等病史
  - 淋巴瘤、白血病、器官移植后使用免疫抑制剂者常合并 GBS，需询问有无相关病史及长期服用免疫抑制剂史
  - 询问有无系统性红斑狼疮等自身免疫性疾病史。家族中有无类似病史

【体格检查】

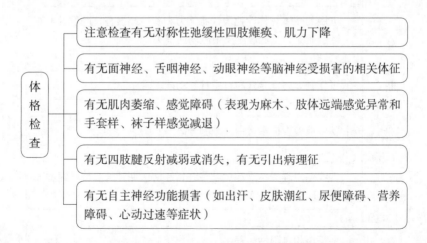

体格检查
- 注意检查有无对称性弛缓性四肢瘫痪、肌力下降
- 有无面神经、舌咽神经、动眼神经等脑神经受损害的相关体征
- 有无肌肉萎缩、感觉障碍（表现为麻木、肢体远端感觉异常和手套样、袜子样感觉减退）
- 有无四肢腱反射减弱或消失，有无引出病理征
- 有无自主神经功能损害（如出汗、皮肤潮红、尿便障碍、营养障碍、心动过速等症状）

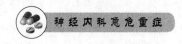

【辅助检查】

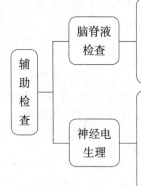

| 辅助检查 | 脑脊液检查 | 有脑脊液蛋白－细胞分离是 GBS 的特征之一，早期蛋白多正常，2～4周内蛋白升高而细胞数正常或接近正常，白细胞计数一般 $<10 \times 10^6/L$，糖和氯化物正常。部分患者 CSF 出现寡克隆区带和抗神经节苷脂抗体阳性 |
| | 神经电生理 | 通常选择一侧尺神经、正中神经、腓总神经及胫神经测定，主要根据运动神经传导测定，提示周围神经存在脱髓鞘性病变，在非嵌压部位出现传导阻滞或异常波形离散对诊断脱髓鞘病变更有价值。神经电生理改变程度与疾病严重程度有关 |

【诊断要点】

诊断要点	发病前 1～3 周常有呼吸道或胃肠道感染等前驱感染史，起病急，进行性加重，症状多在 2 周左右达高峰
	进展的肢体对称性弛缓性肌无力和脑神经损害，严重者可有呼吸肌无力，四肢腱反射减弱或消失
	可伴轻度感觉异常和自主神经功能障碍
	脑脊液检查提示蛋白－细胞分离
	神经电生理提示远端运动神经传导潜伏期延长、传导速度减慢、F 波异常、传导阻滞、异常波形离散等
	多呈单相自限性病程

54

【鉴别诊断】

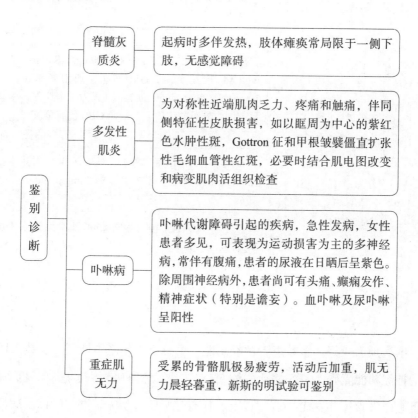

鉴别诊断

脊髓灰质炎　起病时多伴发热，肢体瘫痪常局限于一侧下肢，无感觉障碍

多发性肌炎　为对称性近端肌肉乏力、疼痛和触痛，伴同侧特征性皮肤损害，如以眶周为中心的紫红色水肿性斑，Gottron 征和甲根皱襞僵直扩张性毛细血管性红斑，必要时结合肌电图改变和病变肌肉活组织检查

卟啉病　卟啉代谢障碍引起的疾病，急性发病，女性患者多见，可表现为运动损害为主的多神经病，常伴有腹痛，患者的尿液在日晒后呈紫色。除周围神经病外，患者尚可有头痛、癫痫发作、精神症状（特别是谵妄）。血卟啉及尿卟啉呈阳性

重症肌无力　受累的骨骼肌极易疲劳，活动后加重，肌无力晨轻暮重，新斯的明试验可鉴别

【治疗措施】

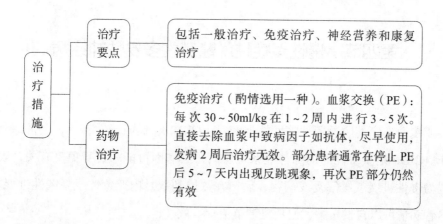

治疗措施

治疗要点　包括一般治疗、免疫治疗、神经营养和康复治疗

药物治疗　免疫治疗（酌情选用一种）。血浆交换（PE）：每次 30～50ml/kg 在 1～2 周内进行 3～5 次。直接去除血浆中致病因子如抗体，尽早使用，发病 2 周后治疗无效。部分患者通常在停止 PE 后 5～7 天内出现反跳现象，再次 PE 部分仍然有效

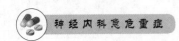
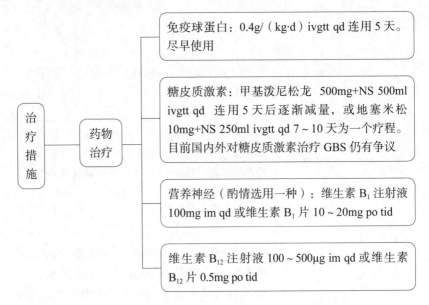

治疗措施 — 药物治疗
- 免疫球蛋白：0.4g/（kg·d）ivgtt qd 连用 5 天。尽早使用
- 糖皮质激素：甲基泼尼松龙 500mg+NS 500ml ivgtt qd 连用 5 天后逐渐减量，或地塞米松 10mg+NS 250ml ivgtt qd 7～10 天为一个疗程。目前国内外对糖皮质激素治疗 GBS 仍有争议
- 营养神经（酌情选用一种）：维生素 B_1 注射液 100mg im qd 或维生素 B_1 片 10～20mg po tid
- 维生素 B_{12} 注射液 100～500μg im qd 或维生素 B_{12} 片 0.5mg po tid

【预后】

本病预后较好。多数患者神经功能 2 个月至 1 年基本恢复，少数遗留持久的神经功能障碍。GBS 病死率约 5%，主要死于呼吸衰竭、感染、低血压、严重心律失常等并发症。60 岁以上、伴有呼吸肌麻痹需辅助呼吸以及病情进展迅速者预后不良。

第四节　慢性炎症性脱髓鞘性多发性神经病

慢性炎症性脱髓鞘性多发性神经病（CIDP），又叫慢性吉兰－巴雷综合征。CIDP 是获得性的周围神经系统疾病，其病因可能和自身免疫有关，表现为慢性进展或缓解复发病程，病情在数周到数月内亚急性或隐匿性进展。尽管病情可以自发缓解，但免疫调节治疗有效。

【病因与发病机制】

目前尚不明确，可能与免疫有关，因为病程有发作和复发的特点，病理变化上有单核细胞浸润伴斑块样脱髓鞘；在脱髓鞘过程中有巨噬细胞的参与，应用泼尼松可改善症状。

【临床表现】

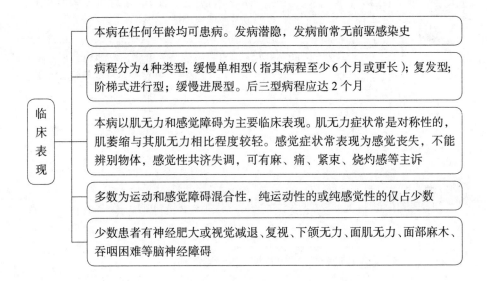

临床表现

- 本病在任何年龄均可患病。发病潜隐，发病前常无前驱感染史
- 病程分为4种类型：缓慢单相型（指其病程至少6个月或更长）；复发型；阶梯式进行型；缓慢进展型。后三型病程应达2个月
- 本病以肌无力和感觉障碍为主要临床表现。肌无力症状常是对称性的，肌萎缩与其肌无力相比程度较轻。感觉症状常表现为感觉丧失，不能辨别物体，感觉性共济失调，可有麻、痛、紧束、烧灼感等主诉
- 多数为运动和感觉障碍混合性，纯运动性的或纯感觉性的仅占少数
- 少数患者有神经肥大或视觉减退、复视、下颌无力、面肌无力、面部麻木、吞咽困难等脑神经障碍

【病史采集】

发病年龄40~60岁，男女比例相近；较少有前驱感染史，起病隐匿。

【体格检查】

四肢肌力减退，肌张力降低，伴或不伴肌萎缩，四肢腱反射减弱或消

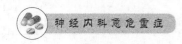
失，四肢末梢性感觉减退或消失，腓肠肌可有压痛，Kerning 征可阳性。

【辅助检查】

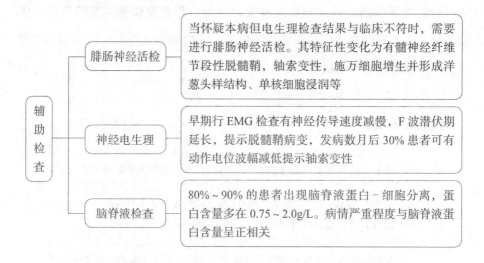

辅助检查

- 腓肠神经活检：当怀疑本病但电生理检查结果与临床不符时，需要进行腓肠神经活检。其特征性变化为有髓神经纤维节段性脱髓鞘，轴索变性，施万细胞增生并形成洋葱头样结构、单核细胞浸润等
- 神经电生理：早期行 EMG 检查有神经传导速度减慢，F 波潜伏期延长，提示脱髓鞘病变，发病数月后 30% 患者可有动作电位波幅减低提示轴索变性
- 脑脊液检查：80%~90% 的患者出现脑脊液蛋白-细胞分离，蛋白含量多在 0.75~2.0g/L。病情严重程度与脑脊液蛋白含量呈正相关

【诊断要点】

CIDP 的诊断目前仍为排除性诊断。符合以下条件的可考虑本病。

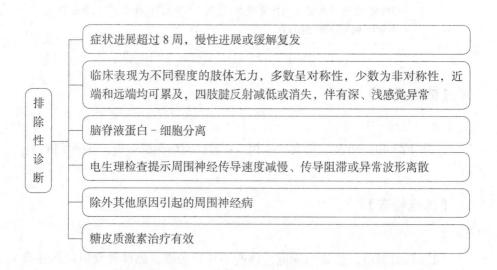

排除性诊断

- 症状进展超过 8 周，慢性进展或缓解复发
- 临床表现为不同程度的肢体无力，多数呈对称性，少数为非对称性，近端和远端均可累及，四肢腱反射减低或消失，伴有深、浅感觉异常
- 脑脊液蛋白-细胞分离
- 电生理检查提示周围神经传导速度减慢、传导阻滞或异常波形离散
- 除外其他原因引起的周围神经病
- 糖皮质激素治疗有效

【鉴别诊断】

鉴别诊断	POEMS综合征	POEMS综合征是一种与浆细胞病有关的多系统病变,临床上以多发性周围神经病(polyneuropathy)、脏器肿大(organomegaly)、内分泌障碍(endocrinopathy)、M蛋白(monoclonal protein)血症和皮肤病变(skin changes)为特征,取各种病变术语英文字首组合命名为POEMS综合征。表现为多发性周围神经病、脏器肿大、内分泌异常、M蛋白、皮肤改变。骨穿见浆细胞增多或骨髓瘤。尿本-周蛋白阳性
	进行性脊肌萎缩症(PSMA)	也为缓慢进展病程,但运动障碍不对称分布,有肌束震颤,无感觉障碍。神经电生理示神经传导速度正常,EMG可见纤颤波及巨大电位
	多灶性运动神经病(MMN)	MMN是一种仅累及运动神经的不对称肢体无力。成年男性多见;起病初期为不对称的上肢远端无力,逐渐累及上肢近端和下肢,也可下肢起病。受累肌肉分布呈现多数单神经病的特点。神经电生理检查为多灶分布的运动传导阻滞。临床表现为慢性非对称性肢体远端无力,以上肢为主,感觉正常
	单克隆免疫球蛋白疾病(MGIJS)伴周围神经病	感觉症状重于运动症状,远端受累更明显;约50%患者抗髓鞘相关糖蛋白(MAG)抗体阳性。对免疫抑制剂或免疫调节剂治疗反应差,但可能对利妥昔单抗治疗有效。偶尔IgG型或IgA型MGUS亦可伴发肢体无力,其临床和电生理特点与CIDP相似。免疫固定电泳发现M蛋白是诊断MGUS伴周围神经病的关键

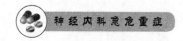

【治疗措施】

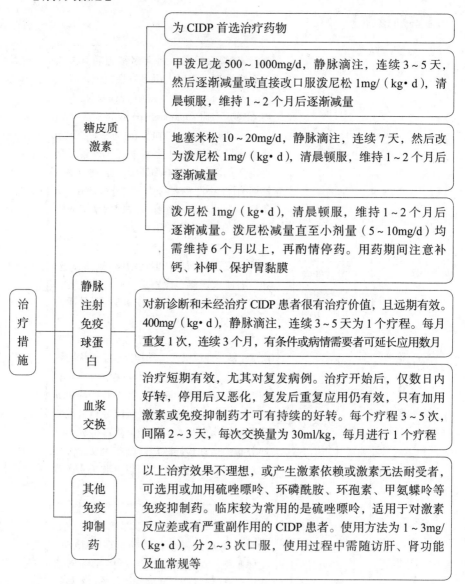

治疗措施

糖皮质激素
- 为 CIDP 首选治疗药物
- 甲泼尼龙 500～1000mg/d，静脉滴注，连续 3～5 天，然后逐渐减量或直接改口服泼尼松 1mg/（kg·d），清晨顿服，维持 1～2 个月后逐渐减量
- 地塞米松 10～20mg/d，静脉滴注，连续 7 天，然后改为泼尼松 1mg/（kg·d），清晨顿服，维持 1～2 个月后逐渐减量
- 泼尼松 1mg/（kg·d），清晨顿服，维持 1～2 个月后逐渐减量。泼尼松减量直至小剂量（5～10mg/d）均需维持 6 个月以上，再酌情停药。用药期间注意补钙、补钾、保护胃黏膜

静脉注射免疫球蛋白
- 对新诊断和未经治疗 CIDP 患者很有治疗价值，且远期有效。400mg/（kg·d），静脉滴注，连续 3～5 天为 1 个疗程。每月重复 1 次，连续 3 个月，有条件或病情需要者可延长应用数月

血浆交换
- 治疗短期有效，尤其对复发病例。治疗开始后，仅数日内好转，停用后又恶化，复发后重复应用仍有效，只有加用激素或免疫抑制药才可有持续的好转。每个疗程 3～5 次，间隔 2～3 天，每次交换量为 30ml/kg，每月进行 1 个疗程

其他免疫抑制药
- 以上治疗效果不理想，或产生激素依赖或激素无法耐受者，可选用或加用硫唑嘌呤、环磷酰胺、环孢素、甲氨蝶呤等免疫抑制药。临床较为常用的是硫唑嘌呤，适用于对激素反应差或有严重副作用的 CIDP 患者。使用方法为 1～3mg/（kg·d），分 2～3 次口服，使用过程中需随访肝、肾功能及血常规等

【预后】

约 10% 的 CIPD 患者因各种并发症死于发病后的 2～19 年，完全恢复者仅占 4%，神经系统症状轻、能正常工作生活的病例约占 60%。

第四章　脊髓疾病

第一节　急性脊髓炎

急性脊髓炎是指各种感染后引起自身免疫反应所致的急性横贯性脊髓炎性病变，又称急性横贯性脊髓炎，是临床上最常见的一种脊髓炎，以病损平面以下肢体瘫痪、传导束性感觉障碍和尿便障碍为临床特征。

【病因与发病机制】

病因与发病机制

急性脊髓炎的病因至今尚未明确，对亚洲流感后患者流感 A、B 病毒抗体效价测定和患者脑脊液病毒抗体及特异性 DNA 的测定均显示病毒对脊髓的直接损害可能是主要原因，但尚未直接从病变脊髓或脑脊液中分离出病毒

推测病毒感染的途径可能为长期潜伏在脊神经节中的病毒在人体抵抗力下降时，沿神经根逆行扩散至脊髓而致病，或者病毒感染其他身体部位后经血行播散至脊髓

根据其病前多有上呼吸道感染、腹泻、疫苗接种等病史，目前多数学者倾向于认为本病更可能与病毒感染后所诱导的自身免疫反应有关，而外伤和过度疲劳可能为诱因

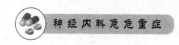
【临床表现】

本病的主要临床症状为运动、感觉和自主神经功能障碍。

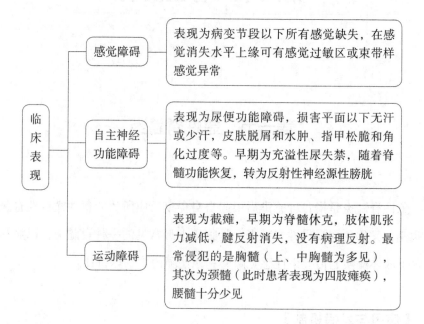

临床表现
- 感觉障碍 —— 表现为病变节段以下所有感觉缺失，在感觉消失水平上缘可有感觉过敏区或束带样感觉异常
- 自主神经功能障碍 —— 表现为尿便功能障碍，损害平面以下无汗或少汗，皮肤脱屑和水肿、指甲松脆和角化过度等。早期为充溢性尿失禁，随着脊髓功能恢复，转为反射性神经源性膀胱
- 运动障碍 —— 表现为截瘫，早期为脊髓休克，肢体肌张力减低，腱反射消失，没有病理反射。最常侵犯的是胸髓（上、中胸髓为多见），其次为颈髓（此时患者表现为四肢瘫痪），腰髓十分少见

【病史采集】

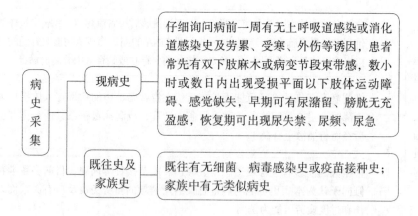

病史采集
- 现病史 —— 仔细询问病前一周有无上呼吸道感染或消化道感染史及劳累、受寒、外伤等诱因，患者常先有双下肢麻木或病变节段束带感，数小时或数日内出现受损平面以下肢体运动障碍、感觉缺失，早期可有尿潴留、膀胱无充盈感，恢复期可出现尿失禁、尿频、尿急
- 既往史及家族史 —— 既往有无细菌、病毒感染史或疫苗接种史；家族中有无类似病史

【体格检查】

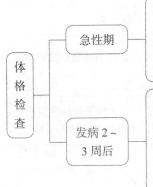

急性期：表现为四肢瘫或双下肢弛缓性瘫痪，肌张力低下，腱反射消失，锥体束征阴性，腹壁、提睾反射消失；脊髓损害平面以下深浅感觉消失，感觉消失区上缘常有感觉过敏带；尿潴留、尿失禁、膀胱无充盈感

发病2～3周后：肢体肌力自远端开始恢复，肌张力及腱反射逐渐增高，感觉恢复表现为感觉平面下降和部分感觉恢复，多数首先恢复的为关节位置觉，充盈性尿失禁，病变节段以下皮肤干燥，少汗或无汗，皮肤水肿、脱屑及指甲松脆等皮肤营养障碍

【辅助检查】

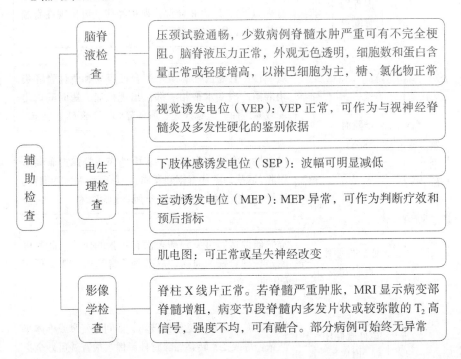

脑脊液检查：压颈试验通畅，少数病例脊髓水肿严重可有不完全梗阻。脑脊液压力正常，外观无色透明，细胞数和蛋白含量正常或轻度增高，以淋巴细胞为主，糖、氯化物正常

电生理检查：
视觉诱发电位（VEP）：VEP正常，可作为与视神经脊髓炎及多发性硬化的鉴别依据

下肢体感诱发电位（SEP）：波幅可明显减低

运动诱发电位（MEP）：MEP异常，可作为判断疗效和预后指标

肌电图：可正常或呈失神经改变

影像学检查：脊柱X线片正常。若脊髓严重肿胀，MRI显示病变部脊髓增粗，病变节段脊髓内多发片状或较弥散的T_2高信号，强度不均，可有融合。部分病例可始终无异常

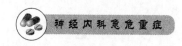

【诊断要点】

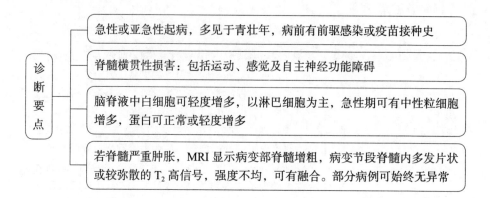

诊断要点

- 急性或亚急性起病，多见于青壮年，病前有前驱感染或疫苗接种史
- 脊髓横贯性损害：包括运动、感觉及自主神经功能障碍
- 脑脊液中白细胞可轻度增多，以淋巴细胞为主，急性期可有中性粒细胞增多，蛋白可正常或轻度增多
- 若脊髓严重肿胀，MRI 显示病变部脊髓增粗，病变节段脊髓内多发片状或较弥散的 T_2 高信号，强度不均，可有融合。部分病例可始终无异常

【鉴别诊断】

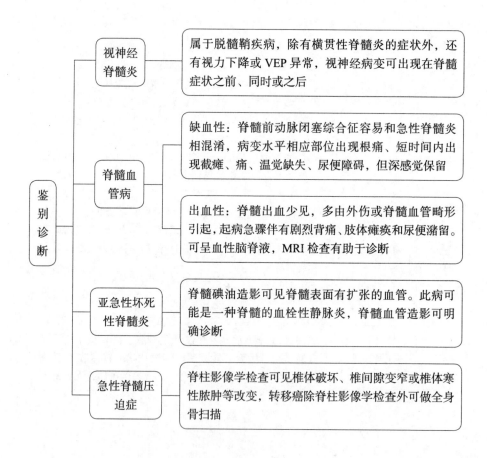

鉴别诊断

- 视神经脊髓炎：属于脱髓鞘疾病，除有横贯性脊髓炎的症状外，还有视力下降或 VEP 异常，视神经病变可出现在脊髓症状之前、同时或之后
- 脊髓血管病
  - 缺血性：脊髓前动脉闭塞综合征容易和急性脊髓炎相混淆，病变水平相应部位出现根痛、短时间内出现截瘫、痛、温觉缺失、尿便障碍，但深感觉保留
  - 出血性：脊髓出血少见，多由外伤或脊髓血管畸形引起，起病急骤伴有剧烈背痛、肢体瘫痪和尿便潴留。可呈血性脑脊液，MRI 检查有助于诊断
- 亚急性坏死性脊髓炎：脊髓碘油造影可见脊髓表面有扩张的血管。此病可能是一种脊髓的血栓性静脉炎，脊髓血管造影可明确诊断
- 急性脊髓压迫症：脊柱影像学检查可见椎体破坏、椎间隙变窄或椎体寒性脓肿等改变，转移癌除脊柱影像学检查外可做全身骨扫描

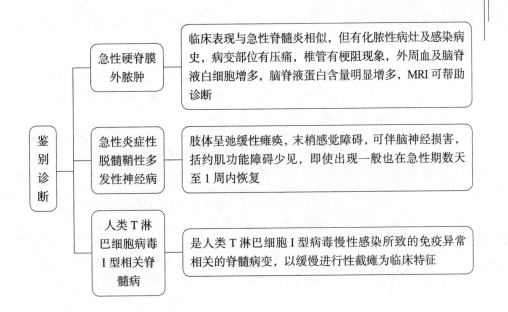

鉴别诊断

急性硬脊膜外脓肿：临床表现与急性脊髓炎相似，但有化脓性病灶及感染病史，病变部位有压痛，椎管有梗阻现象，外周血及脑脊液白细胞增多，脑脊液蛋白含量明显增多，MRI可帮助诊断

急性炎症性脱髓鞘性多发性神经病：肢体呈弛缓性瘫痪，末梢感觉障碍，可伴脑神经损害，括约肌功能障碍少见，即使出现一般也在急性期数天至1周内恢复

人类T淋巴细胞病毒I型相关脊髓病：是人类T淋巴细胞I型病毒慢性感染所致的免疫异常相关的脊髓病变，以缓慢进行性截瘫为临床特征

【治疗措施】

1. 一般治疗

加强护理，防治各种并发症是保证功能恢复的前提，急性脊髓炎的一般治疗包括：

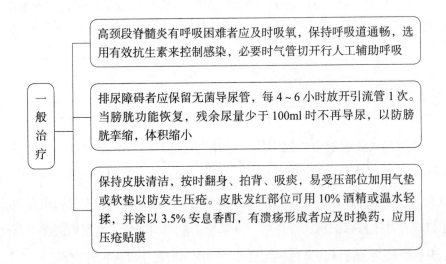

一般治疗

高颈段脊髓炎有呼吸困难者应及时吸氧，保持呼吸道通畅，选用有效抗生素来控制感染，必要时气管切开行人工辅助呼吸

排尿障碍者应保留无菌导尿管，每4~6小时放开引流管1次。当膀胱功能恢复，残余尿量少于100ml时不再导尿，以防膀胱挛缩，体积缩小

保持皮肤清洁，按时翻身、拍背、吸痰，易受压部位加用气垫或软垫以防发生压疮。皮肤发红部位可用10%酒精或温水轻揉，并涂以3.5%安息香酊，有溃疡形成者应及时换药，应用压疮贴膜

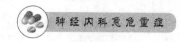

2. 药物治疗

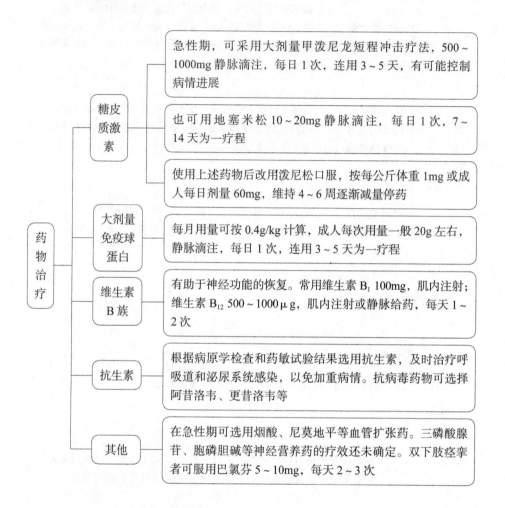

		急性期，可采用大剂量甲泼尼龙短程冲击疗法，500～1000mg 静脉滴注，每日 1 次，连用 3～5 天，有可能控制病情进展
	糖皮质激素	也可用地塞米松 10～20mg 静脉滴注，每日 1 次，7～14 天为一疗程
		使用上述药物后改用泼尼松口服，按每公斤体重 1mg 或成人每日剂量 60mg，维持 4～6 周逐渐减量停药
药物治疗	大剂量免疫球蛋白	每月用量可按 0.4g/kg 计算，成人每次用量一般 20g 左右，静脉滴注，每日 1 次，连用 3～5 天为一疗程
	维生素 B 族	有助于神经功能的恢复。常用维生素 B_1 100mg，肌内注射；维生素 B_{12} 500～1000μg，肌内注射或静脉给药，每天 1～2 次
	抗生素	根据病原学检查和药敏试验结果选用抗生素，及时治疗呼吸道和泌尿系统感染，以免加重病情。抗病毒药物可选择阿昔洛韦、更昔洛韦等
	其他	在急性期可选用烟酸、尼莫地平等血管扩张药。三磷酸腺苷、胞磷胆碱等神经营养药的疗效还未确定。双下肢痉挛者可服用巴氯芬 5～10mg，每天 2～3 次

【预后】

预后取决于脊髓急性损害程度及并发症情况。如无严重并发症，多于 3～6 个月内基本恢复，生活自理。完全性截瘫 6 个月后肌电图仍为失神经改变、MRI 显示髓内广泛信号改变、病变范围累及脊髓节段多且弥漫者预后不良。合并泌尿系统感染、压疮、肺部感染常影响恢复，遗留后遗症。急性上升性脊髓炎和高颈段脊髓炎预后差，短期内可死于呼吸循环衰竭。

第二节 脊髓压迫症

脊髓压迫症是一组椎管内或椎骨占位性病变所引起的脊髓受压综合征，随病变进展出现脊髓半切综合征、横贯性损害及椎管梗阻，脊神经根和血管可不同程度受累。其主要临床表现为脊髓受累平面以下出现运动、感觉、括约肌功能及皮肤营养障碍。

【病因】

病因		
	肿瘤	约占本病的1/3以上，绝大多数起源于脊髓组织及邻近结构。位于髓外硬膜内最常见的是神经鞘膜瘤，脊髓内肿瘤以神经胶质细胞瘤常见，硬膜外以转移瘤多见，脊柱恶性肿瘤可沿椎管周围静脉丛侵犯脊髓，淋巴瘤和白血病少见
	炎症	脊髓非特异性炎症、结核性脑脊髓膜炎、严重椎管狭窄、椎管内反复注药以及多个椎间盘病变、反复手术和脊髓麻醉等可导致蛛网膜粘连或压迫血管影响血液供应，引起脊髓、神经根受累症状
		结核和寄生虫等可引起慢性肉芽肿、蛛网膜炎和蛛网膜囊肿等
		化脓性炎症血行播散可引起急性硬膜外或硬膜下脓肿
	脊柱外伤	如骨折、脱位及椎管内血肿形成
	脊柱退行性病变	椎间盘突出、后纵韧带钙化和黄韧带肥厚等均可导致椎管狭窄
	先天性疾病	颅底凹陷症、寰椎枕化、颈椎融合畸形、脊髓血管畸形等
	血液疾病	血小板减少症等存在凝血机制障碍的患者腰穿后可致硬膜外血肿致使脊髓受压

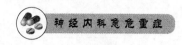

【临床表现】

主要临床表现多数表现为起病隐匿，进展缓慢，早期症状体征不典型，通常可分 3 期。

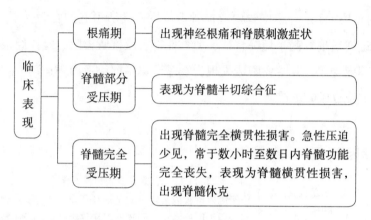

临床表现	根痛期	出现神经根痛和脊膜刺激症状
	脊髓部分受压期	表现为脊髓半切综合征
	脊髓完全受压期	出现脊髓完全横贯性损害。急性压迫少见，常于数小时至数日内脊髓功能完全丧失，表现为脊髓横贯性损害，出现脊髓休克

【病史采集】

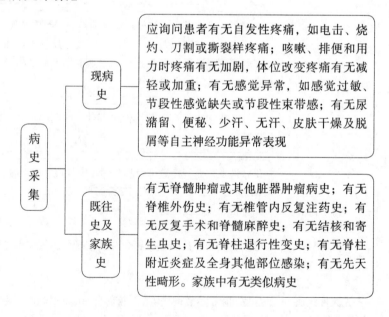

病史采集	现病史	应询问患者有无自发性疼痛，如电击、烧灼、刀割或撕裂样疼痛；咳嗽、排便和用力时疼痛有无加剧，体位改变疼痛有无减轻或加重；有无感觉异常，如感觉过敏、节段性感觉缺失或节段性束带感；有无尿潴留、便秘、少汗、无汗、皮肤干燥及脱屑等自主神经功能异常表现
	既往史及家族史	有无脊髓肿瘤或其他脏器肿瘤病史；有无脊椎外伤史；有无椎管内反复注药史；有无反复手术和脊髓麻醉史；有无结核和寄生虫史；有无脊柱退行性变史；有无脊柱附近炎症及全身其他部位感染；有无先天性畸形。家族中有无类似病史

【体格检查】

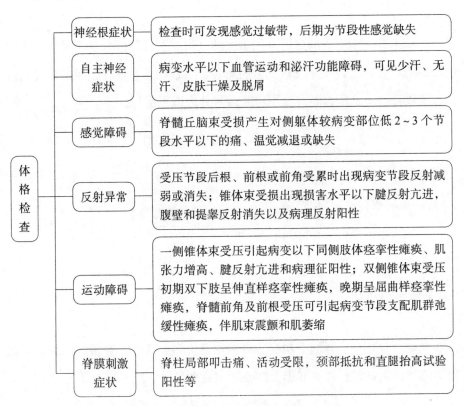

体格检查	神经根症状	检查时可发现感觉过敏带，后期为节段性感觉缺失
	自主神经症状	病变水平以下血管运动和泌汗功能障碍，可见少汗、无汗、皮肤干燥及脱屑
	感觉障碍	脊髓丘脑束受损产生对侧躯体较病变部位低2~3个节段水平以下的痛、温觉减退或缺失
	反射异常	受压节段后根、前根或前角受累时出现病变节段反射减弱或消失；锥体束受损出现损害水平以下腱反射亢进，腹壁和提睾反射消失以及病理反射阳性
	运动障碍	一侧锥体束受压引起病变以下同侧肢体痉挛性瘫痪、肌张力增高、腱反射亢进和病理征阳性；双侧锥体束受压初期双下肢呈伸直样痉挛性瘫痪，晚期呈屈曲样痉挛性瘫痪，脊髓前角及前根受压可引起病变节段支配肌群弛缓性瘫痪，伴肌束震颤和肌萎缩
	脊膜刺激症状	脊柱局部叩击痛、活动受限，颈部抵抗和直腿抬高试验阳性等

【辅助检查】

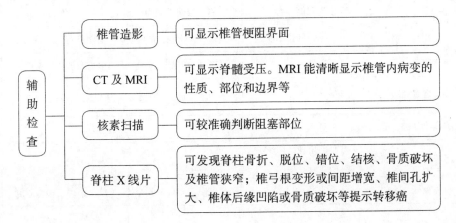

辅助检查	椎管造影	可显示椎管梗阻界面
	CT及MRI	可显示脊髓受压。MRI能清晰显示椎管内病变的性质、部位和边界等
	核素扫描	可较准确判断阻塞部位
	脊柱X线片	可发现脊柱骨折、脱位、错位、结核、骨质破坏及椎管狭窄；椎弓根变形或间距增宽、椎间孔扩大、椎体后缘凹陷或骨质破坏等提示转移癌

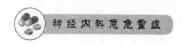

【诊断要点】

根据患者逐渐出现的进行性加重的神经根痛到脊髓部分受压及脊髓横贯性损害的过程，结合腰穿发现椎管阻塞、CT 或 MRI 发现脊髓压迫病灶的存在，可以确诊。临床诊断脊髓压迫症通常分为以下步骤。

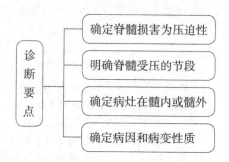

【鉴别诊断】

与急性脊髓炎、脊髓空洞症、脊髓亚急性联合变性、脊髓蛛网膜炎、肌萎缩侧索硬化、脊柱骨关节肥大性改变相鉴别。

表 4-1　髓内、髓外硬膜内或硬膜外病变的鉴别

区别点	髓内病变	髓外硬膜内病变	硬膜外病变
早期症状	多为双侧	自一侧，很快进展为双侧	多从一侧开始
神经根痛	少见，部位不明确	早期常有，剧烈，部位明确	早期可有
感觉障碍	分离性	传导束性，开始为一侧	多为双侧传导束性
痛、温觉障碍	自上向下发展，头侧重	自下向上发展，尾侧重	双侧自下向上发展
脊髓半切综合征	少见	多见	可有
节段性肌无力和萎缩	早期出现，广泛明显	少见，局限	少见
锥体束征	不明显	早期出现，多自一侧开始	较早出现，多为双侧

续表

区别点	髓内病变	髓外硬膜内病变	硬膜外病变
括约肌功能障碍	早期出现	晚期出现	较晚期出现
棘突压痛、叩痛	无	较常见	常见
椎管梗阻	晚期出现，不明显	早期出现，明显	较早期出现，明显
脑脊液蛋白增高	不明显	明显	较明显
脊柱 X 线片改变	无	可有	明显
脊髓造影充盈缺损	脊髓梭形，膨大	杯口状	锯齿状
MRI	脊髓梭形，膨大	髓外肿块及脊髓移位	硬膜外肿块及脊髓移位

【治疗措施】

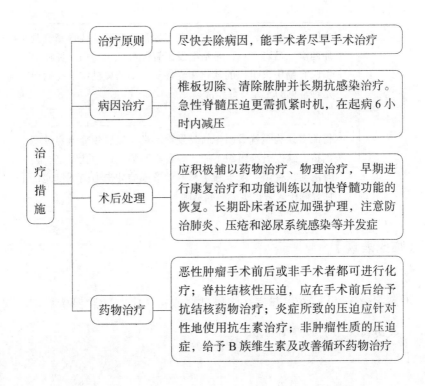

治疗措施

- 治疗原则 —— 尽快去除病因，能手术者尽早手术治疗
- 病因治疗 —— 椎板切除、清除脓肿并长期抗感染治疗。急性脊髓压迫更需抓紧时机，在起病 6 小时内减压
- 术后处理 —— 应积极辅以药物治疗、物理治疗，早期进行康复治疗和功能训练以加快脊髓功能的恢复。长期卧床者还应加强护理，注意防治肺炎、压疮和泌尿系统感染等并发症
- 药物治疗 —— 恶性肿瘤手术前后或非手术者都可进行化疗；脊柱结核性压迫，应在手术前后给予抗结核药物治疗；炎症所致的压迫应针对性地使用抗生素治疗；非肿瘤性质的压迫症，给予 B 族维生素及改善循环药物治疗

71

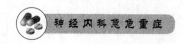

第三节　脊髓空洞症

脊髓空洞症（SM）是一种慢性进行性脊髓疾病，病变多位于颈髓，也可累及延髓，称为延髓空洞症。脊髓空洞症与延髓空洞症可单独发生或并发，典型临床表现为节段性分离性感觉障碍、病变节段支配区肌萎缩及营养障碍等。

【病因】

病因 —
- 病因尚不清楚，可分为先天发育异常性和继发性脊髓空洞症两类，后者罕见，是指继发于脊髓肿瘤、外伤、炎症等引起脊髓中央组织的软化和囊性变。小脑扁桃体下疝畸形是较常见的先天发育异常
- 目前多认为是枕骨内生软骨发育不良，致后颅窝内容过度拥挤，继发后脑组织下疝，导致第四脑室正中孔阻塞，脑脊液流出受阻，由于脉络丛搏动形成的冲击力向下传递，使脊髓中央管扩张，形成空洞

【临床表现】

本病多数于 20~30 岁起病，缓慢进展或在一定时间后保持稳定。起病隐匿，最初表现为手部感觉异常。

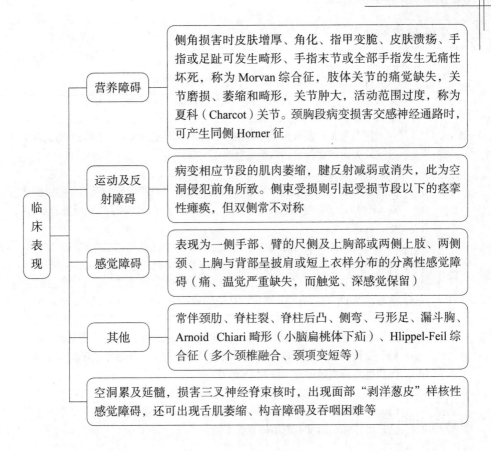

临床表现

营养障碍：侧角损害时皮肤增厚、角化、指甲变脆、皮肤溃疡、手指或足趾可发生畸形，手指末节或全部手指发生无痛性坏死，称为 Morvan 综合征，肢体关节的痛觉缺失，关节磨损、萎缩和畸形，关节肿大，活动范围过度，称为夏科（Charcot）关节。颈胸段病变损害交感神经通路时，可产生同侧 Horner 征

运动及反射障碍：病变相应节段的肌肉萎缩，腱反射减弱或消失，此为空洞侵犯前角所致。侧束受损则引起受损节段以下的痉挛性瘫痪，但双侧常不对称

感觉障碍：表现为一侧手部、臂的尺侧及上胸部或两侧上肢、两侧颈、上胸与背部呈披肩或短上衣样分布的分离性感觉障碍（痛、温觉严重缺失，而触觉、深感觉保留）

其他：常伴颈肋、脊柱裂、脊柱后凸、侧弯、弓形足、漏斗胸、Arnoid Chiari 畸形（小脑扁桃体下疝）、Hlippel-Feil 综合征（多个颈椎融合、颈项变短等）

空洞累及延髓，损害三叉神经脊束核时，出现面部"剥洋葱皮"样核性感觉障碍，还可出现舌肌萎缩、构音障碍及吞咽困难等

【病史采集】

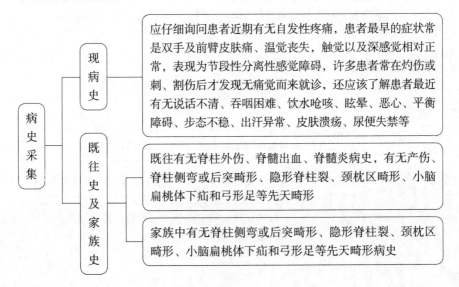

病史采集

现病史：应仔细询问患者近期有无自发性疼痛，患者最早的症状常是双手及前臂皮肤痛、温觉丧失，触觉以及深感觉相对正常，表现为节段性分离性感觉障碍，许多患者常在灼伤或刺、割伤后才发现无痛觉而来就诊，还应该了解患者最近有无说话不清、吞咽困难、饮水呛咳、眩晕、恶心、平衡障碍、步态不稳、出汗异常、皮肤溃疡、尿便失禁等

既往史及家族史：既往有无脊柱外伤、脊髓出血、脊髓炎病史，有无产伤、脊柱侧弯或后突畸形、隐形脊柱裂、颈枕区畸形、小脑扁桃体下疝和弓形足等先天畸形

家族中有无脊柱侧弯或后突畸形、隐形脊柱裂、颈枕区畸形、小脑扁桃体下疝和弓形足等先天畸形病史

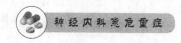
【体格检查】

体格检查

节段性分离性感觉障碍：双手及前臂皮肤痛温觉缺失，触觉以及深感觉相对正常，如病变扩大到两侧上肢及胸背部可呈短上衣样分布

向上侵及三叉神经脊束核可造成面部痛分离性感觉障碍，即痛、温觉减退或缺失而触觉保留，角膜反射消失

空洞扩大累及前角细胞，手部小肌肉及前臂尺侧肌肉萎缩无力、肌束颤动、肌张力减低、腱反射减退或缺失，颈膨大区空洞至双手肌肉明显萎缩，呈"鹰爪"样

空洞扩大侵及锥体束，出现肌张力增高及腱反射亢进，Babinski 征阳性

病变累及 $C_8 \sim T_{12}$ 脊髓侧角即侧柱交感神经中枢，可出现同侧 Horner 征

皮肤营养障碍可见皮肤增厚、过度角化、皮肤及手指苍白。痛觉缺失区的表皮烫伤、外伤可造成顽固性溃疡及瘢痕形成，甚至指、趾关节末端无痛性坏死脱落形成，称 Morvan 征

Charcot 关节：因关节痛觉缺失可引起关节磨损萎缩和畸形关节肿大、活动度增加、运动时有摩擦音而无痛觉

三叉神经脊束核受损可出现面部痛、温觉缺失或减退，呈洋葱皮样分布；舌下神经核受损可出现伸舌偏向患侧，同侧舌肌萎缩及肌束颤动

【辅助检查】

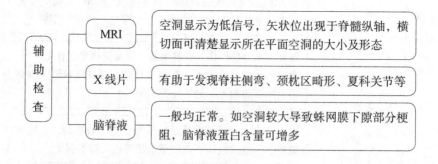

辅助检查

MRI：空洞显示为低信号，矢状位出现于脊髓纵轴，横切面可清楚显示所在平面空洞的大小及形态

X 线片：有助于发现脊柱侧弯、颈枕区畸形、夏科关节等

脑脊液：一般均正常。如空洞较大导致蛛网膜下隙部分梗阻，脑脊液蛋白含量可增多

【诊断要点】

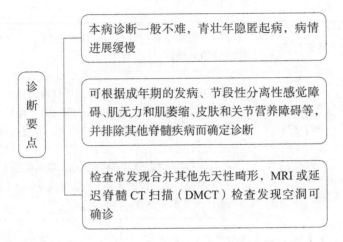

诊断要点
- 本病诊断一般不难，青壮年隐匿起病，病情进展缓慢
- 可根据成年期的发病、节段性分离性感觉障碍、肌无力和肌萎缩、皮肤和关节营养障碍等，并排除其他脊髓疾病而确定诊断
- 检查常发现合并其他先天性畸形，MRI 或延迟脊髓 CT 扫描（DMCT）检查发现空洞可确诊

【鉴别诊断】

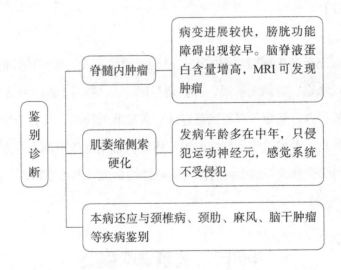

鉴别诊断
- 脊髓内肿瘤：病变进展较快，膀胱功能障碍出现较早。脑脊液蛋白含量增高，MRI 可发现肿瘤
- 肌萎缩侧索硬化：发病年龄多在中年，只侵犯运动神经元，感觉系统不受侵犯
- 本病还应与颈椎病、颈肋、麻风、脑干肿瘤等疾病鉴别

【治疗措施】

本病进展缓慢，目前尚无特效疗法。

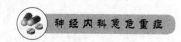

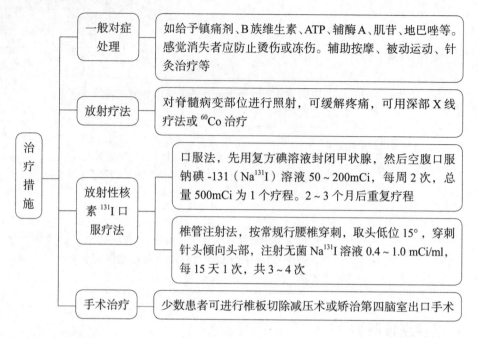

治疗措施	一般对症处理	如给予镇痛剂、B族维生素、ATP、辅酶A、肌苷、地巴唑等。感觉消失者应防止烫伤或冻伤。辅助按摩、被动运动、针灸治疗等
	放射疗法	对脊髓病变部位进行照射，可缓解疼痛，可用深部X线疗法或^{60}Co治疗
	放射性核素^{131}I口服疗法	口服法，先用复方碘溶液封闭甲状腺，然后空腹口服钠碘-131（Na^{131}I）溶液50～200mCi，每周2次，总量500mCi为1个疗程。2～3个月后重复疗程
		椎管注射法，按常规行腰椎穿刺，取头低位15°，穿刺针头倾向头部，注射无菌Na^{131}I溶液0.4～1.0 mCi/ml，每15天1次，共3～4次
	手术治疗	少数患者可进行椎板切除减压术或矫治第四脑室出口手术

【预后】

主要取决于产生脊髓空洞的潜在原因及治疗方式。未经治疗的少数 SM 患者多病情稳定、空洞无扩展、可长期存活，占 35%～50%。手术对大多数病情进展的患者近期疗效可起到稳定或改善症状的作用，延迟治疗常导致脊髓不可逆损伤。手术治疗远期疗效尚不肯定，远期疗效不论手术方式及空洞类型（蛛网膜囊肿及肿瘤引起者除外）可能均会随时间的推移而下降。

第四节　脊髓蛛网膜炎

脊髓蛛网膜炎为继发感染、外伤、理化刺激等病因引起的反应性炎症而导致的脊髓功能障碍。由于蛛网膜增厚与脊髓、脊神经根粘连，或形成囊肿阻塞脊髓腔造成压迫脊髓和脊神经，或粘连造成脊髓的小血管和小动脉有炎症表现，也导致脊髓和脊神经根损害。可分为局限型、弥漫型和囊肿型。受累部位以胸腰段为最多。

【病因与发病机制】

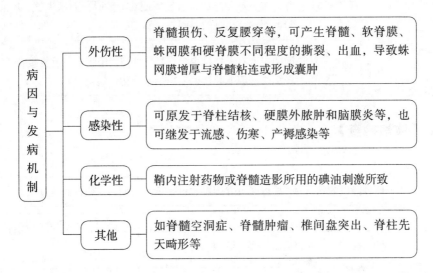

病因与发病机制
- 外伤性：脊髓损伤、反复腰穿等，可产生脊髓、软脊膜、蛛网膜和硬脊膜不同程度的撕裂、出血，导致蛛网膜增厚与脊髓粘连或形成囊肿
- 感染性：可原发于脊柱结核、硬膜外脓肿和脑膜炎等，也可继发于流感、伤寒、产褥感染等
- 化学性：鞘内注射药物或脊髓造影所用的碘油刺激所致
- 其他：如脊髓空洞症、脊髓肿瘤、椎间盘突出、脊柱先天畸形等

【临床表现】

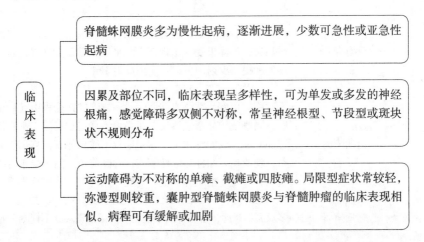

临床表现
- 脊髓蛛网膜炎多为慢性起病，逐渐进展，少数可急性或亚急性起病
- 因累及部位不同，临床表现呈多样性，可为单发或多发的神经根痛，感觉障碍多双侧不对称，常呈神经根型、节段型或斑块状不规则分布
- 运动障碍为不对称的单瘫、截瘫或四肢瘫。局限型症状常较轻，弥漫型则较重，囊肿型脊髓蛛网膜炎与脊髓肿瘤的临床表现相似。病程可有缓解或加剧

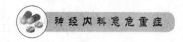

【病史采集】

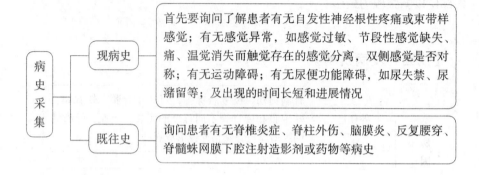

病史采集 ── 现病史 ── 首先要询问了解患者有无自发性神经根性疼痛或束带样感觉；有无感觉异常，如感觉过敏、节段性感觉缺失、痛、温觉消失而触觉存在的感觉分离，双侧感觉是否对称；有无运动障碍；有无尿便功能障碍，如尿失禁、尿潴留等；及出现的时间长短和进展情况

既往史 ── 询问患者有无脊椎炎症、脊柱外伤、脑膜炎、反复腰穿、脊髓蛛网膜下腔注射造影剂或药物等病史

【体格检查】

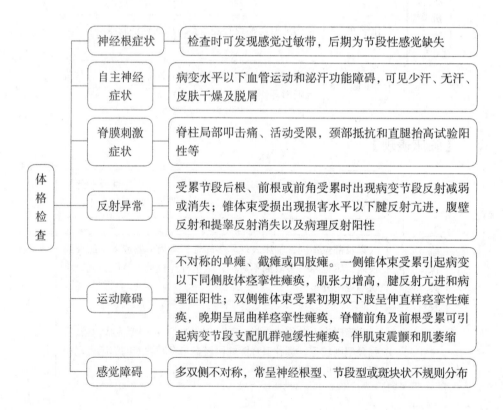

体格检查

神经根症状 ── 检查时可发现感觉过敏带，后期为节段性感觉缺失

自主神经症状 ── 病变水平以下血管运动和泌汗功能障碍，可见少汗、无汗、皮肤干燥及脱屑

脊膜刺激症状 ── 脊柱局部叩击痛、活动受限，颈部抵抗和直腿抬高试验阳性等

反射异常 ── 受累节段后根、前根或前角受累时出现病变节段反射减弱或消失；锥体束受损出现损害水平以下腱反射亢进，腹壁反射和提睾反射消失以及病理反射阳性

运动障碍 ── 不对称的单瘫、截瘫或四肢瘫。一侧锥体束受累引起病变以下同侧肢体痉挛性瘫痪，肌张力增高，腱反射亢进和病理征阳性；双侧锥体束受累初期双下肢呈伸直样痉挛性瘫痪，晚期呈屈曲样痉挛性瘫痪，脊髓前角及前根受累可引起病变节段支配肌群弛缓性瘫痪，伴肌束震颤和肌萎缩

感觉障碍 ── 多双侧不对称，常呈神经根型、节段型或斑块状不规则分布

【辅助检查】

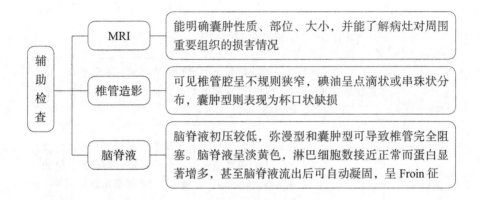

辅助检查
- MRI：能明确囊肿性质、部位、大小，并能了解病灶对周围重要组织的损害情况
- 椎管造影：可见椎管腔呈不规则狭窄，碘油呈点滴状或串珠状分布，囊肿型则表现为杯口状缺损
- 脑脊液：脑脊液初压较低，弥漫型和囊肿型可导致椎管完全阻塞。脑脊液呈淡黄色，淋巴细胞数接近正常而蛋白显著增多，甚至脑脊液流出后可自动凝固，呈 Froin 征

【诊断要点】

根据慢性起病，既往病史，临床症状的多样性，体征一般不对称，病程有波动，腰穿及造影结果分析可做出诊断。

【鉴别诊断】

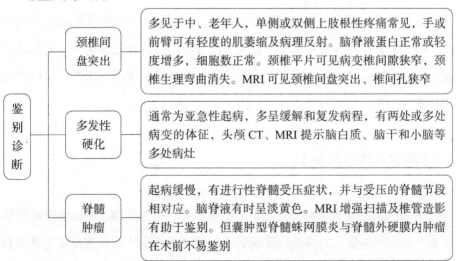

鉴别诊断
- 颈椎间盘突出：多见于中、老年人，单侧或双侧上肢根性疼痛常见，手或前臂可有轻度的肌萎缩及病理反射。脑脊液蛋白正常或轻度增多，细胞数正常。颈椎平片可见病变椎间隙狭窄，颈椎生理弯曲消失。MRI 可见颈椎间盘突出、椎间孔狭窄
- 多发性硬化：通常为亚急性起病，多呈缓解和复发病程，有两处或多处病变的体征，头颅 CT、MRI 提示脑白质、脑干和小脑等多处病灶
- 脊髓肿瘤：起病缓慢，有进行性脊髓受压症状，并与受压的脊髓节段相对应。脑脊液有时呈淡黄色。MRI 增强扫描及椎管造影有助于鉴别。但囊肿型脊髓蛛网膜炎与脊髓外硬膜内肿瘤在术前不易鉴别

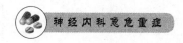

【治疗措施】

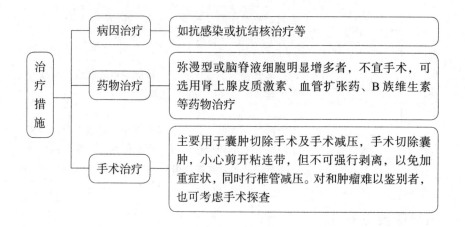

第五节　脊髓亚急性联合变性

脊髓亚急性联合变性（SCD）是由于维生素 B_{12} 的摄入、吸收、结合、转运或代谢障碍导致体内含量不足而引起的中枢和周围神经系统变性的疾病。病变主要累及脊髓后索、侧索及周围神经等，临床表现为双下肢深感觉缺失、感觉性共济失调、痉挛性瘫痪及周围性神经病变等，常伴有贫血的临床征象。

【病因与发病机制】

本病的发生与维生素 B_{12} 的缺乏密切相关。维生素 B_{12} 是脱氧核糖核酸合成过程中的辅酶，其缺乏将影响造血功能及神经系统的代谢而发生贫血和神经系统变性。

【临床表现】

临床表现

- SCD 的神经系统损害的部位、程度，随不同病例、不同病程而各不相同，主要为脊髓后索、侧索，以脊髓上胸段受累多见，周围神经也可有改变

- 严重者可有大脑及视神经的受累

- 缓慢起病，进行性发展，早期常有苍白、倦怠、头晕、心悸、消化不良、腹痛腹泻、舌炎等

- 首发症状可表现为四肢远端的麻木、刺痛、烧灼感、对冷热水难分辨等周围神经损害的表现

- 随后出现明显的脊髓后索受累表现：患者步态不稳，如踩棉花感，尤以夜间和闭目为主。双下肢僵硬，走路拖步，行走不灵。病情进展可出现自主神经系统受累，表现为尿便障碍、直立性低血压、性功能障碍等

- 末期可发生截瘫

- 有些患者可出现精神症状：易激惹、抑郁、幻觉、精神混乱和类偏执狂倾向，认知功能减退，甚至痴呆

- 少数患者出现视力下降，偶有听力下降的报道

【病史采集】

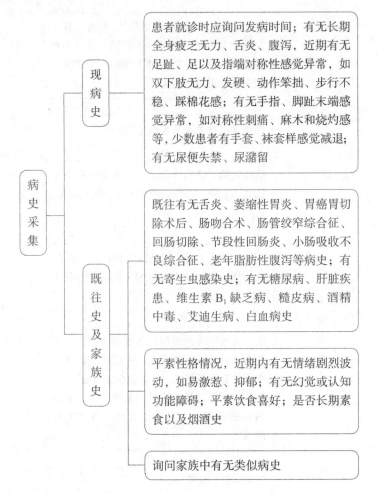

病史采集 —
- 现病史 — 患者就诊时应询问发病时间；有无长期全身疲乏无力、舌炎、腹泻，近期有无足趾、足以及指端对称性感觉异常，如双下肢无力、发硬、动作笨拙、步行不稳、踩棉花感；有无手指、脚趾末端感觉异常，如对称性刺痛、麻木和烧灼感等，少数患者有手套、袜套样感觉减退；有无尿便失禁、尿潴留

- 既往史及家族史 —
  - 既往有无舌炎、萎缩性胃炎、胃癌胃切除术后、肠吻合术、肠管绞窄综合征、回肠切除、节段性回肠炎、小肠吸收不良综合征、老年脂肪性腹泻等病史；有无寄生虫感染史；有无糖尿病、肝脏疾患、维生素 B_1 缺乏病、糙皮病、酒精中毒、艾迪生病、白血病史
  - 平素性格情况，近期内有无情绪剧烈波动，如易激惹、抑郁；有无幻觉或认知功能障碍；平素饮食喜好；是否长期素食以及烟酒史
  - 询问家族中有无类似病史

【体格检查】

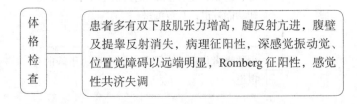

体格检查 — 患者多有双下肢肌张力增高，腱反射亢进，腹壁及提睾反射消失，病理征阳性，深感觉振动觉、位置觉障碍以远端明显，Romberg 征阳性，感觉性共济失调

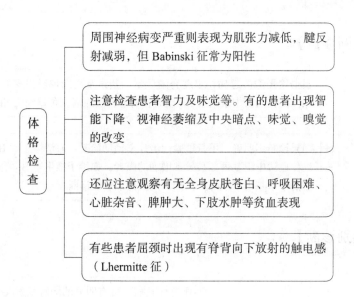

体格检查

- 周围神经病变严重则表现为肌张力减低，腱反射减弱，但 Babinski 征常为阳性

- 注意检查患者智力及味觉等。有的患者出现智能下降、视神经萎缩及中央暗点、味觉、嗅觉的改变

- 还应注意观察有无全身皮肤苍白、呼吸困难、心脏杂音、脾肿大、下肢水肿等贫血表现

- 有些患者屈颈时出现有脊背向下放射的触电感（Lhermitte 征）

【辅助检查】

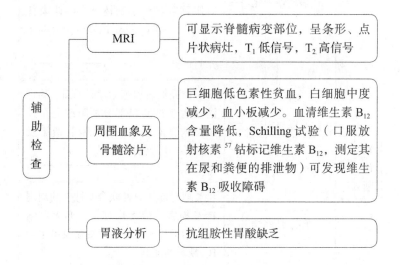

辅助检查

- MRI —— 可显示脊髓病变部位，呈条形、点片状病灶，T_1 低信号，T_2 高信号

- 周围血象及骨髓涂片 —— 巨细胞低色素性贫血，白细胞中度减少，血小板减少。血清维生素 B_{12} 含量降低，Schilling 试验（口服放射核素 57 钴标记维生素 B_{12}，测定其在尿和粪便的排泄物）可发现维生素 B_{12} 吸收障碍

- 胃液分析 —— 抗组胺性胃酸缺乏

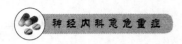

【诊断要点】

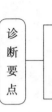

根据缓慢隐匿起病，出现脊髓后索、侧索及周围神经损害的症状和体征，血清中维生素 B_{12} 缺乏，有恶性贫血者则可诊断为 SCD

如果诊断不明确，可行试验性治疗来辅助诊断：血清维生素 B_{12} 缺乏伴血清中甲基丙二酸异常增加的患者，如给予维生素 B_{12} 治疗后血清中甲基丙二酸降至正常，则支持该病的诊断

【鉴别诊断】

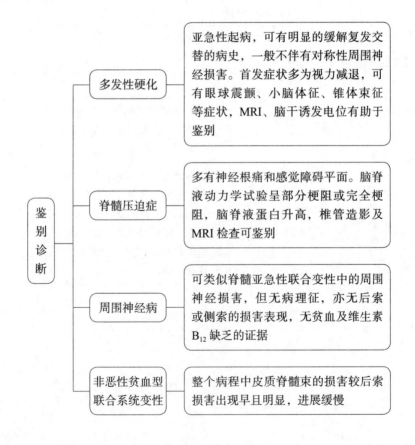

多发性硬化：亚急性起病，可有明显的缓解复发交替的病史，一般不伴有对称性周围神经损害。首发症状多为视力减退，可有眼球震颤、小脑体征、锥体束征等症状，MRI、脑干诱发电位有助于鉴别

脊髓压迫症：多有神经根痛和感觉障碍平面。脑脊液动力学试验呈部分梗阻或完全梗阻，脑脊液蛋白升高，椎管造影及 MRI 检查可鉴别

周围神经病：可类似脊髓亚急性联合变性中的周围神经损害，但无病理征，亦无后索或侧索的损害表现，无贫血及维生素 B_{12} 缺乏的证据

非恶性贫血型联合系统变性：整个病程中皮质脊髓束的损害较后索损害出现早且明显，进展缓慢

【治疗措施】

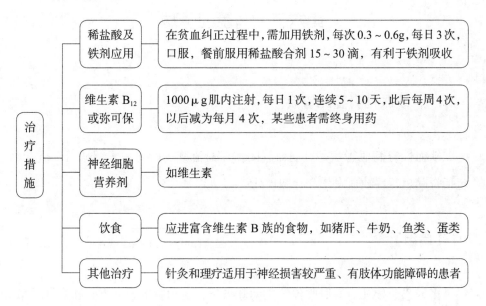

【预后】

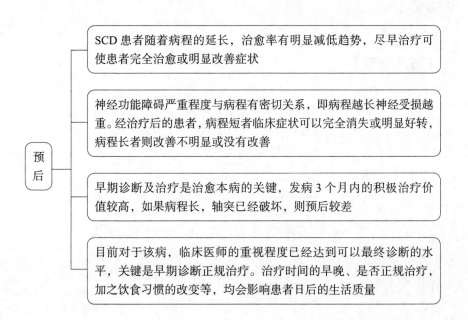

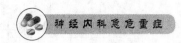

第六节 脊髓血管病

一、缺血性脊髓血管病

缺血性脊髓血管病是脊髓血管闭塞或血流减少所致的脊髓缺血性病变，包括脊髓短暂性缺血发作和脊髓梗死。

【病因】

多因心肌梗死、心脏骤停、主动脉破裂、主动脉造影、胸腔和脊柱手术等引起严重低血压，以及动脉粥样硬化、梅毒性动脉炎、肿瘤、蛛网膜粘连等引起。

【临床表现】

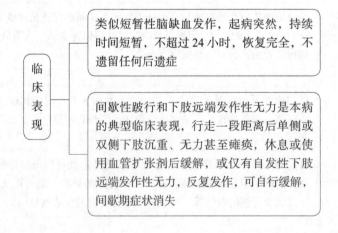

临床表现
- 类似短暂性脑缺血发作，起病突然，持续时间短暂，不超过 24 小时，恢复完全，不遗留任何后遗症
- 间歇性跛行和下肢远端发作性无力是本病的典型临床表现，行走一段距离后单侧或双侧下肢沉重、无力甚至瘫痪，休息或使用血管扩张剂后缓解，或仅有自发性下肢远端发作性无力，反复发作，可自行缓解，间歇期症状消失

【病史采集】

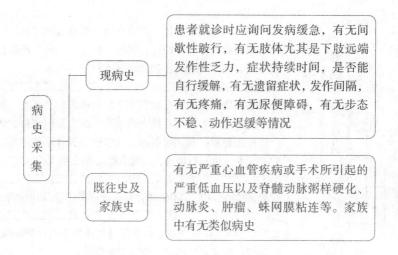

病史采集 ── 现病史 ── 患者就诊时应询问发病缓急，有无间歇性跛行，有无肢体尤其是下肢远端发作性乏力，症状持续时间，是否能自行缓解，有遗留症状，发作间隔，有无疼痛，有无尿便障碍，有无步态不稳、动作迟缓等情况

既往史及家族史 ── 有无严重心血管疾病或手术所引起的严重低血压以及脊髓动脉粥样硬化、动脉炎、肿瘤、蛛网膜粘连等。家族中有无类似病史

【体格检查】

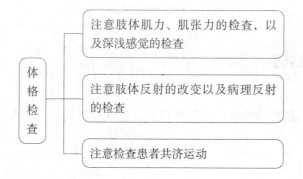

体格检查
── 注意肢体肌力、肌张力的检查，以及深浅感觉的检查
── 注意肢体反射的改变以及病理反射的检查
── 注意检查患者共济运动

【辅助检查】

本病要做脑脊液检查、CT、MRI 和脊髓血管造影。

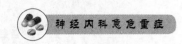

【诊断要点】

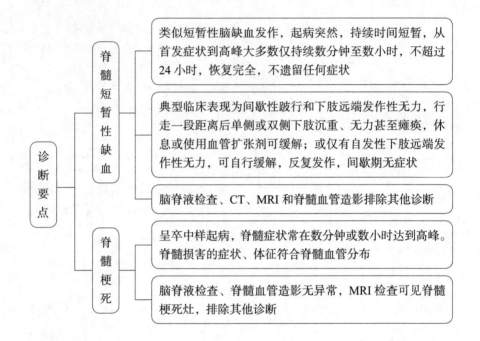

诊断要点

脊髓短暂性缺血
- 类似短暂性脑缺血发作，起病突然，持续时间短暂，从首发症状到高峰大多数仅持续数分钟至数小时，不超过24小时，恢复完全，不遗留任何症状
- 典型临床表现为间歇性跛行和下肢远端发作性无力，行走一段距离后单侧或双侧下肢沉重、无力甚至瘫痪，休息或使用血管扩张剂可缓解；或仅有自发性下肢远端发作性无力，可自行缓解，反复发作，间歇期无症状
- 脑脊液检查、CT、MRI 和脊髓血管造影排除其他诊断

脊髓梗死
- 呈卒中样起病，脊髓症状常在数分钟或数小时达到高峰。脊髓损害的症状、体征符合脊髓血管分布
- 脑脊液检查、脊髓血管造影无异常，MRI 检查可见脊髓梗死灶，排除其他诊断

【鉴别诊断】

注意与其他原因导致的间歇性跛行、急性脊髓炎、亚急性坏死性脊髓炎相鉴别。

【治疗措施】

主要针对动脉硬化治疗。轻病例早期增强心脏输出功能和服用扩血管药物都有助于症状的缓解；血压较低的患者可使用腹部束紧的办法，以改善脊髓的血液循环状况。任何原因造成的短暂性低血压均可能使症状加重，应尽量避免。

二、出血性脊髓血管病

出血性脊髓血管病包括硬脊膜外出血、硬脊膜下出血、脊髓蛛网膜下腔出血和脊髓内出血。

【病因】

脊髓血管畸形和动脉瘤破裂可引起脊髓出血；自发性出血亦见于血液病、肿瘤和抗凝治疗后；外伤也是椎管内出血的主要原因。

【临床表现】

包括硬脊膜外出血、硬脊膜下出血、髓内出血、脊髓蛛网膜下腔出血和脊髓表面血管破裂出血。

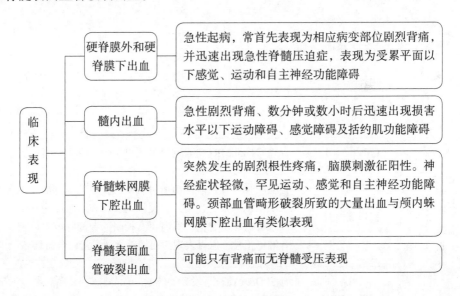

临床表现	硬脊膜外和硬脊膜下出血	急性起病，常首先表现为相应病变部位剧烈背痛，并迅速出现急性脊髓压迫症，表现为受累平面以下感觉、运动和自主神经功能障碍
	髓内出血	急性剧烈背痛、数分钟或数小时后迅速出现损害水平以下运动障碍、感觉障碍及括约肌功能障碍
	脊髓蛛网膜下腔出血	突然发生的剧烈根性疼痛，脑膜刺激征阳性。神经症状轻微，罕见运动、感觉和自主神经功能障碍。颈部血管畸形破裂所致的大量出血与颅内蛛网膜下腔出血有类似表现
	脊髓表面血管破裂出血	可能只有背痛而无脊髓受压表现

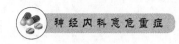

【病史采集】

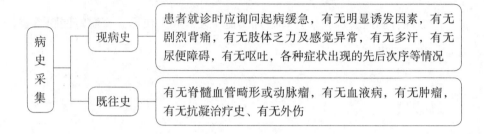

病史采集 — 现病史 — 患者就诊时应询问起病缓急，有无明显诱发因素，有无剧烈背痛，有无肢体乏力及感觉异常，有无多汗，有无尿便障碍，有无呕吐，各种症状出现的先后次序等情况

既往史 — 有无脊髓血管畸形或动脉瘤，有无血液病，有无肿瘤，有无抗凝治疗史、有无外伤

【体格检查】

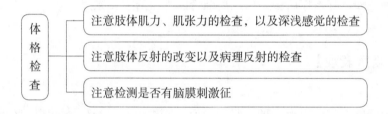

体格检查 — 注意肢体肌力、肌张力的检查，以及深浅感觉的检查

注意肢体反射的改变以及病理反射的检查

注意检测是否有脑膜刺激征

【辅助检查】

同"缺血性脊髓血管病"。

【诊断要点】

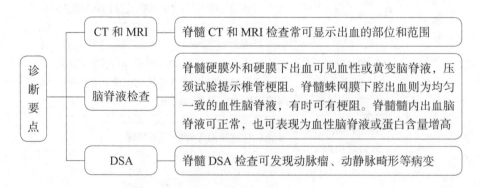

诊断要点 — CT 和 MRI — 脊髓 CT 和 MRI 检查常可显示出血的部位和范围

脑脊液检查 — 脊髓硬膜外和硬膜下出血可见血性或黄变脑脊液，压颈试验提示椎管梗阻。脊髓蛛网膜下腔出血则为均匀一致的血性脑脊液，有时可有梗阻。脊髓髓内出血脑脊液可正常，也可表现为血性脑脊液或蛋白含量增高

DSA — 脊髓 DSA 检查可发现动脉瘤、动静脉畸形等病变

【鉴别诊断】

同"缺血性脊髓血管病"。

【治疗措施】

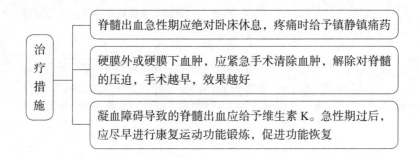

治疗措施
- 脊髓出血急性期应绝对卧床休息，疼痛时给予镇静镇痛药
- 硬膜外或硬膜下血肿，应紧急手术清除血肿，解除对脊髓的压迫，手术越早，效果越好
- 凝血障碍导致的脊髓出血应给予维生素 K。急性期过后，应尽早进行康复运动功能锻炼，促进功能恢复

三、脊髓血管畸形

脊髓血管畸形又名血管瘤、血管错构瘤等，是指脊髓血管先天性发育异常而形成的一类病变，主要为动静脉畸形。

【病因】

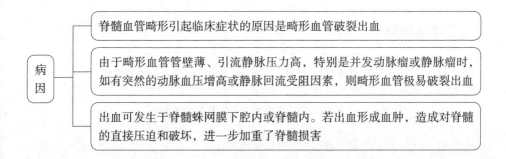

病因
- 脊髓血管畸形引起临床症状的原因是畸形血管破裂出血
- 由于畸形血管管壁薄、引流静脉压力高，特别是并发动脉瘤或静脉瘤时，如有突然的动脉血压增高或静脉回流受阻因素，则畸形血管极易破裂出血
- 出血可发生于脊髓蛛网膜下腔内或脊髓内。若出血形成血肿，造成对脊髓的直接压迫和破坏，进一步加重了脊髓损害

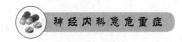

【临床表现】

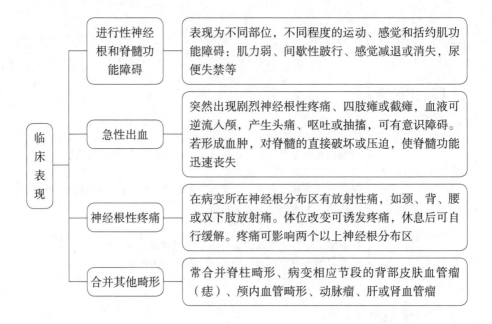

临床表现	进行性神经根和脊髓功能障碍	表现为不同部位，不同程度的运动、感觉和括约肌功能障碍；肌力弱、间歇性跛行、感觉减退或消失，尿便失禁等
	急性出血	突然出现剧烈神经根性疼痛、四肢瘫或截瘫，血液可逆流入颅，产生头痛、呕吐或抽搐，可有意识障碍。若形成血肿，对脊髓的直接破坏或压迫，使脊髓功能迅速丧失
	神经根性疼痛	在病变所在神经根分布区有放射性痛，如颈、背、腰或双下肢放射痛。体位改变可诱发疼痛，休息后可自行缓解。疼痛可影响两个以上神经根分布区
	合并其他畸形	常合并脊柱畸形、病变相应节段的背部皮肤血管瘤（痣）、颅内血管畸形、动脉瘤、肝或肾血管瘤

【病史采集】

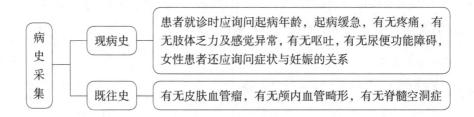

病史采集	现病史	患者就诊时应询问起病年龄，起病缓急，有无疼痛，有无肢体乏力及感觉异常，有无呕吐，有无尿便功能障碍，女性患者还应询问症状与妊娠的关系
	既往史	有无皮肤血管瘤，有无颅内血管畸形，有无脊髓空洞症

【体格检查】

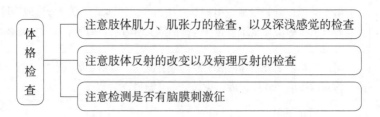

体格检查	注意肢体肌力、肌张力的检查，以及深浅感觉的检查
	注意肢体反射的改变以及病理反射的检查
	注意检测是否有脑膜刺激征

【辅助检查】

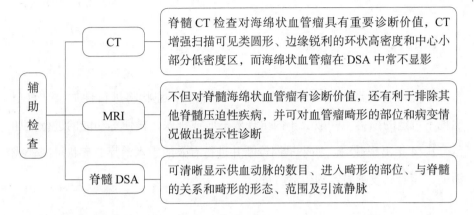

辅助检查

- CT：脊髓 CT 检查对海绵状血管瘤具有重要诊断价值，CT 增强扫描可见类圆形、边缘锐利的环状高密度和中心小部分低密度区，而海绵状血管瘤在 DSA 中常不显影
- MRI：不但对脊髓海绵状血管瘤有诊断价值，还有利于排除其他脊髓压迫性疾病，并可对血管瘤畸形的部位和病变情况做出提示性诊断
- 脊髓 DSA：可清晰显示供血动脉的数目、进入畸形的部位、与脊髓的关系和畸形的形态、范围及引流静脉

【诊断要点】

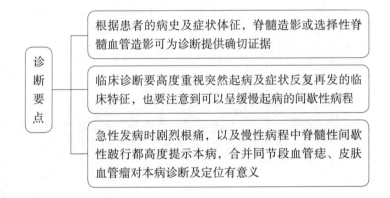

诊断要点

- 根据患者的病史及症状体征，脊髓造影或选择性脊髓血管造影可为诊断提供确切证据
- 临床诊断要高度重视突然起病及症状反复再发的临床特征，也要注意到可以呈缓慢起病的间歇性病程
- 急性发病时剧烈根痛，以及慢性病程中脊髓性间歇性跛行都高度提示本病，合并同节段血管痣、皮肤血管瘤对本病诊断及定位有意义

【鉴别诊断】

同"缺血性脊髓血管病"。

【治疗措施】

目前外科治疗脊髓血管畸形的方法有：血管内栓塞术、病灶切除术、供血动脉结扎术和椎板切除减压术。对于急性出血的病例应该行急性减压、清

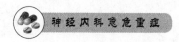

除血肿，防止脊髓因为血肿压迫变性、坏死，以利于进一步处理。

【预后】

脊髓血管畸形为非自限性疾病，一旦患病，症状将进行性加重，直至出现不可逆的损害。一般 2 年内出现双下肢或排尿、排便等功能的进行性加重，2~4 年出现截瘫。如果早期诊断并进行有效的手术治疗，症状可减轻或消失，能明显改善患者的生活质量。

第五章　脑血管疾病

第一节　脑出血

脑出血（ICH）是指非外伤性脑实质内的出血。我国此病的发病率占急性脑血管病的 30%，急性期病死率占 30%～40%。绝大多数是高血压病伴发的脑小动脉病变在血压骤升时破裂所致，称为高血压性脑出血。老年人是脑出血发生的主要人群，以 40～70 岁为最主要的发病年龄。

【病因】

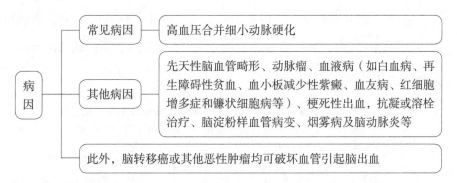

病因	常见病因	高血压合并细小动脉硬化
	其他病因	先天性脑血管畸形、动脉瘤、血液病（如白血病、再生障碍性贫血、血小板减少性紫癜、血友病、红细胞增多症和镰状细胞病等）、梗死性出血，抗凝或溶栓治疗、脑淀粉样血管病变、烟雾病及脑动脉炎等
	此外，脑转移癌或其他恶性肿瘤均可破坏血管引起脑出血	

【临床表现】

脑出血患者多数有高血压病史，大多在活动状态时发病，突发剧烈头痛

95

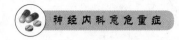

伴呕吐，多有意识障碍，发病时血压骤高。

1. 基底节内囊区出血

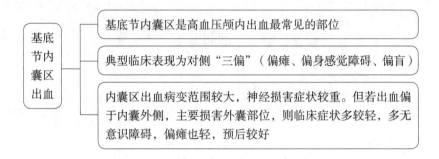

基底节内囊区出血 ─ 基底节内囊区是高血压颅内出血最常见的部位

典型临床表现为对侧"三偏"（偏瘫、偏身感觉障碍、偏盲）

内囊区出血病变范围较大，神经损害症状较重。但若出血偏于内囊外侧，主要损害外囊部位，则临床症状多较轻，多无意识障碍，偏瘫也轻，预后较好

2. 丘脑出血

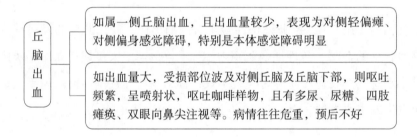

丘脑出血 ─ 如属一侧丘脑出血，且出血量较少，表现为对侧轻偏瘫、对侧偏身感觉障碍，特别是本体感觉障碍明显

如出血量大，受损部位波及对侧丘脑及丘脑下部，则呕吐频繁，呈喷射状，呕吐咖啡样物，且有多尿、尿糖、四肢瘫痪、双眼向鼻尖注视等。病情往往危重，预后不好

3. 脑叶出血

脑叶出血也称为皮质下白质出血，可发生于任何脑叶。一般症状均略轻，预后相对较好。脑叶出血除表现为头痛、呕吐外，不同脑叶的出血，临床表现亦有不同。

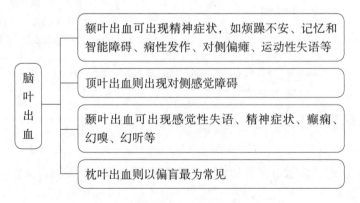

脑叶出血 ─ 额叶出血可出现精神症状，如烦躁不安、记忆和智能障碍、痫性发作、对侧偏瘫、运动性失语等

顶叶出血则出现对侧感觉障碍

颞叶出血可出现感觉性失语、精神症状、癫痫、幻嗅、幻听等

枕叶出血则以偏盲最为常见

4. 脑干出血

脑桥是脑干出血的好发部位，偶见中脑出血，延髓出血极少见。

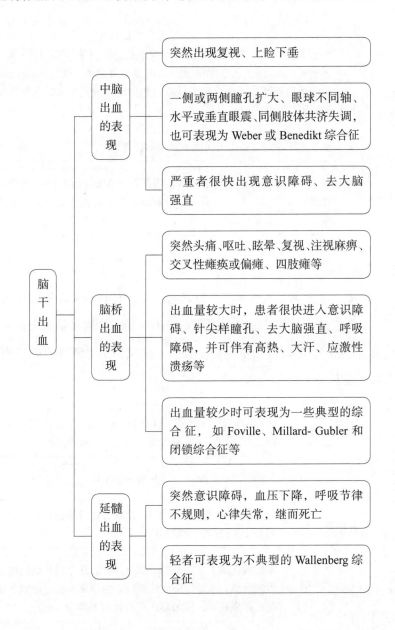

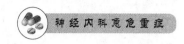

5. 小脑出血

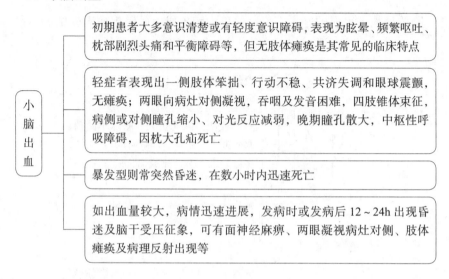

小脑出血

- 初期患者大多意识清楚或有轻度意识障碍，表现为眩晕、频繁呕吐、枕部剧烈头痛和平衡障碍等，但无肢体瘫痪是其常见的临床特点
- 轻症者表现出一侧肢体笨拙、行动不稳、共济失调和眼球震颤，无瘫痪；两眼向病灶对侧凝视，吞咽及发音困难，四肢锥体束征，病侧或对侧瞳孔缩小、对光反应减弱，晚期瞳孔散大，中枢性呼吸障碍，因枕大孔疝死亡
- 暴发型则常突然昏迷，在数小时内迅速死亡
- 如出血量较大，病情迅速进展，发病时或发病后 12～24h 出现昏迷及脑干受压征象，可有面神经麻痹、两眼凝视病灶对侧、肢体瘫痪及病理反射出现等

6. 脑室出血

脑室出血一般分为原发性和继发性两种。原发性较少见，继发性常伴有脑实质出血的定位症状和体征。根据脑室内出血量多少可将脑室出血分为全脑室积血（Ⅰ型）、部分性脑室出血（Ⅱ型）以及新鲜血液流入脑室内，但不形成血凝块者（Ⅲ型）三种类型。

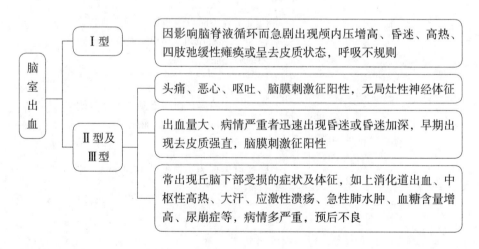

脑室出血

Ⅰ型
- 因影响脑脊液循环而急剧出现颅内压增高、昏迷、高热、四肢弛缓性瘫痪或呈去皮质状态，呼吸不规则

Ⅱ型及Ⅲ型
- 头痛、恶心、呕吐、脑膜刺激征阳性，无局灶性神经体征
- 出血量大、病情严重者迅速出现昏迷或昏迷加深，早期出现去皮质强直，脑膜刺激征阳性
- 常出现丘脑下部受损的症状及体征，如上消化道出血、中枢性高热、大汗、应激性溃疡、急性肺水肿、血糖含量增高、尿崩症等，病情多严重，预后不良

【病史采集】

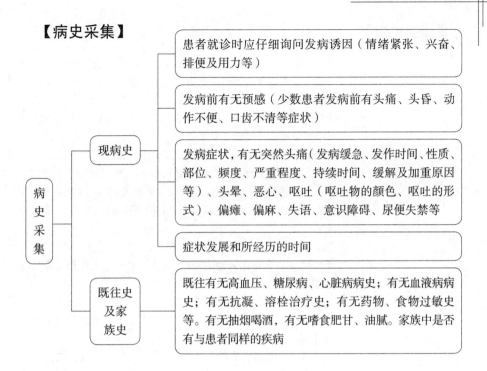

病史采集
- 现病史
  - 患者就诊时应仔细询问发病诱因（情绪紧张、兴奋、排便及用力等）
  - 发病前有无预感（少数患者发病前有头痛、头昏、动作不便、口齿不清等症状）
  - 发病症状，有无突然头痛（发病缓急、发作时间、性质、部位、频度、严重程度、持续时间、缓解及加重原因等）、头晕、恶心、呕吐（呕吐物的颜色、呕吐的形式）、偏瘫、偏麻、失语、意识障碍、尿便失禁等
  - 症状发展和所经历的时间
- 既往史及家族史
  - 既往有无高血压、糖尿病、心脏病病史；有无血液病病史；有无抗凝、溶栓治疗史；有无药物、食物过敏史等。有无抽烟喝酒，有无嗜食肥甘、油腻。家族中是否有与患者同样的疾病

【体格检查】

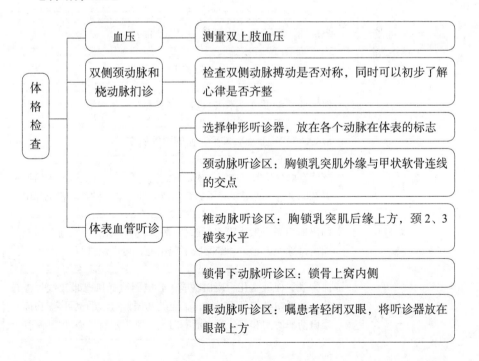

体格检查
- 血压
  - 测量双上肢血压
- 双侧颈动脉和桡动脉扪诊
  - 检查双侧动脉搏动是否对称，同时可以初步了解心律是否齐整
- 体表血管听诊
  - 选择钟形听诊器，放在各个动脉在体表的标志
  - 颈动脉听诊区：胸锁乳突肌外缘与甲状软骨连线的交点
  - 椎动脉听诊区：胸锁乳突肌后缘上方，颈2、3横突水平
  - 锁骨下动脉听诊区：锁骨上窝内侧
  - 眼动脉听诊区：嘱患者轻闭双眼，将听诊器放在眼部上方

【辅助检查】

颅脑CT
- 首选项目，可清楚显示出血部位、出血量、血肿形态、是否破入脑室以及血肿周围有无低密度血肿带和占位效应等
- 病灶多呈圆形或卵圆形均匀高密度影，边界清楚，脑室大量积血时多呈高密度铸型，脑室扩大
- 1周后血肿周围有环形增强，血肿吸收后呈低密度或囊性变。脑室积血多在2～3周内完全吸收，而较大的脑实质内血肿一般需6～7周才可彻底消散。动态CT检查还可以评价出血的进展情况
- 出血量（ml）＝ $\pi/6 \times$ 最大面积长轴（cm）× 最大面积短轴（cm）× 层面数

MRI和MRA
- MRI对检出脑干和小脑出血灶及监测脑出血的演进过程优于CT扫描，对急性脑出血诊断不及CT
- 超急性期（<4小时）为长T1、长T2信号，与脑梗死、水肿不易鉴别
- 急性期（2～7天）为等T1、短T2信号
- 亚急性期（8天至4周）为短T1、长T2信号
- 慢性期（>4周）为长T1、长T2信号
- MRA可发现脑血管畸形、血管瘤等病变

DSA
- 怀疑有血管畸形、血管炎或烟雾病需外科手术或血管介入治疗时可考虑进行，可显示异常血管和造影剂外漏的破裂血管及部位

脑脊液
- 脑出血患者一般无需进行腰椎穿刺检查，以免诱发脑疝形成，如需排除颅内感染和蛛网膜下腔出血，可谨慎进行

其他
- 血常规、血液生化、凝血功能、心电图检查和胸部X线片检查等。外周白细胞可暂时增多，血糖和尿素氮水平也可暂时升高，凝血活酶时间和部分凝血活酶时间异常提示有凝血功能障碍

【诊断要点】

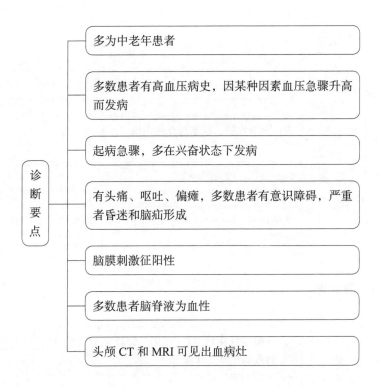

诊断要点
- 多为中老年患者
- 多数患者有高血压病史，因某种因素血压急骤升高而发病
- 起病急骤，多在兴奋状态下发病
- 有头痛、呕吐、偏瘫，多数患者有意识障碍，严重者昏迷和脑疝形成
- 脑膜刺激征阳性
- 多数患者脑脊液为血性
- 头颅 CT 和 MRI 可见出血病灶

【鉴别诊断】

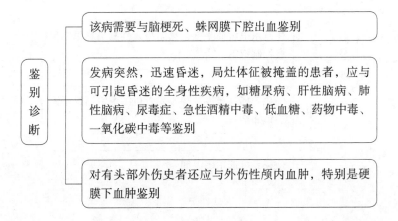

鉴别诊断
- 该病需要与脑梗死、蛛网膜下腔出血鉴别
- 发病突然，迅速昏迷，局灶体征被掩盖的患者，应与可引起昏迷的全身性疾病，如糖尿病、肝性脑病、肺性脑病、尿毒症、急性酒精中毒、低血糖、药物中毒、一氧化碳中毒等鉴别
- 对有头部外伤史者还应与外伤性颅内血肿，特别是硬膜下血肿鉴别

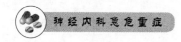

【治疗措施】

1. 治疗原则

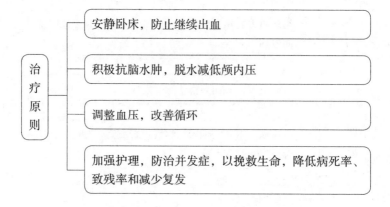

治疗原则
- 安静卧床，防止继续出血
- 积极抗脑水肿，脱水减低颅内压
- 调整血压，改善循环
- 加强护理，防治并发症，以挽救生命，降低病死率、致残率和减少复发

2. 一般处理

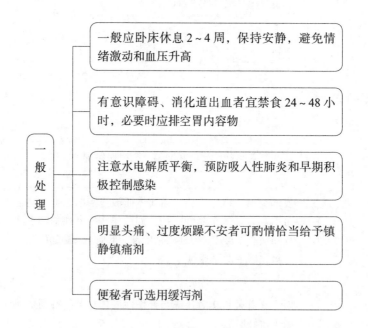

一般处理
- 一般应卧床休息2~4周，保持安静，避免情绪激动和血压升高
- 有意识障碍、消化道出血者宜禁食24~48小时，必要时应排空胃内容物
- 注意水电解质平衡，预防吸入性肺炎和早期积极控制感染
- 明显头痛、过度烦躁不安者可酌情恰当给予镇静镇痛剂
- 便秘者可选用缓泻剂

3. 药物治疗

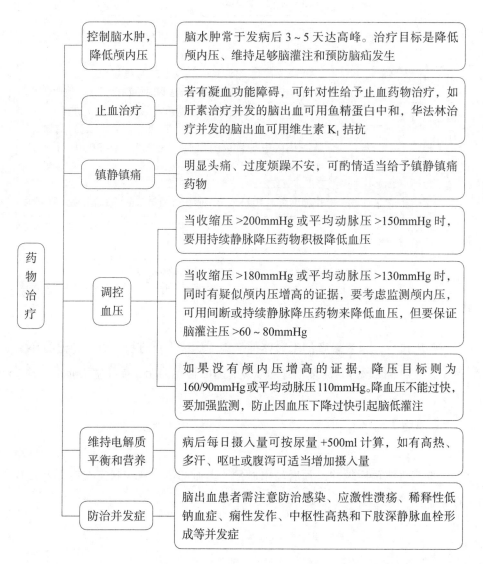

	控制脑水肿，降低颅内压	脑水肿常于发病后 3～5 天达高峰。治疗目标是降低颅内压、维持足够脑灌注和预防脑疝发生
药物治疗	止血治疗	若有凝血功能障碍，可针对性给予止血药物治疗，如肝素治疗并发的脑出血可用鱼精蛋白中和，华法林治疗并发的脑出血可用维生素 K_1 拮抗
	镇静镇痛	明显头痛、过度烦躁不安，可酌情适当给予镇静镇痛药物
	调控血压	当收缩压 >200mmHg 或平均动脉压 >150mmHg 时，要用持续静脉降压药物积极降低血压
		当收缩压 >180mmHg 或平均动脉压 >130mmHg 时，同时有疑似颅内压增高的证据，要考虑监测颅内压，可用间断或持续静脉降压药物来降低血压，但要保证脑灌注压 >60～80mmHg
		如果没有颅内压增高的证据，降压目标则为 160/90mmHg 或平均动脉压 110mmHg。降血压不能过快，要加强监测，防止因血压下降过快引起脑低灌注
	维持电解质平衡和营养	病后每日摄入量可按尿量 +500ml 计算，如有高热、多汗、呕吐或腹泻可适当增加摄入量
	防治并发症	脑出血患者需注意防治感染、应激性溃疡、稀释性低钠血症、痫性发作、中枢性高热和下肢深静脉血栓形成等并发症

4. 手术治疗

严重脑出血危及患者生命时内科治疗通常无效，外科治疗则有可能挽救生命；但如果患者预期幸存，外科治疗较内科治疗通常增加严重残疾风险。

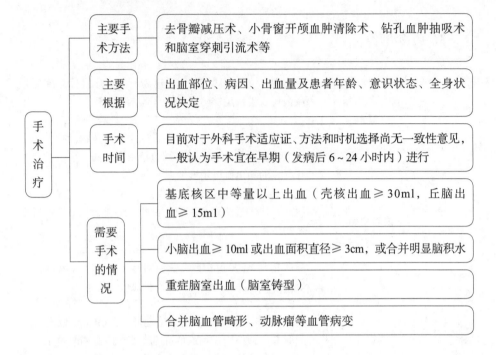

5. 康复治疗

脑出血后，只要患者的生命体征平稳、病情不再进展，宜尽早进行康复治疗。早期分阶段综合康复治疗对恢复患者的神经功能、提高生活质量有益。

【预后】

本病总体预后较差，预后与出血量、出血部位、意识状态及有无并发症有关。

第二节 腔隙性脑梗死

腔隙性脑梗死是指大脑半球或脑干深部的小穿通动脉，在长期高血压的基础上，血管壁发生病变，导致管腔闭塞，供血动脉脑组织发生缺血性坏死（其梗死灶直径 <1.5~2.0cm），从而出现相应的神经功能缺损的一类临床综合征。少数可能与动脉粥样硬化或心源性栓子有关。其发病率相当高，占脑梗死的 20%~30%。常见的发病部位有壳核、尾状核、内囊、丘脑及脑桥，少数位于放射冠及脑室管膜下区。

【病因】

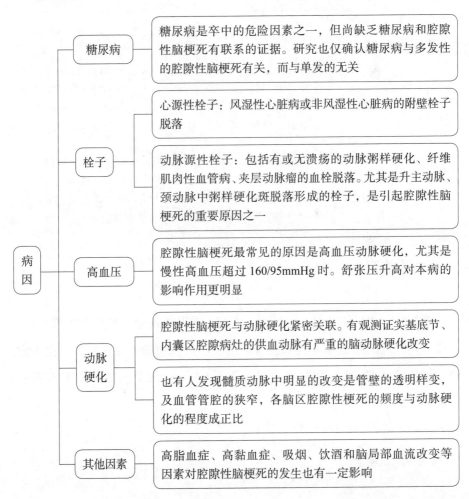

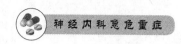

【临床表现】

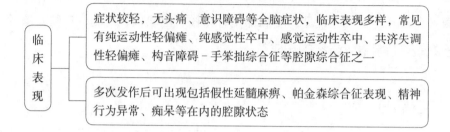

临床表现

症状较轻，无头痛、意识障碍等全脑症状，临床表现多样，常见有纯运动性轻偏瘫、纯感觉性卒中、感觉运动性卒中、共济失调性轻偏瘫、构音障碍 - 手笨拙综合征等腔隙综合征之一

多次发作后可出现包括假性延髓麻痹、帕金森综合征表现、精神行为异常、痴呆等在内的腔隙状态

【病史采集】

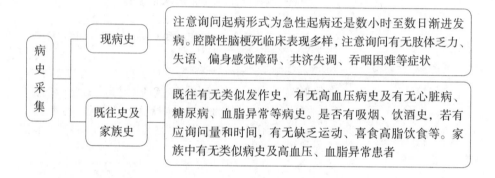

病史采集

现病史

注意询问起病形式为急性起病还是数小时至数日渐进发病。腔隙性脑梗死临床表现多样，注意询问有无肢体乏力、失语、偏身感觉障碍、共济失调、吞咽困难等症状

既往史及家族史

既往有无类似发作史，有无高血压病史及有无心脏病、糖尿病、血脂异常等病史。是否有吸烟、饮酒史，若有应询问量和时间，有无缺乏运动、喜食高脂饮食等。家族中有无类似病史及高血压、血脂异常患者

【体格检查】

腔隙性脑梗死体征单一，体查可发现上述腔隙综合征的各型表现，也可发现不同程度的高血压心脏和血管病变，如冠状动脉供血不足、心律失常、动脉搏动减弱或消失、眼底视网膜动脉硬化等。颈部动脉听诊有时可听到血管杂音。

【辅助检查】

头颅 CT 可见内囊基底核区、皮质下白质单个或者多个圆形、卵圆形或

者长方形低密度病灶，边界清晰，无占位效应。头颅 MRI 检查呈 T1 低信号、T2 高信号。脑脊液检查和脑电图常无阳性发现。

【诊断要点】

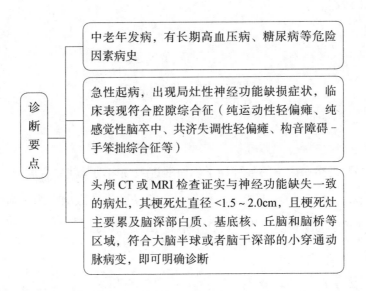

诊断要点

- 中老年发病，有长期高血压病、糖尿病等危险因素病史
- 急性起病，出现局灶性神经功能缺损症状，临床表现符合腔隙综合征（纯运动性轻偏瘫、纯感觉性脑卒中、共济失调性轻偏瘫、构音障碍 - 手笨拙综合征等）
- 头颅 CT 或 MRI 检查证实与神经功能缺失一致的病灶，其梗死灶直径 <1.5～2.0cm，且梗死灶主要累及脑深部白质、基底核、丘脑和脑桥等区域，符合大脑半球或者脑干深部的小穿通动脉病变，即可明确诊断

【鉴别诊断】

本病应与脑血栓形成及脑栓塞相鉴别，还需和小量脑出血、颅内感染、脑囊尾蚴病、颅外段颈动脉闭塞、脑桥出血、脱髓鞘病、脑底异常血管网（烟雾病）、转移瘤等鉴别。

【治疗措施】

腔隙性脑梗死治疗与动脉血栓性脑梗死的治疗基本相同，但必须避免溶栓、过度降血压和脱水等不当治疗，以免诱发脑出血或加重脑缺血。恢复期在控制高血压的同时，可用小剂量阿司匹林等抗血小板聚集药物，以防复发。

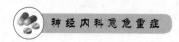

【预后】

一般预后良好，多数可完全或接近完全康复，死亡率和致残率均较低，但复发率较高。

第三节 脑栓塞

脑栓塞是指血液中的各种栓子随血液进入颅内动脉使血管腔急性闭塞或严重狭窄，当侧支循环不能及时代偿时，该动脉供血区脑组织缺血性坏死，从而出现相应的脑功能障碍，占脑卒中的 15%～20%。

【病因】

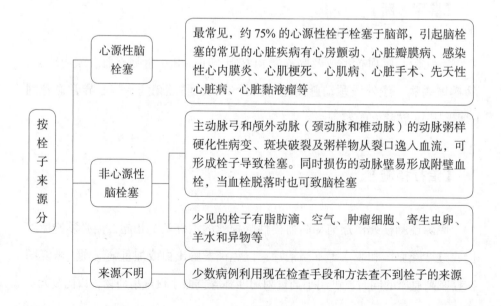

按栓子来源分

心源性脑栓塞：最常见，约 75% 的心源性栓子栓塞于脑部，引起脑栓塞的常见的心脏疾病有心房颤动、心脏瓣膜病、感染性心内膜炎、心肌梗死、心肌病、心脏手术、先天性心脏病、心脏黏液瘤等

非心源性脑栓塞：主动脉弓和颅外动脉（颈动脉和椎动脉）的动脉粥样硬化性病变、斑块破裂及粥样物从裂口逸入血流，可形成栓子导致栓塞。同时损伤的动脉壁易形成附壁血栓，当血栓脱落时也可致脑栓塞

少见的栓子有脂肪滴、空气、肿瘤细胞、寄生虫卵、羊水和异物等

来源不明：少数病例利用现在检查手段和方法查不到栓子的来源

【临床表现】

1．发病年龄及病史

任何年龄均可发病，患者发病前多有风湿性心脏病、心房颤动或大动脉粥样硬化等病史。

2．一般发病

一般发病无明显诱因，也很少有前驱症状，急性起病，症状常在数秒或数分钟之内达高峰，多为完全性卒中，偶尔病情在数小时内逐渐进展，症状加重，可能是脑栓塞后有逆行性的血栓形成。

3．根据栓塞部位不同，临床表现也不完全相同

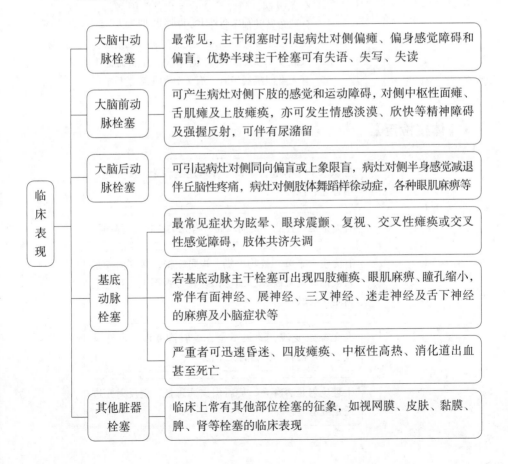

临床表现	大脑中动脉栓塞	最常见，主干闭塞时引起病灶对侧偏瘫、偏身感觉障碍和偏盲，优势半球主干栓塞可有失语、失写、失读
	大脑前动脉栓塞	可产生病灶对侧下肢的感觉和运动障碍，对侧中枢性面瘫、舌肌瘫及上肢瘫痪，亦可发生情感淡漠、欣快等精神障碍及强握反射，可伴有尿潴留
	大脑后动脉栓塞	可引起病灶对侧同向偏盲或上象限盲，病灶对侧半身感觉减退伴丘脑性疼痛，病灶对侧肢体舞蹈样徐动症，各种眼肌麻痹等
	基底动脉栓塞	最常见症状为眩晕、眼球震颤、复视、交叉性瘫痪或交叉性感觉障碍，肢体共济失调
		若基底动脉主干栓塞可出现四肢瘫痪、眼肌麻痹、瞳孔缩小，常伴有面神经、展神经、三叉神经、迷走神经及舌下神经的麻痹及小脑症状等
		严重者可迅速昏迷、四肢瘫痪、中枢性高热、消化道出血甚至死亡
	其他脏器栓塞	临床上常有其他部位栓塞的征象，如视网膜、皮肤、黏膜、脾、肾等栓塞的临床表现

【病史采集】

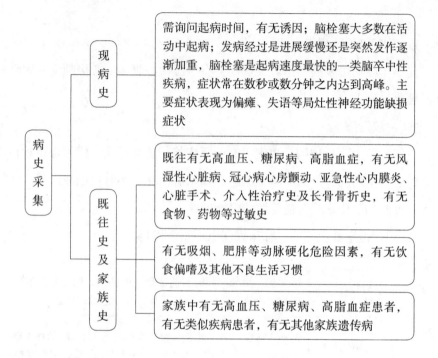

病史采集
- 现病史：需询问起病时间，有无诱因；脑栓塞大多数在活动中起病；发病经过是进展缓慢还是突然发作逐渐加重，脑栓塞是起病速度最快的一类脑卒中性疾病，症状常在数秒或数分钟之内达到高峰。主要症状表现为偏瘫、失语等局灶性神经功能缺损症状
- 既往史及家族史：
  - 既往有无高血压、糖尿病、高脂血症，有无风湿性心脏病、冠心病心房颤动、亚急性心内膜炎、心脏手术、介入性治疗史及长骨骨折史，有无食物、药物等过敏史
  - 有无吸烟、肥胖等动脉硬化危险因素，有无饮食偏嗜及其他不良生活习惯
  - 家族中有无高血压、糖尿病、高脂血症患者，有无类似疾病患者，有无其他家族遗传病

【体格检查】

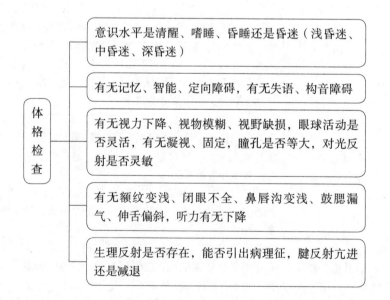

体格检查
- 意识水平是清醒、嗜睡、昏睡还是昏迷（浅昏迷、中昏迷、深昏迷）
- 有无记忆、智能、定向障碍，有无失语、构音障碍
- 有无视力下降、视物模糊、视野缺损，眼球活动是否灵活，有无凝视、固定，瞳孔是否等大，对光反射是否灵敏
- 有无额纹变浅、闭眼不全、鼻唇沟变浅、鼓腮漏气、伸舌偏斜，听力有无下降
- 生理反射是否存在，能否引出病理征，腱反射亢进还是减退

【辅助检查】

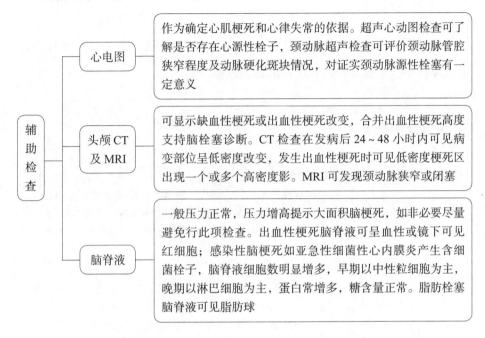

辅助检查

心电图：作为确定心肌梗死和心律失常的依据。超声心动图检查可了解是否存在心源性栓子，颈动脉超声检查可评价颈动脉管腔狭窄程度及动脉硬化斑块情况，对证实颈动脉源性栓塞有一定意义

头颅 CT 及 MRI：可显示缺血性梗死或出血性梗死改变，合并出血性梗死高度支持脑栓塞诊断。CT 检查在发病后 24 ~ 48 小时内可见病变部位呈低密度改变，发生出血性梗死时可见低密度梗死区出现一个或多个高密度影。MRI 可发现颈动脉狭窄或闭塞

脑脊液：一般压力正常，压力增高提示大面积脑梗死，如非必要尽量避免行此项检查。出血性梗死脑脊液可呈血性或镜下可见红细胞；感染性脑梗死如亚急性细菌性心内膜炎产生含菌栓子，脑脊液细胞数明显增多，早期以中性粒细胞为主，晚期以淋巴细胞为主，蛋白常增多，糖含量正常。脂肪栓塞脑脊液可见脂肪球

【诊断要点】

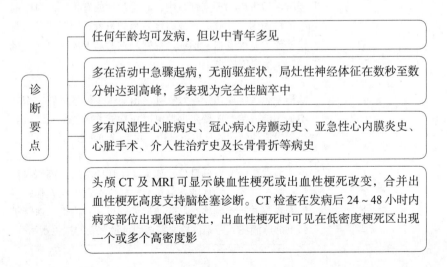

诊断要点

任何年龄均可发病，但以中青年多见

多在活动中急骤起病，无前驱症状，局灶性神经体征在数秒至数分钟达到高峰，多表现为完全性脑卒中

多有风湿性心脏病史、冠心病心房颤动史、亚急性心内膜炎史、心脏手术、介入性治疗史及长骨骨折等病史

头颅 CT 及 MRI 可显示缺血性梗死或出血性梗死改变，合并出血性梗死高度支持脑栓塞诊断。CT 检查在发病后 24 ~ 48 小时内病变部位出现低密度灶，出血性梗死时可见在低密度梗死区出现一个或多个高密度影

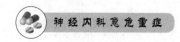

【鉴别诊断】

应注意与脑出血、蛛网膜下腔出血、血栓性脑梗死相鉴别，极迅速的起病过程和栓子来源可提供脑栓塞的诊断证据。

【治疗措施】

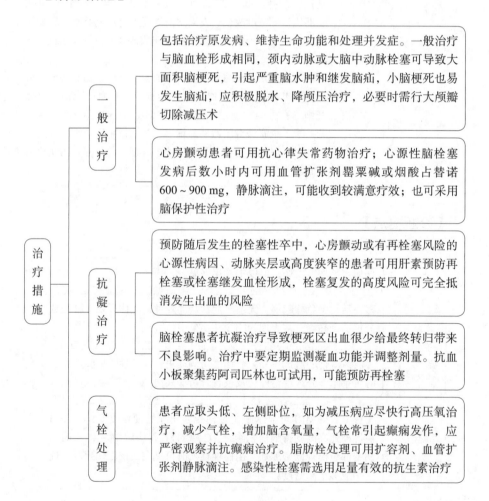

治疗措施

一般治疗
- 包括治疗原发病、维持生命功能和处理并发症。一般治疗与脑血栓形成相同，颈内动脉或大脑中动脉栓塞可导致大面积脑梗死，引起严重脑水肿和继发脑疝，小脑梗死也易发生脑疝，应积极脱水、降颅压治疗，必要时需行大颅瓣切除减压术
- 心房颤动患者可用抗心律失常药物治疗；心源性脑栓塞发病后数小时内可用血管扩张剂罂粟碱或烟酸占替诺600~900 mg，静脉滴注，可能收到较满意疗效；也可采用脑保护性治疗

抗凝治疗
- 预防随后发生的栓塞性卒中，心房颤动或有再栓塞风险的心源性病因、动脉夹层或高度狭窄的患者可用肝素预防再栓塞或栓塞继发血栓形成，栓塞复发的高度风险可完全抵消发生出血的风险
- 脑栓塞患者抗凝治疗导致梗死区出血很少给最终转归带来不良影响。治疗中要定期监测凝血功能并调整剂量。抗血小板聚集药阿司匹林也可试用，可能预防再栓塞

气栓处理
- 患者应取头低、左侧卧位，如为减压病应尽快行高压氧治疗，减少气栓，增加脑含氧量，气栓常引起癫痫发作，应严密观察并抗癫痫治疗。脂肪栓处理可用扩容剂、血管扩张剂静脉滴注。感染性栓塞需选用足量有效的抗生素治疗

【预后】

脑栓塞预后与被栓塞血管大小、栓子数目及栓子性质有关。脑栓塞急性期病死率为 5%～15%，多死于脑水肿、脑疝、肺部感染、心力衰竭。如果栓子来源不能消除，10%～20% 的脑栓塞患者可能在病后 1～2 周内再发，再发病死率高。

第四节　短暂性脑缺血发作

短暂性脑缺血发作（TIA）是各种病因引起的急性、缺血性、局灶性脑功能障碍，临床表现为突发短暂性、可逆性神经功能缺失。临床症状一般不超过 1 小时，最长不超过 24 小时，且无责任病灶的证据。凡神经影像学检查有神经功能缺损对应的明确病灶者不宜称为 TIA。传统的 TIA 定义，只要临床症状在 24 小时内消失，不遗留神经系统体征，而不管是否存在责任病灶。近来研究证实，对于传统 TIA 患者，如果神经功能缺损症状超过 1 小时，绝大部分神经影像学检查均可发现对应的脑梗死小病灶。

【病因】

关于短暂脑缺血发作的病因和发病原理，目前还存在分歧和争论。多数人认为与脑动脉粥样硬化、微栓塞、心脏疾病、血流动力学改变、血液成分的改变相关。

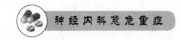

【临床表现】

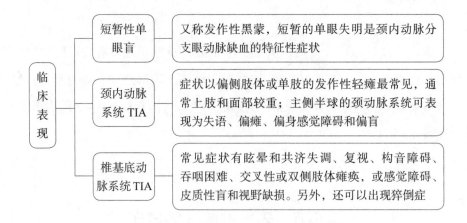

临床表现
- 短暂性单眼盲：又称发作性黑蒙，短暂的单眼失明是颈内动脉分支眼动脉缺血的特征性症状
- 颈内动脉系统TIA：症状以偏侧肢体或单肢的发作性轻瘫最常见，通常上肢和面部较重；主侧半球的颈动脉系统可表现为失语、偏瘫、偏身感觉障碍和偏盲
- 椎基底动脉系统TIA：常见症状有眩晕和共济失调、复视、构音障碍、吞咽困难、交叉性或双侧肢体瘫痪，或感觉障碍、皮质性盲和视野缺损。另外，还可以出现猝倒症

【病史采集】

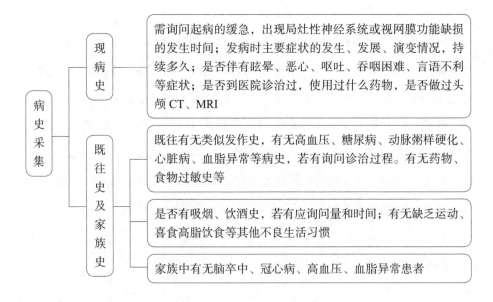

病史采集
- 现病史：需询问起病的缓急，出现局灶性神经系统或视网膜功能缺损的发生时间；发病时主要症状的发生、发展、演变情况，持续多久；是否伴有眩晕、恶心、呕吐、吞咽困难、言语不利等症状；是否到医院诊治过，使用过什么药物，是否做过头颅CT、MRI
- 既往史及家族史：
  - 既往有无类似发作史，有无高血压、糖尿病、动脉粥样硬化、心脏病、血脂异常等病史，若有询问诊治过程。有无药物、食物过敏史等
  - 是否有吸烟、饮酒史，若有应询问量和时间；有无缺乏运动、喜食高脂饮食等其他不良生活习惯
  - 家族中有无脑卒中、冠心病、高血压、血脂异常患者

【体格检查】

注意有无神经系统定位体征。TIA发作通常30分钟至数小时体征消失，这时查体可无神经系统定位体征。

【辅助检查】

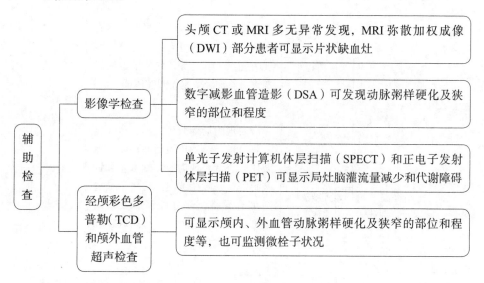

辅助检查

- 影像学检查
  - 头颅 CT 或 MRI 多无异常发现，MRI 弥散加权成像（DWI）部分患者可显示片状缺血灶
  - 数字减影血管造影（DSA）可发现动脉粥样硬化及狭窄的部位和程度
  - 单光子发射计算机体层扫描（SPECT）和正电子发射体层扫描（PET）可显示局灶脑灌流量减少和代谢障碍
- 经颅彩色多普勒（TCD）和颅外血管超声检查
  - 可显示颅内、外血管动脉粥样硬化及狭窄的部位和程度等，也可监测微栓子状况

【诊断要点】

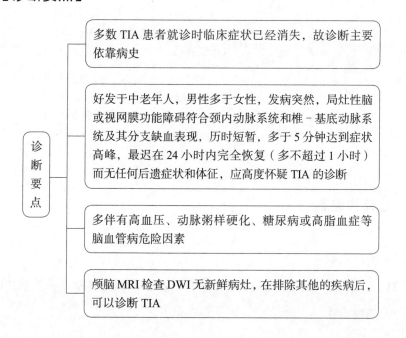

诊断要点

- 多数 TIA 患者就诊时临床症状已经消失，故诊断主要依靠病史
- 好发于中老年人，男性多于女性，发病突然，局灶性脑或视网膜功能障碍符合颈内动脉系统和椎－基底动脉系统及其分支缺血表现，历时短暂，多于 5 分钟达到症状高峰，最迟在 24 小时内完全恢复（多不超过 1 小时）而无任何后遗症状和体征，应高度怀疑 TIA 的诊断
- 多伴有高血压、动脉粥样硬化、糖尿病或高脂血症等脑血管病危险因素
- 颅脑 MRI 检查 DWI 无新鲜病灶，在排除其他的疾病后，可以诊断 TIA

【鉴别诊断】

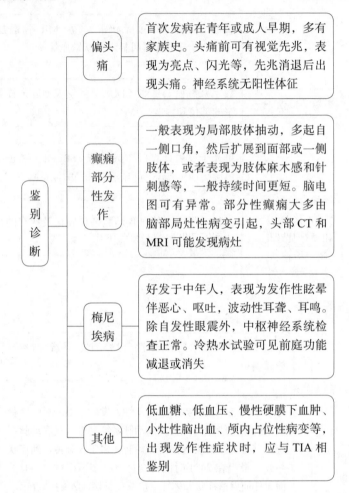

鉴别诊断	偏头痛	首次发病在青年或成人早期，多有家族史。头痛前可有视觉先兆，表现为亮点、闪光等，先兆消退后出现头痛。神经系统无阳性体征
	癫痫部分性发作	一般表现为局部肢体抽动，多起自一侧口角，然后扩展到面部或一侧肢体，或者表现为肢体麻木感和针刺感等，一般持续时间更短。脑电图可有异常。部分性癫痫大多由脑部局灶性病变引起，头部 CT 和 MRI 可能发现病灶
	梅尼埃病	好发于中年人，表现为发作性眩晕伴恶心、呕吐，波动性耳聋、耳鸣。除自发性眼震外，中枢神经系统检查正常。冷热水试验可见前庭功能减退或消失
	其他	低血糖、低血压、慢性硬膜下血肿、小灶性脑出血、颅内占位性病变等，出现发作性症状时，应与 TIA 相鉴别

【治疗措施】

1. 治疗原则

TIA 是急症，治疗原则包括病因治疗、减少及预防复发、保护脑功能。

2. 药物治疗

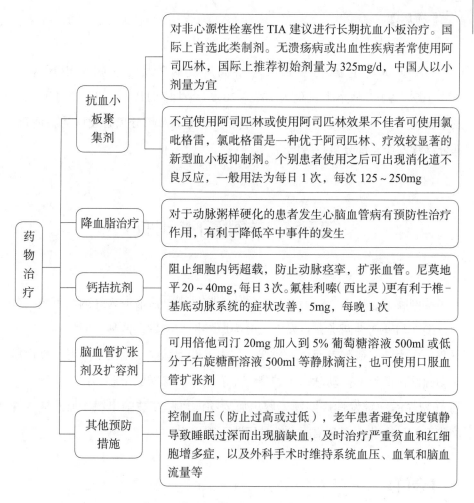

对非心源性栓塞性 TIA 建议进行长期抗血小板治疗。国际上首选此类制剂。无溃疡病或出血性疾病者常使用阿司匹林，国际上推荐初始剂量为 325mg/d，中国人以小剂量为宜

不宜使用阿司匹林或使用阿司匹林效果不佳者可使用氯吡格雷，氯吡格雷是一种优于阿司匹林、疗效较显著的新型血小板抑制剂。个别患者使用之后可出现消化道不良反应，一般用法为每日 1 次，每次 125～250mg

对于动脉粥样硬化的患者发生心脑血管病有预防性治疗作用，有利于降低卒中事件的发生

阻止细胞内钙超载，防止动脉痉挛，扩张血管。尼莫地平 20～40mg，每日 3 次。氟桂利嗪（西比灵）更有利于椎-基底动脉系统的症状改善，5mg，每晚 1 次

可用倍他司汀 20mg 加入到 5% 葡萄糖溶液 500ml 或低分子右旋糖酐溶液 500ml 等静脉滴注，也可使用口服血管扩张剂

控制血压（防止过高或过低），老年患者避免过度镇静导致睡眠过深而出现脑缺血，及时治疗严重贫血和红细胞增多症，以及外科手术时维持系统血压、血氧和脑血流量等

3. 手术治疗

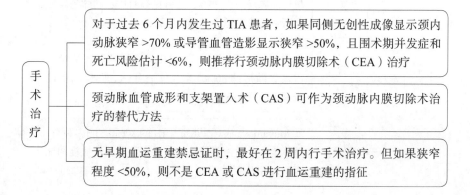

对于过去 6 个月内发生过 TIA 患者，如果同侧无创性成像显示颈内动脉狭窄 >70% 或导管血管造影显示狭窄 >50%，且围术期并发症和死亡风险估计 <6%，则推荐行颈动脉内膜切除术（CEA）治疗

颈动脉血管成形和支架置入术（CAS）可作为颈动脉内膜切除术治疗的替代方法

无早期血运重建禁忌证时，最好在 2 周内行手术治疗。但如果狭窄程度 <50%，则不是 CEA 或 CAS 进行血运重建的指征

【预后】

TIA早期发生脑卒中的风险很高，发病7天内的脑卒中风险为4%~10%，90天脑卒中风险为10%~20%（平均为11%）。TIA患者不仅易发生脑梗死，也易发生心肌梗死和猝死。最终TIA部分患者发展为脑梗死，部分继续发作，部分自行缓解。

第五节　蛛网膜下腔出血

蛛网膜下腔出血（SAH）是指颅内血管破裂，血液流入蛛网膜下腔，分为自发性与外伤性两类，自发性又分为原发性与继发性两种。原发性蛛网膜下腔出血为脑底或脑表面血管病变（如先天性动脉瘤、脑血管畸形、高血压脑动脉硬化所致的微动脉瘤）破裂，血液流入到蛛网膜下腔，占急性脑卒中的10%左右。继发性蛛网膜下腔出血为脑内血肿穿破脑组织，血液流入蛛网膜下腔。本节主要介绍原发性蛛网膜下腔出血。

【病因】

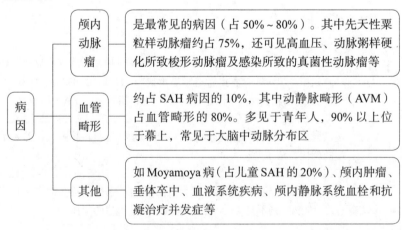

病因	颅内动脉瘤	是最常见的病因（占50%~80%）。其中先天性粟粒样动脉瘤约占75%，还可见高血压、动脉粥样硬化所致梭形动脉瘤及感染所致的真菌性动脉瘤等
	血管畸形	约占SAH病因的10%，其中动静脉畸形（AVM）占血管畸形的80%。多见于青年人，90%以上位于幕上，常见于大脑中动脉分布区
	其他	如Moyamoya病（占儿童SAH的20%）、颅内肿瘤、垂体卒中、血液系统疾病、颅内静脉系统血栓和抗凝治疗并发症等

【临床表现】

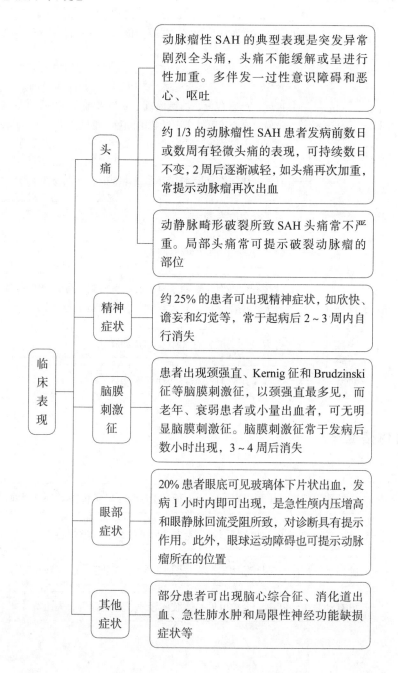

临床表现

- 头痛
  - 动脉瘤性 SAH 的典型表现是突发异常剧烈全头痛，头痛不能缓解或呈进行性加重。多伴发一过性意识障碍和恶心、呕吐
  - 约 1/3 的动脉瘤性 SAH 患者发病前数日或数周有轻微头痛的表现，可持续数日不变，2 周后逐渐减轻，如头痛再次加重，常提示动脉瘤再次出血
  - 动静脉畸形破裂所致 SAH 头痛常不严重。局部头痛常可提示破裂动脉瘤的部位

- 精神症状
  - 约 25% 的患者可出现精神症状，如欣快、谵妄和幻觉等，常于起病后 2~3 周内自行消失

- 脑膜刺激征
  - 患者出现颈强直、Kernig 征和 Brudzinski 征等脑膜刺激征，以颈强直最多见，而老年、衰弱患者或小量出血者，可无明显脑膜刺激征。脑膜刺激征常于发病后数小时出现，3~4 周后消失

- 眼部症状
  - 20% 患者眼底可见玻璃体下片状出血，发病 1 小时内即可出现，是急性颅内压增高和眼静脉回流受阻所致，对诊断具有提示作用。此外，眼球运动障碍也可提示动脉瘤所在的位置

- 其他症状
  - 部分患者可出现脑心综合征、消化道出血、急性肺水肿和局限性神经功能缺损症状等

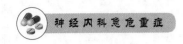

【病史采集】

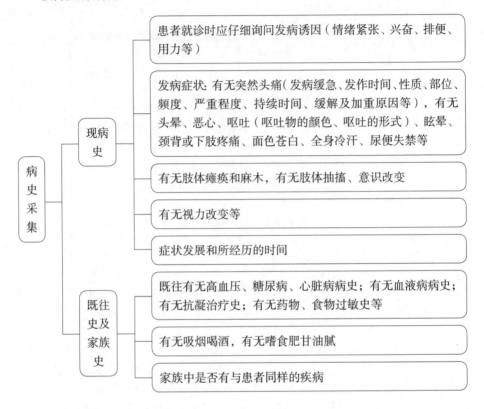

病史采集
- 现病史
  - 患者就诊时应仔细询问发病诱因（情绪紧张、兴奋、排便、用力等）
  - 发病症状：有无突然头痛（发病缓急、发作时间、性质、部位、频度、严重程度、持续时间、缓解及加重原因等），有无头晕、恶心、呕吐（呕吐物的颜色、呕吐的形式）、眩晕、颈背或下肢疼痛、面色苍白、全身冷汗、尿便失禁等
  - 有无肢体瘫痪和麻木，有无肢体抽搐、意识改变
  - 有无视力改变等
  - 症状发展和所经历的时间
- 既往史及家族史
  - 既往有无高血压、糖尿病、心脏病病史；有无血液病病史；有无抗凝治疗史；有无药物、食物过敏史等
  - 有无吸烟喝酒，有无嗜食肥甘油腻
  - 家族中是否有与患者同样的疾病

【体格检查】

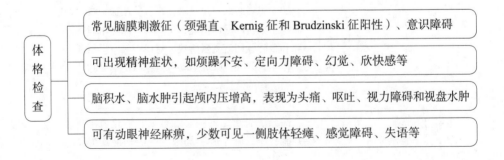

体格检查
- 常见脑膜刺激征（颈强直、Kernig 征和 Brudzinski 征阳性）、意识障碍
- 可出现精神症状，如烦躁不安、定向力障碍、幻觉、欣快感等
- 脑积水、脑水肿引起颅内压增高，表现为头痛、呕吐、视力障碍和视盘水肿
- 可有动眼神经麻痹，少数可见一侧肢体轻瘫、感觉障碍、失语等

【辅助检查】

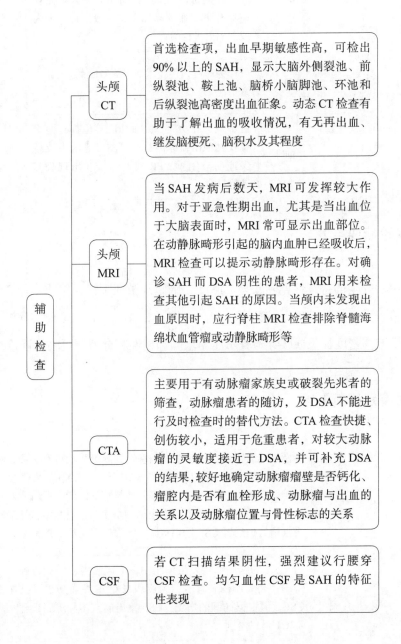

辅助检查

头颅CT
首选检查项，出血早期敏感性高，可检出90%以上的SAH，显示大脑外侧裂池、前纵裂池、鞍上池、脑桥小脑脚池、环池和后纵裂池高密度出血征象。动态CT检查有助于了解出血的吸收情况，有无再出血、继发脑梗死、脑积水及其程度

头颅MRI
当SAH发病后数天，MRI可发挥较大作用。对于亚急性期出血，尤其是当出血位于大脑表面时，MRI常可显示出血部位。在动静脉畸形引起的脑内血肿已经吸收后，MRI检查可以提示动静脉畸形存在。对确诊SAH而DSA阴性的患者，MRI用来检查其他引起SAH的原因。当颅内未发现出血原因时，应行脊柱MRI检查排除脊髓海绵状血管瘤或动静脉畸形等

CTA
主要用于有动脉瘤家族史或破裂先兆者的筛查，动脉瘤患者的随访，及DSA不能进行及时检查时的替代方法。CTA检查快捷、创伤较小，适用于危重患者，对较大动脉瘤的灵敏度接近于DSA，并可补充DSA的结果，较好地确定动脉瘤瘤壁是否钙化、瘤腔内是否有血栓形成、动脉瘤与出血的关系以及动脉瘤位置与骨性标志的关系

CSF
若CT扫描结果阴性，强烈建议行腰穿CSF检查。均匀血性CSF是SAH的特征性表现

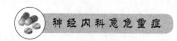

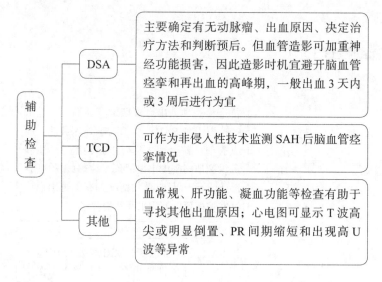

辅助检查	DSA	主要确定有无动脉瘤、出血原因、决定治疗方法和判断预后。但血管造影可加重神经功能损害，因此造影时机宜避开脑血管痉挛和再出血的高峰期，一般出血3天内或3周后进行为宜
	TCD	可作为非侵入性技术监测SAH后脑血管痉挛情况
	其他	血常规、肝功能、凝血功能等检查有助于寻找其他出血原因；心电图可显示T波高尖或明显倒置、PR间期缩短和出现高U波等异常

【诊断要点】

突然发生的持续性剧烈头痛、呕吐、脑膜刺激征阳性，伴或不伴意识障碍，检查无局灶性神经系统体征，应高度怀疑SAH。同时CT证实脑池和蛛网膜下腔高密度征象或腰穿检查示压力增高和血性脑脊液等可临床确诊。

【鉴别诊断】

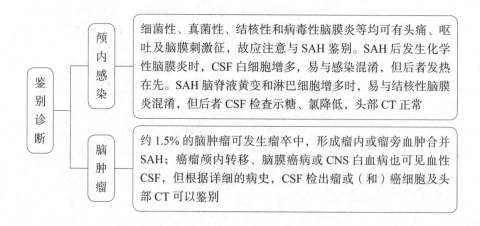

| 鉴别诊断 | 颅内感染 | 细菌性、真菌性、结核性和病毒性脑膜炎等均可有头痛、呕吐及脑膜刺激征，故应注意与SAH鉴别。SAH后发生化学性脑膜炎时，CSF白细胞增多，易与感染混淆，但后者发热在先。SAH脑脊液黄变和淋巴细胞增多时，易与结核性脑膜炎混淆，但后者CSF检查示糖、氯降低，头部CT正常 |
| | 脑肿瘤 | 约1.5%的脑肿瘤可发生瘤卒中，形成瘤内或瘤旁血肿合并SAH；癌瘤颅内转移、脑膜癌病或CNS白血病也可见血性CSF，但根据详细的病史，CSF检出瘤或（和）癌细胞及头部CT可以鉴别 |

【治疗措施】

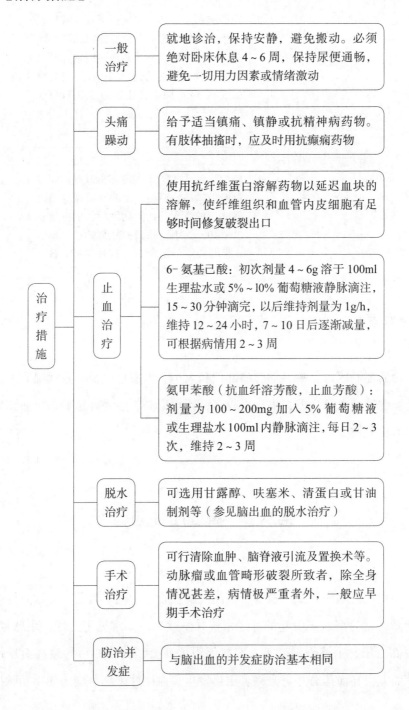

治疗措施
- 一般治疗：就地诊治，保持安静，避免搬动。必须绝对卧床休息 4～6 周，保持尿便通畅，避免一切用力因素或情绪激动
- 头痛躁动：给予适当镇痛、镇静或抗精神病药物。有肢体抽搐时，应及时用抗癫痫药物
- 止血治疗：
  - 使用抗纤维蛋白溶解药物以延迟血块的溶解，使纤维组织和血管内皮细胞有足够时间修复破裂出口
  - 6- 氨基己酸：初次剂量 4～6g 溶于 100ml 生理盐水或 5%～10% 葡萄糖液静脉滴注，15～30 分钟滴完，以后维持剂量为 1g/h，维持 12～24 小时，7～10 日后逐渐减量，可根据病情用 2～3 周
  - 氨甲苯酸（抗血纤溶芳酸，止血芳酸）：剂量为 100～200mg 加入 5% 葡萄糖液或生理盐水 100ml 内静脉滴注，每日 2～3 次，维持 2～3 周
- 脱水治疗：可选用甘露醇、呋塞米、清蛋白或甘油制剂等（参见脑出血的脱水治疗）
- 手术治疗：可行清除血肿、脑脊液引流及置换术等。动脉瘤或血管畸形破裂所致者，除全身情况甚差，病情极严重外，一般应早期手术治疗
- 防治并发症：与脑出血的并发症防治基本相同

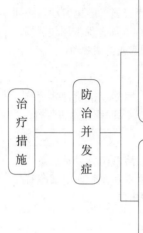

防治脑积水，脑脊液置换可减少脑积水发生。治疗病因后，急性梗阻性脑积水应行脑室穿刺引流，并加强脱水降颅压治疗。交通性脑积水可选用乙酰唑胺0.25～0.5g口服，每日2～3次，以减少脑脊液分泌，症状无缓解者必须行脑室－腹腔分流

防治脑血管痉挛，早期手术处理动脉瘤、脑脊液置换、避免过度脱水可减少脑血管痉挛的发生。治疗病因后，尼莫地平20～40mg口服，每日3次或按0.5～1mg/h速度持续静脉滴注，连用7～10日，可能缓解脑血管痉挛

【预后】

预后与病因、年龄、动脉瘤部位和大小、出血量以及全身状况有关，通常动脉瘤破裂者预后差，再出血较多，死亡率高，而动静脉畸形出血预后较好，再出血较少。

第六节　高血压性脑病

高血压性脑病是血压急骤升高超过脑血管自动调节范围，导致急性全脑功能障碍，为高血压引起的神经系统并发症之一。常见于急性肾小球肾炎、妊娠高血压、嗜铬细胞瘤等，突然停服抗高血压药物亦可导致高血压性脑病，而尤以高血压合并肾衰竭者更易发生高血压性脑病。脑内细小动脉持续

而严重痉挛后可出现被动性扩张，引起过度灌注，临床上产生以脑水肿和颅内压增高为主要的急性循环障碍。如能在短期内有效降低血压水平，可迅速控制病情并完全恢复。

【病因】

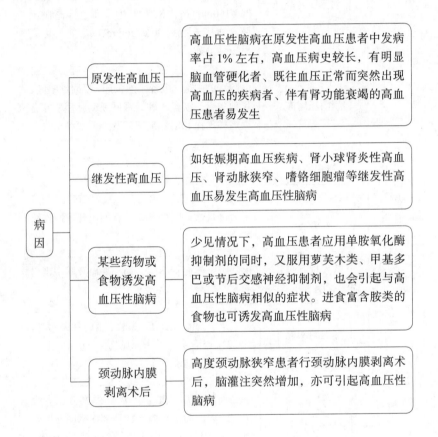

病因

原发性高血压 — 高血压性脑病在原发性高血压患者中发病率占 1% 左右，高血压病史较长，有明显脑血管硬化者、既往血压正常而突然出现高血压的疾病者、伴有肾功能衰竭的高血压患者易发生

继发性高血压 — 如妊娠期高血压疾病、肾小球肾炎性高血压、肾动脉狭窄、嗜铬细胞瘤等继发性高血压易发生高血压性脑病

某些药物或食物诱发高血压性脑病 — 少见情况下，高血压患者应用单胺氧化酶抑制剂的同时，又服用萝芙木类、甲基多巴或节后交感神经抑制剂，也会引起与高血压性脑病相似的症状。进食富含胺类的食物也可诱发高血压性脑病

颈动脉内膜剥离术后 — 高度颈动脉狭窄患者行颈动脉内膜剥离术后，脑灌注突然增加，亦可引起高血压性脑病

【临床表现】

急骤起病，病情发展非常迅速。

	发病年龄	急性肾小球肾炎引起者多见于儿童，子痫常见于年轻妇女，脑动脉硬化者多见于老年患者
	动脉压升高	取决于血压升高的程度及速度。多发生于急进型高血压和严重的缓进型高血压，后者一般情况严重，血压显著升高，血压达到250/150mmHg左右才发生，而急性高血压患者血压未达到200/130mmHg亦能发生高血压性脑病
	颅内压增高	由脑水肿引起。患者剧烈头痛，喷射性呕吐，颈项强直，视盘水肿，视网膜动脉痉挛并有火焰样出血和动脉痉挛以及绒毛状渗出物
临床表现	意识障碍	可表现为烦躁不安、兴奋、神情萎靡、木僵、嗜睡及至昏迷，精神错乱亦有发生
	癫痫发作	可为全身性局限性发作，有的出现癫痫连续状态
	阵发性呼吸困难	由呼吸中枢血管痉挛、局部缺血及酸中毒引起
	其他脑功能障碍的症状	如失语、偏瘫、偏盲、黑蒙、暂时性失明等，约32%患者会发生视物模糊。50%以上的患者出现肾功能不全
	头痛	是高血压脑病的早期症状，约70%患者会出现，多数为全头痛或额顶部疼痛明显，咳嗽、活动用力时头痛明显，伴有恶心、呕吐。当血压下降后头痛可得以缓解
	脑水肿症状为主	大多数患者具有头痛、抽搐和意识障碍三大特征，谓之为高血压性脑病三联征

【病史采集】

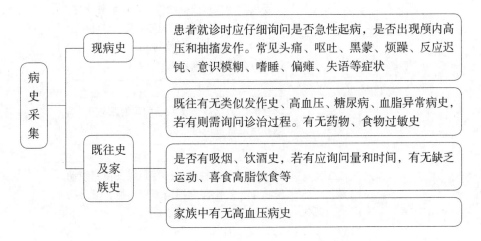

病史采集

现病史——患者就诊时应仔细询问是否急性起病，是否出现颅内高压和抽搐发作。常见头痛、呕吐、黑蒙、烦躁、反应迟钝、意识模糊、嗜睡、偏瘫、失语等症状

既往史及家族史——既往有无类似发作史、高血压、糖尿病、血脂异常病史，若有则需询问诊治过程。有无药物、食物过敏史

是否有吸烟、饮酒史，若有应询问量和时间，有无缺乏运动、喜食高脂饮食等

家族中有无高血压病史

【体格检查】

注意测量血压，注意有无神经科的定位体征，还需要注意眼底检查，注意有无视盘水肿、高血压眼底改变。

【辅助检查】

行头颅 CT 或头颅 MRI 检查，检查肾功能常规、血糖、血脂等，遇到顽固性高血压应注意查立位及卧位血醛固酮、血管紧张素，肾动脉 B 超及肾上腺 B 超或肾上腺 CT 等。

检查要突出重点即根据问诊材料考虑到最大可能的某种或某几种疾病后，首先加以检查以求尽快肯定或否定某些诊断，在明确头痛病因后，有时还需要进一步的检查。

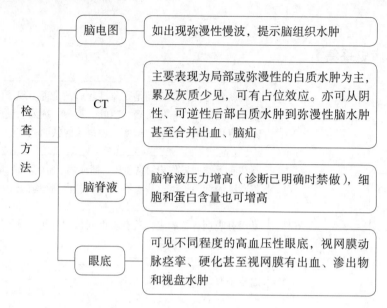

【诊断要点】

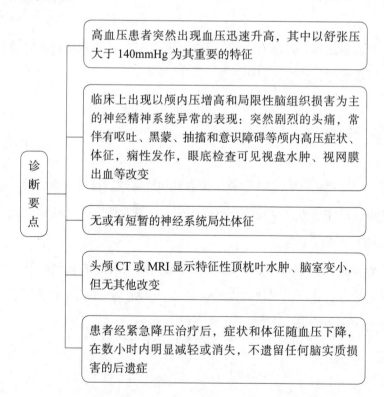

【鉴别诊断】

如治疗后血压下降，而脑部症状及体征持续数日不消失，提示存在脑内其他疾病可能，需与其他急性脑血管病鉴别。

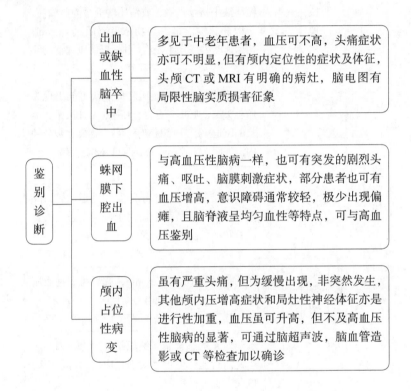

鉴别诊断

出血或缺血性脑卒中：多见于中老年患者，血压可不高，头痛症状亦可不明显，但有颅内定位性的症状及体征，头颅 CT 或 MRI 有明确的病灶，脑电图有局限性脑实质损害征象

蛛网膜下腔出血：与高血压性脑病一样，也可有突发的剧烈头痛、呕吐、脑膜刺激症状，部分患者也可有血压增高，意识障碍通常较轻，极少出现偏瘫，且脑脊液呈均匀血性等特点，可与高血压鉴别

颅内占位性病变：虽有严重头痛，但为缓慢出现，非突然发生，其他颅内压增高症状和局灶性神经体征亦是进行性加重，血压虽可升高，但不及高血压性脑病的显著，可通过脑超声波，脑血管造影或 CT 等检查加以确诊

【治疗措施】

1. 迅速降低血压

一般应使血压迅速降低至 160/100mmHg 或接近患者平常血压水平，但血压不宜下降过低，以免发生脑血流灌注不足，诱发缺血性卒中，老年患者更应谨慎降压。推荐使用快速而又易于控制药物剂量的静脉用药途径，常用药物如下。

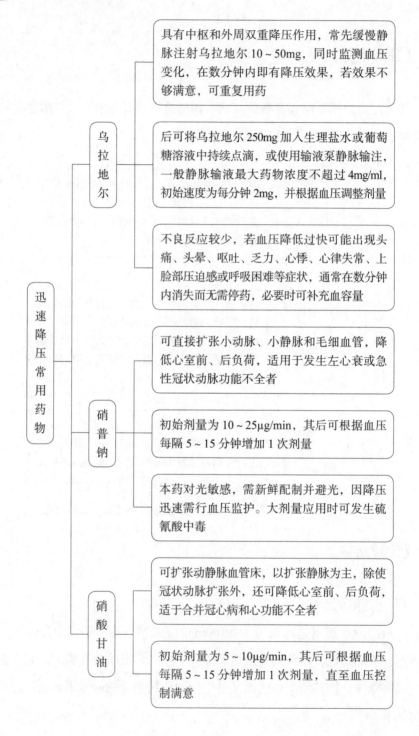

具有中枢和外周双重降压作用，常先缓慢静脉注射乌拉地尔 10～50mg，同时监测血压变化，在数分钟内即有降压效果，若效果不够满意，可重复用药

乌拉地尔

后可将乌拉地尔 250mg 加入生理盐水或葡萄糖溶液中持续点滴，或使用输液泵静脉输注，一般静脉输液最大药物浓度不超过 4mg/ml，初始速度为每分钟 2mg，并根据血压调整剂量

不良反应较少，若血压降低过快可能出现头痛、头晕、呕吐、乏力、心悸、心律失常、上脸部压迫感或呼吸困难等症状，通常在数分钟内消失而无需停药，必要时可补充血容量

迅速降压常用药物

可直接扩张小动脉、小静脉和毛细血管，降低心室前、后负荷，适用于发生左心衰或急性冠状动脉功能不全者

硝普钠

初始剂量为 10～25μg/min，其后可根据血压每隔 5～15 分钟增加 1 次剂量

本药对光敏感，需新鲜配制并避光，因降压迅速需行血压监护。大剂量应用时可发生硫氰酸中毒

可扩张动静脉血管床，以扩张静脉为主，除使冠状动脉扩张外，还可降低心室前、后负荷，适于合并冠心病和心功能不全者

硝酸甘油

初始剂量为 5～10μg/min，其后可根据血压每隔 5～15 分钟增加 1 次剂量，直至血压控制满意

2. 降低颅内压

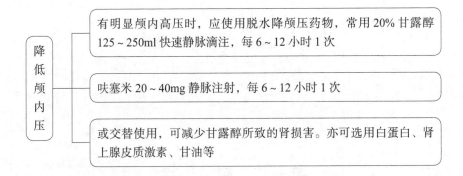

降低颅内压

有明显颅内高压时，应使用脱水降颅压药物，常用 20% 甘露醇 125～250ml 快速静脉滴注，每 6～12 小时 1 次

呋塞米 20～40mg 静脉注射，每 6～12 小时 1 次

或交替使用，可减少甘露醇所致的肾损害。亦可选用白蛋白、肾上腺皮质激素、甘油等

3. 抗癫痫治疗

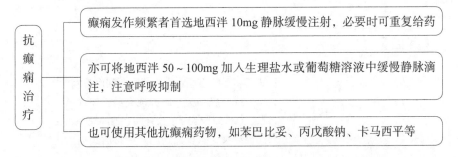

抗癫痫治疗

癫痫发作频繁者首选地西泮 10mg 静脉缓慢注射，必要时可重复给药

亦可将地西泮 50～100mg 加入生理盐水或葡萄糖溶液中缓慢静脉滴注，注意呼吸抑制

也可使用其他抗癫痫药物，如苯巴比妥、丙戊酸钠、卡马西平等

4. 靶器官保护和原发疾病治疗

对心脏、肾脏等疾病给予积极治疗，妊娠高血压患者应及早终止妊娠。

【预后】

高血压性脑病如不经治疗，可因颅内压增高、脑疝形成、癫痫持续状态，或心、肾功能衰竭而于数小时内死亡。如能及时有效地降低血压，可使症状在 1～2 天内完全缓解，少数患者可遗留有认知功能减退等。

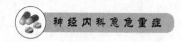

第六章 头 痛

第一节 概 述

【病因】

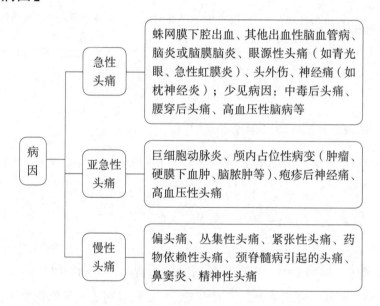

【头痛部位与疾病的可能关系】

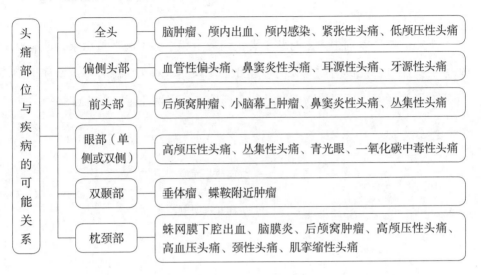

头痛部位与疾病的可能关系：

- 全头：脑肿瘤、颅内出血、颅内感染、紧张性头痛、低颅压性头痛
- 偏侧头部：血管性偏头痛、鼻窦炎性头痛、耳源性头痛、牙源性头痛
- 前头部：后颅窝肿瘤、小脑幕上肿瘤、鼻窦炎性头痛、丛集性头痛
- 眼部（单侧或双侧）：高颅压性头痛、丛集性头痛、青光眼、一氧化碳中毒性头痛
- 双颞部：垂体瘤、蝶鞍附近肿瘤
- 枕颈部：蛛网膜下腔出血、脑膜炎、后颅窝肿瘤、高颅压性头痛、高血压头痛、颈性头痛、肌挛缩性头痛

【头痛的国际分类】

各国对头痛的分类和诊断曾使用不同的标准。1988 年，国际头痛协会（IHS）制定了头痛的分类和诊断标准，成为头痛分类和诊断的国际规范。2005 年 IHS 对其进行了第一次修订（ICHD- II R1），最新的分类为：

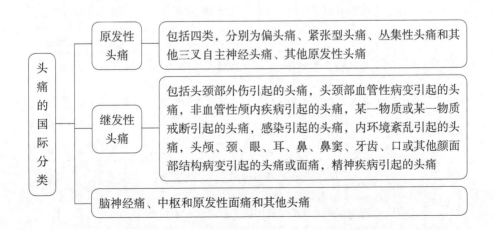

头痛的国际分类：

- 原发性头痛：包括四类，分别为偏头痛、紧张型头痛、丛集性头痛和其他三叉自主神经头痛、其他原发性头痛
- 继发性头痛：包括头颈部外伤引起的头痛，头颈部血管性病变引起的头痛，非血管性颅内疾病引起的头痛，某一物质或某一物质戒断引起的头痛，感染引起的头痛，内环境紊乱引起的头痛，头颅、颈、眼、耳、鼻、鼻窦、牙齿、口或其他颜面部结构病变引起的头痛或面痛，精神疾病引起的头痛
- 脑神经痛、中枢和原发性面痛和其他头痛

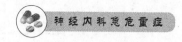

【头痛的诊断】

1. 仔细询问病史

头痛的预后差别很大，有些患者头痛数十年不会引起严重后果，而有些患者的头痛可在几小时或几天内引起死亡。因而，对头痛患者一定要仔细询问病史寻找病因，根据诊断需要进行合理检查，特别注意以下几点：

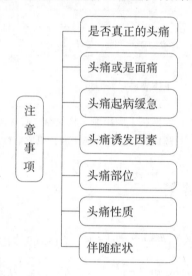

注意事项
- 是否真正的头痛
- 头痛或是面痛
- 头痛起病缓急
- 头痛诱发因素
- 头痛部位
- 头痛性质
- 伴随症状

2. 全面细致的体格检查

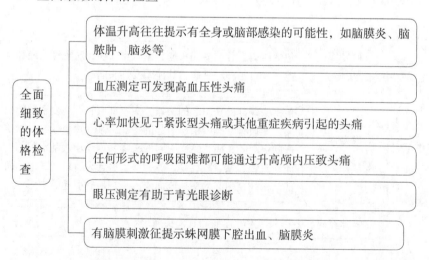

全面细致的体格检查
- 体温升高往往提示有全身或脑部感染的可能性，如脑膜炎、脑脓肿、脑炎等
- 血压测定可发现高血压性头痛
- 心率加快见于紧张型头痛或其他重症疾病引起的头痛
- 任何形式的呼吸困难都可能通过升高颅内压致头痛
- 眼压测定有助于青光眼诊断
- 有脑膜刺激征提示蛛网膜下腔出血、脑膜炎

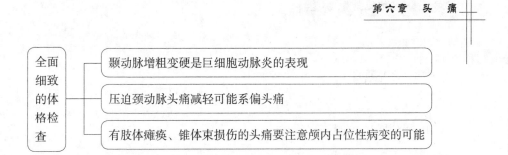

3．必要的辅助检查

X 线片对明确鼻窦炎、颈椎病的诊断有帮助，对某些发育障碍引起的头痛，如额窦发育不全引起的头痛也有帮助；疑有颅内占位性病变者需做头颅 CT 扫描或 MRI 检查。

第二节 偏头痛

偏头痛是临床常见的反复发作的血管性原发性头痛。其特点是发作性单侧头痛，少数表现为双侧头痛，常伴有恶心、呕吐，有些患者在头痛发作前可有视觉、感觉和运动等先兆，可自发性缓解、反复发作、间歇期正常，可有家族史。多在儿童和青年期发病，女性多于男性。

【病因】

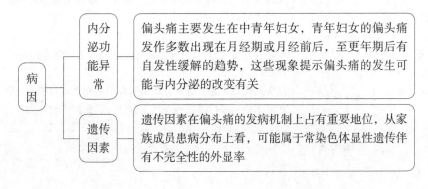

【临床表现】

1. 无先兆的偏头痛

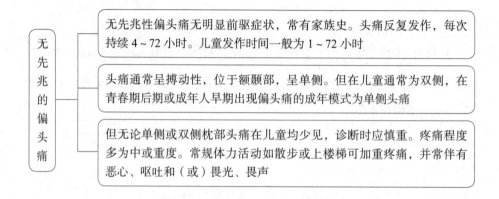

无先兆性偏头痛无明显前驱症状，常有家族史。头痛反复发作，每次持续 4～72 小时。儿童发作时间一般为 1～72 小时

头痛通常呈搏动性，位于额颞部，呈单侧。但在儿童通常为双侧，在青春期后期或成年人早期出现偏头痛的成年模式为单侧头痛

但无论单侧或双侧枕部头痛在儿童均少见，诊断时应慎重。疼痛程度多为中或重度。常规体力活动如散步或上楼梯可加重疼痛，并常伴有恶心、呕吐和（或）畏光、畏声

2. 有先兆的偏头痛

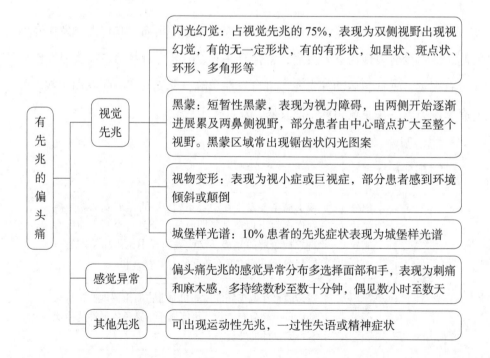

视觉先兆

闪光幻觉：占视觉先兆的 75%，表现为双侧视野出现视幻觉，有的无一定形状，有的有形状，如星状、斑点状、环形、多角形等

黑蒙：短暂性黑蒙，表现为视力障碍，由两侧开始逐渐进展累及两鼻侧视野，部分患者由中心暗点扩大至整个视野。黑蒙区域常出现锯齿状闪光图案

视物变形：表现为视小症或巨视症，部分患者感到环境倾斜或颠倒

城堡样光谱：10% 患者的先兆症状表现为城堡样光谱

感觉异常

偏头痛先兆的感觉异常分布多选择面部和手，表现为刺痛和麻木感，多持续数秒至数十分钟，偶见数小时至数天

其他先兆

可出现运动性先兆，一过性失语或精神症状

3. 特殊类型的偏头痛

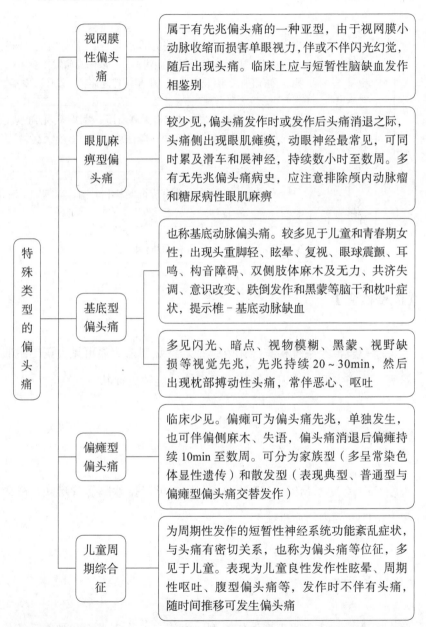

视网膜性偏头痛 —— 属于有先兆偏头痛的一种亚型，由于视网膜小动脉收缩而损害单眼视力，伴或不伴闪光幻觉，随后出现头痛。临床上应与短暂性脑缺血发作相鉴别

眼肌麻痹型偏头痛 —— 较少见，偏头痛发作时或发作后头痛消退之际，头痛侧出现眼肌瘫痪，动眼神经最常见，可同时累及滑车和展神经，持续数小时至数周。多有无先兆偏头痛病史，应注意排除颅内动脉瘤和糖尿病性眼肌麻痹

基底型偏头痛 —— 也称基底动脉偏头痛。较多见于儿童和青春期女性，出现头重脚轻、眩晕、复视、眼球震颤、耳鸣、构音障碍、双侧肢体麻木及无力、共济失调、意识改变、跌倒发作和黑矇等脑干和枕叶症状，提示椎－基底动脉缺血

多见闪光、暗点、视物模糊、黑矇、视野缺损等视觉先兆，先兆持续 20～30min，然后出现枕部搏动性头痛，常伴恶心、呕吐

偏瘫型偏头痛 —— 临床少见。偏瘫可为偏头痛先兆，单独发生，也可伴偏侧麻木、失语，偏头痛消退后偏瘫持续 10min 至数周。可分为家族型（多呈常染色体显性遗传）和散发型（表现典型、普通型与偏瘫型偏头痛交替发作）

儿童周期综合征 —— 为周期性发作的短暂性神经系统功能紊乱症状，与头痛有密切关系，也称为偏头痛等位征，多见于儿童。表现为儿童良性发作性眩晕、周期性呕吐、腹型偏头痛等，发作时不伴有头痛，随时间推移可发生偏头痛

【病史采集】

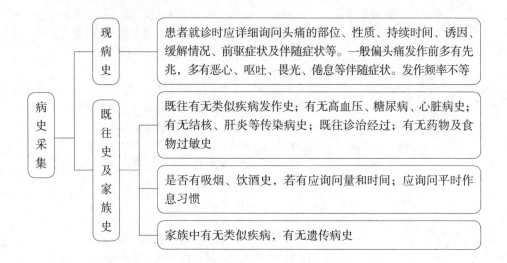

病史采集 —— 现病史: 患者就诊时应详细询问头痛的部位、性质、持续时间、诱因、缓解情况、前驱症状及伴随症状等。一般偏头痛发作前多有先兆，多有恶心、呕吐、畏光、倦怠等伴随症状。发作频率不等

既往史及家族史:
- 既往有无类似疾病发作史；有无高血压、糖尿病、心脏病史；有无结核、肝炎等传染病史；既往诊治经过；有无药物及食物过敏史
- 是否有吸烟、饮酒史，若有应询问量和时间；应询问平时作息习惯
- 家族中有无类似疾病，有无遗传病史

【体格检查】

偏头痛一般神经系统检查无阳性体征。特殊型偏头痛可见失语、眼肌麻痹、偏瘫、共济失调、意识模糊等神经系统功能缺失症状。

【辅助检查】

头颅 CT、CTA、MRI、MRA、DSA 检查可以排除脑血管疾病、颅内动脉瘤和占位性等颅内器质性疾病。

【诊断要点】

偏头痛诊断应结合偏头痛发作类型、家族史、临床表现和神经系统检查进行综合判断。依据 HIS（2004 年）偏头痛诊断标准规定如下。

1. 无先兆的偏头痛

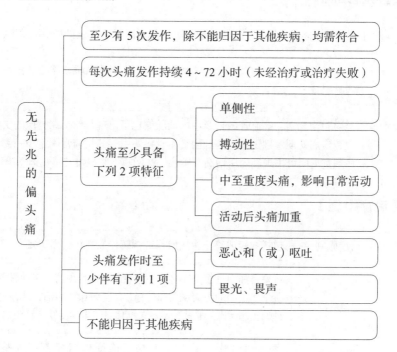

2. 伴典型先兆的偏头痛

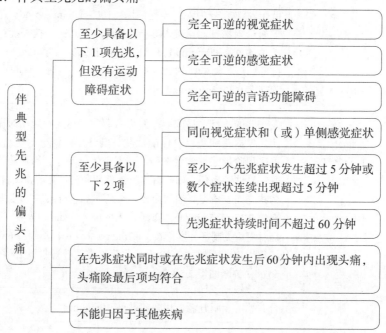

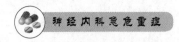

【鉴别诊断】

鉴别诊断

- 局部脑功能损害的先兆症状显著而头痛轻微者，需与癫痫的局限性发作鉴别

- 头痛伴有腹痛、恶心、呕吐的腹型偏头痛在头痛轻微时，需与消化系统疾病鉴别

- 颅内肿瘤早期，脑血管畸形及颅内动脉瘤也可出现与偏头痛类似的头痛表现，疾病初期鉴别困难，但肿瘤、血管疾病引起的头痛常固定于一侧，随病程进展时可出现颅内压增高、癫痫、蛛网膜下腔出血及感觉运动障碍

【治疗措施】

治疗措施

- 治疗原则：包括减轻或终止头痛发作，缓解伴发症状，预防复发

- 非药物治疗：主要是加强宣教，针对各种危险因素进行预防，帮助患者确立科学、正确的防治观念和目标，保持健康的生活方式，避免各种偏头痛诱因。非药物治疗包括休息、生物反馈、针灸推拿等

- 药物治疗：

  预防性治疗：①β-肾上腺素能受体阻滞剂：普萘洛尔 10～60mg po bid，从小剂量开始，缓慢增加剂量，以心率不低于 60 次/分为限；美托洛尔，100～200mg po qd；②钙离子通道阻滞剂：氟桂利嗪 5～10mg po qn；③抗癫痫药：丙戊酸 400～600mg po bid；加巴喷丁 900～1800mg/d po；④抗抑郁药：阿米替林 25～75mg po qn；⑤ 5-HT 受体阻滞剂：苯噻啶 0.5～3mg po qd

  发作期的治疗：临床治疗偏头痛通常应在症状起始时立即服药。根据头痛程度、伴随症状、既往用药情况等综合考虑，可采用阶梯法、分层选药，进行个体化治疗。治疗药物包括非特异性镇痛药（如非甾体类抗炎药和阿片类药物）、特异性药物（如麦角类制剂和曲普坦类药物）。①轻、中度头痛：萘普生 0.25～0.5g po qn；布洛芬 0.2g po qd～qid；②中、重度头痛：麦角类制剂：麦角胺 1～2mg po qd，每日不超过 6mg，建议每周用药不超过 2～3 天；曲普坦类：舒马曲坦 25～100mg po qd；佐米曲坦 2.5～5mg po qd

  合并恶心、呕吐者，甲氧氯普胺 10mg im

【预后】

大多数偏头痛患者预后良好。偏头痛可随年龄的增长而逐渐缓解，部分患者可在 60～70 岁时头痛不再发作。

第三节　紧张型头痛

紧张型头痛（TTH）又称为肌收缩性头痛、紧张性头痛，是原发性头痛中最常见的一种类型，常为轻度或中度头痛，主要为双侧枕部或全头部紧缩性或压迫性头痛，不伴有恶心或呕吐，可伴有或不伴有头部肌群的痉挛性收缩及压痛或肌电图改变。

【病因】

紧张型头痛是头部与颈部肌肉持久的收缩所致。

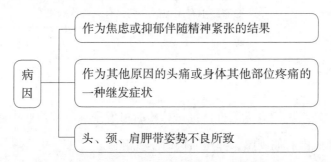

【临床表现】

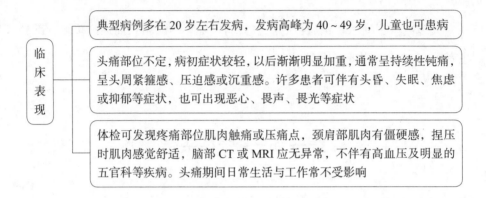

临床表现
- 典型病例多在 20 岁左右发病，发病高峰为 40~49 岁，儿童也可患病
- 头痛部位不定，病初症状较轻，以后渐渐明显加重，通常呈持续性钝痛，呈头周紧箍感、压迫感或沉重感。许多患者可伴有头昏、失眠、焦虑或抑郁等症状，也可出现恶心、畏声、畏光等症状
- 体检可发现疼痛部位肌肉触痛或压痛点，颈肩部肌肉有僵硬感，捏压时肌肉感觉舒适，脑部 CT 或 MRI 应无异常，不伴有高血压及明显的五官科等疾病。头痛期间日常生活与工作常不受影响

【病史采集】

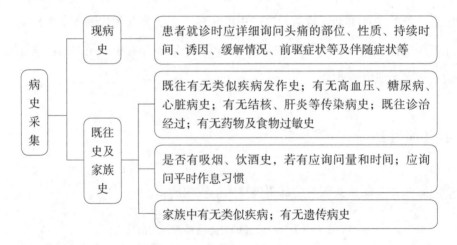

病史采集
- 现病史
  - 患者就诊时应详细询问头痛的部位、性质、持续时间、诱因、缓解情况、前驱症状等及伴随症状等
- 既往史及家族史
  - 既往有无类似疾病发作史；有无高血压、糖尿病、心脏病史；有无结核、肝炎等传染病史；既往诊治经过；有无药物及食物过敏史
  - 是否有吸烟、饮酒史，若有应询问量和时间；应询问平时作息习惯
  - 家族中有无类似疾病；有无遗传病史

【体格检查】

一般神经系统检查无阳性体征。体检时可发现疼痛部位肌肉触痛或压痛点，颈肩部肌肉有僵硬感，捏压肌肉时感觉舒适。

【辅助检查】

头颅 CT、三叉神经诱发电位、心电图、脑电图等检查。

【诊断要点】

1. 偶发性发作性紧张型头痛

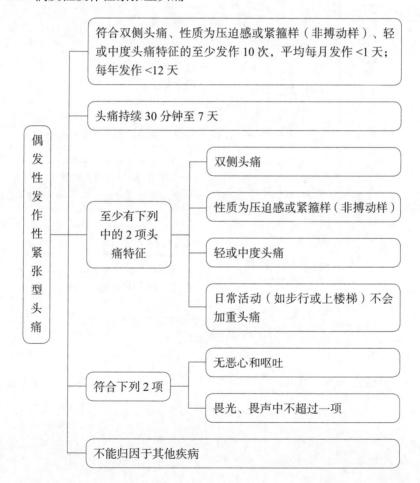

偶发性发作性紧张型头痛

- 符合双侧头痛、性质为压迫感或紧箍样（非搏动样）、轻或中度头痛特征的至少发作 10 次，平均每月发作 <1 天；每年发作 <12 天
- 头痛持续 30 分钟至 7 天
- 至少有下列中的 2 项头痛特征
  - 双侧头痛
  - 性质为压迫感或紧箍样（非搏动样）
  - 轻或中度头痛
  - 日常活动（如步行或上楼梯）不会加重头痛
- 符合下列 2 项
  - 无恶心和呕吐
  - 畏光、畏声中不超过一项
- 不能归因于其他疾病

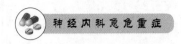

2. 频发性发作性紧张型头痛

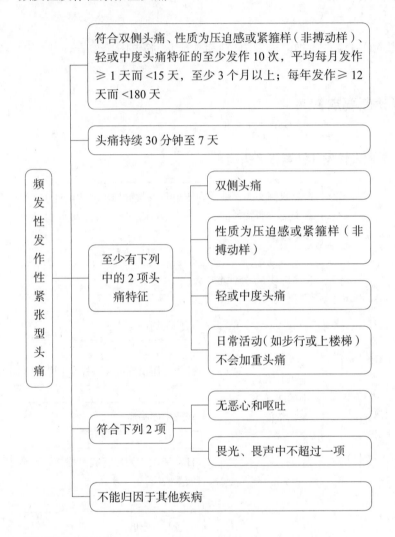

频发性发作性紧张型头痛
- 符合双侧头痛、性质为压迫感或紧箍样（非搏动样）、轻或中度头痛特征的至少发作 10 次，平均每月发作 ≥ 1 天而 <15 天，至少 3 个月以上；每年发作 ≥ 12 天而 <180 天
- 头痛持续 30 分钟至 7 天
- 至少有下列中的 2 项头痛特征
  - 双侧头痛
  - 性质为压迫感或紧箍样（非搏动样）
  - 轻或中度头痛
  - 日常活动（如步行或上楼梯）不会加重头痛
- 符合下列 2 项
  - 无恶心和呕吐
  - 畏光、畏声中不超过一项
- 不能归因于其他疾病

3. 慢性紧张型头痛

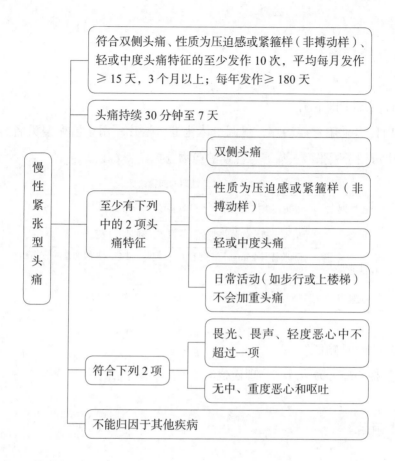

慢性紧张型头痛
- 符合双侧头痛、性质为压迫感或紧箍样（非搏动样）、轻或中度头痛特征的至少发作 10 次，平均每月发作 ≥ 15 天，3 个月以上；每年发作 ≥ 180 天
- 头痛持续 30 分钟至 7 天
- 至少有下列中的 2 项头痛特征
  - 双侧头痛
  - 性质为压迫感或紧箍样（非搏动样）
  - 轻或中度头痛
  - 日常活动（如步行或上楼梯）不会加重头痛
- 符合下列 2 项
  - 畏光、畏声、轻度恶心中不超过一项
  - 无中、重度恶心和呕吐
- 不能归因于其他疾病

【鉴别诊断】

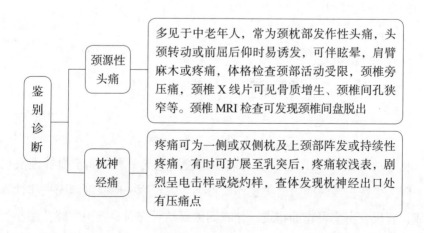

鉴别诊断
- 颈源性头痛：多见于中老年人，常为颈枕部发作性头痛，头颈转动或前屈后仰时易诱发，可伴眩晕，肩臂麻木或疼痛，体格检查颈部活动受限，颈椎旁压痛，颈椎 X 线片可见骨质增生、颈椎间孔狭窄等。颈椎 MRI 检查可发现颈椎间盘脱出
- 枕神经痛：疼痛可为一侧或双侧枕及上颈部阵发或持续性疼痛，有时可扩展至乳突后，疼痛较浅表，剧烈呈电击样或烧灼样，查体发现枕神经出口处有压痛点

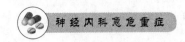

【治疗措施】

1. 急性期的治疗

TTH 多采用对症治疗，强调个体化综合治疗。用于治疗偏头痛的许多药物也可用于紧张型头痛。急性期的药物选择见表 6-1。

表 6-1　TTH 急性期的药物选择

急性期	非甾体类抗炎药或对乙酰氨基酚（扑热息痛）类
焦虑	抗焦虑药，如阿普唑仑、氯氮䓬（利眠宁）等
抑郁症状	阿米替林 25mg，每晚 1 次，口服，每 2～4d 增加 25mg，直至 50～250mg / d
肌紧张	盐酸乙哌立松（妙纳）50mg，每日 3 次，口服

2. 非药物治疗

包括心理行为治疗、物理松弛治疗、生物反馈治疗、针灸推拿治疗等。

【预后】

预后主要取决于对紧张型头痛的识别诊断、早期治疗，避免不当服药。大部分患者预后良好。

第四节　丛集性头痛

丛集性头痛（CH）是所有头痛中比较严重的一种，属于血管性头痛之一。因头痛在一段时间内密集发作而得名。表现为一侧眼眶周围发作性强烈疼痛，有反复密集发作的特点，伴有同侧眼结膜充血、流泪、瞳孔缩小、上睑下垂以及头面部出汗等自主神经症状，常在一天内固定时间发作，可持续数周以至数月。多见于青年人，20～40岁，男性发病率为女性的4～5倍，一般无家族史。

【病因】

丛集性头痛病因尚不明，一般认为是颅内、颅外血管扩张所致。Horton认为此种类型头痛与组胺关系密切，它曾对此病患者在间歇期内皮下注射组胺试验表明，60%的患者可诱发头痛发作，并且血中组胺的增高和消退均非常迅速，提示与急剧头痛发作有关。

【临床表现】

临床表现

- 突然发生，无先兆症状。头痛位于一侧眶周、眶上、眼球后和（或）颞部，呈尖锐、爆炸样、非搏动性剧痛。患者十分痛苦，坐卧不宁，头痛持续15分钟至3小时不等，此后症状迅速消失，缓解后仍可从事原有活动

- 几乎于每日同一时间，常在晚上发作，使患者从睡眠中痛醒。发作频度不一，从每日8次至隔日1次。疼痛时常伴有同侧颜面部自主神经功能症状，表现为结膜充血、流泪、流涕等副交感亢进症状，或瞳孔缩小和上睑下垂等Horner征，较少伴有恶心、呕吐

- 头痛发作可连续数周至数月（常为2周～3个月），在此期间患者头痛呈成串发作。丛集发作期常在每年的春季和（或）秋季；丛集发作期后可有数月或数年的间歇期。本病60岁以上患者少见，提示其病程有自行缓解倾向

- 在丛集期，饮酒或血管扩张药可诱发头痛发作，而在间歇期，两者均不会引起头痛发作

- 慢性丛集性头痛占丛集性头痛不足10%，可以由发作性丛集性头痛转为慢性，也可以自发作后不缓解成持续性发作。慢性丛集性头痛临床症状与发作性丛集性头痛临床症状相同，症状持续发作1年以上，间歇期不超过14天

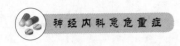

【病史采集】

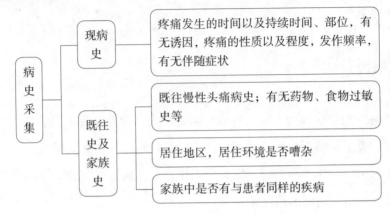

病史采集 — 现病史：疼痛发生的时间以及持续时间、部位，有无诱因，疼痛的性质以及程度，发作频率，有无伴随症状

病史采集 — 既往史及家族史：
- 既往慢性头痛病史；有无药物、食物过敏史等
- 居住地区，居住环境是否嘈杂
- 家族中是否有与患者同样的疾病

【体格检查】

检查双侧眼结膜是否充血，是否有流泪，双侧瞳孔是否等大等圆，眼睑是否有下垂以及头面部是否有出汗、发红等症状。

【辅助检查】

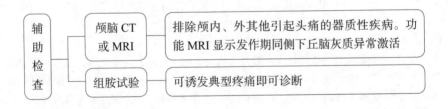

辅助检查 — 颅脑 CT 或 MRI：排除颅内、外其他引起头痛的器质性疾病。功能 MRI 显示发作期同侧下丘脑灰质异常激活

辅助检查 — 组胺试验：可诱发典型疼痛即可诊断

【诊断要点】

按国际头痛学会的头痛分类法，丛集性头痛必须符合的标准为：至少有以下特点的发作过 5 次。

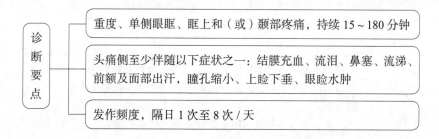

诊断要点
- 重度、单侧眼眶、眶上和（或）颞部疼痛，持续 15～180 分钟
- 头痛侧至少伴随以下症状之一：结膜充血、流泪、鼻塞、流涕、前额及面部出汗，瞳孔缩小、上睑下垂、眼睑水肿
- 发作频度，隔日 1 次至 8 次 / 天

【鉴别诊断】

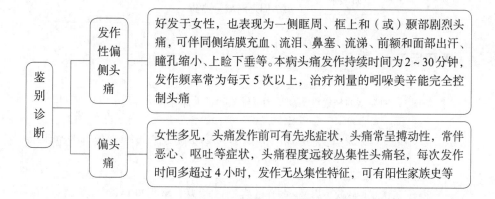

鉴别诊断
- 发作性偏侧头痛：好发于女性，也表现为一侧眶周、框上和（或）颞部剧烈头痛，可伴同侧结膜充血、流泪、鼻塞、流涕、前额和面部出汗、瞳孔缩小、上睑下垂等。本病头痛发作持续时间为 2～30 分钟，发作频率常为每天 5 次以上，治疗剂量的吲哚美辛能完全控制头痛
- 偏头痛：女性多见，头痛发作前可有先兆症状，头痛常呈搏动性，常伴恶心、呕吐等症状，头痛程度远较丛集性头痛轻，每次发作时间多超过 4 小时，发作无丛集性特征，可有阳性家族史等

【治疗措施】

1. 急性期治疗

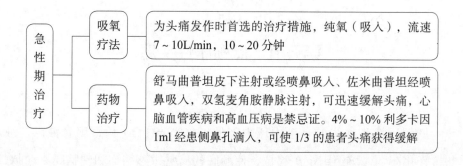

急性期治疗
- 吸氧疗法：为头痛发作时首选的治疗措施，纯氧（吸入），流速 7～10L/min，10～20 分钟
- 药物治疗：舒马曲普坦皮下注射或经喷鼻吸入、佐米曲普坦经喷鼻吸入，双氢麦角胺静脉注射，可迅速缓解头痛，心脑血管疾病和高血压病是禁忌证。4%～10% 利多卡因 1ml 经患侧鼻孔滴入，可使 1/3 的患者头痛获得缓解

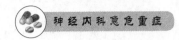

2. 预防性治疗

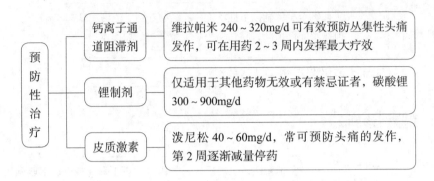

【预后】

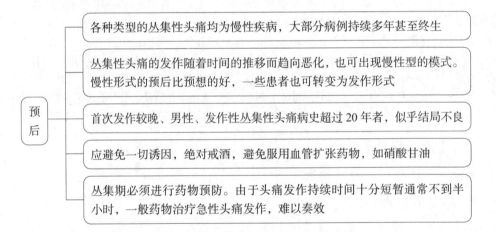

第五节 低颅压性头痛

低颅压性头痛主要是颅内压力降低（<60mmH$_2$O）后，脑脊液的"液垫"作用减弱，脑组织下沉移位，使颅底的痛觉敏感结构和硬脑膜、动脉、静脉、神经等受牵拉所致。多为体位性，患者常在直立15分钟内出现头痛

或头痛明显加剧，卧位后头痛缓解或消失。

【病因】

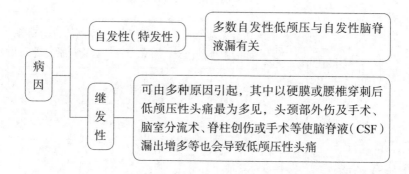

病因
- 自发性（特发性）——多数自发性低颅压与自发性脑脊液漏有关
- 继发性——可由多种原因引起，其中以硬膜或腰椎穿刺后低颅压性头痛最为多见，头颈部外伤及手术、脑室分流术、脊柱创伤或手术等使脑脊液（CSF）漏出增多等也会导致低颅压性头痛

【临床表现】

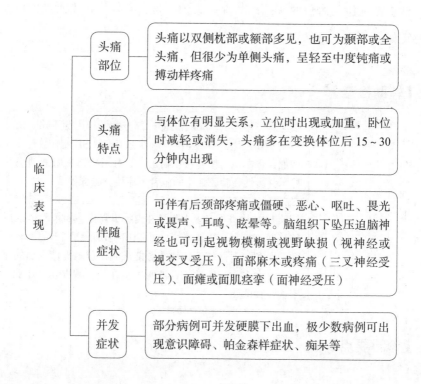

临床表现
- 头痛部位——头痛以双侧枕部或额部多见，也可为颞部或全头痛，但很少为单侧头痛，呈轻至中度钝痛或搏动样疼痛
- 头痛特点——与体位有明显关系，立位时出现或加重，卧位时减轻或消失，头痛多在变换体位后15~30分钟内出现
- 伴随症状——可伴有后颈部疼痛或僵硬、恶心、呕吐、畏光或畏声、耳鸣、眩晕等。脑组织下坠压迫脑神经也可引起视物模糊或视野缺损（视神经或视交叉受压）、面部麻木或疼痛（三叉神经受压）、面瘫或面肌痉挛（面神经受压）
- 并发症状——部分病例可并发硬膜下出血，极少数病例可出现意识障碍、帕金森样症状、痴呆等

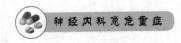

【病史采集】

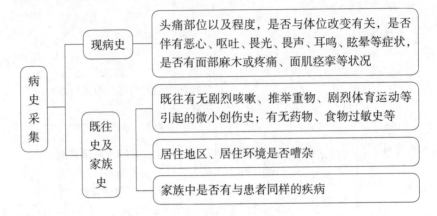

【体格检查】

检查站立位与卧位时头痛的状况，头颈部是否有外伤，视野如何以及面部感觉如何。

【辅助检查】

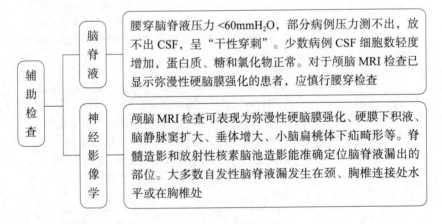

【诊断要点】

根据体位性头痛的典型临床特点应疑诊低颅压头痛，腰穿测定脑脊液压力降低（<60mmH$_2$O）可以确诊。根据病因可将低颅压头痛分为硬膜（或腰椎）穿刺后头痛、脑脊液瘘性头痛和自发性（或特发性）低颅压性头痛三类。

【鉴别诊断】

应注意与产生体位性头痛的某些疾病相鉴别，如脑和脊髓肿瘤、脑室梗阻综合征、寄生虫感染、脑静脉血栓形成、亚急性硬膜下血肿和颈椎病等。

【治疗措施】

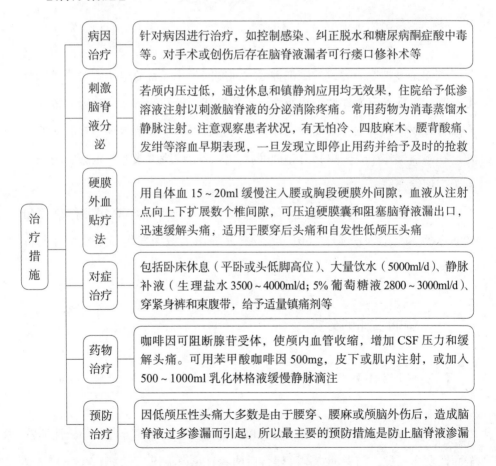

治疗措施	病因治疗	针对病因进行治疗，如控制感染、纠正脱水和糖尿病酮症酸中毒等。对手术或创伤后存在脑脊液漏者可行瘘口修补术等
	刺激脑脊液分泌	若颅内压过低，通过休息和镇静剂应用均无效果，住院给予低渗溶液注射以刺激脑脊液的分泌消除疼痛。常用药物为消毒蒸馏水静脉注射。注意观察患者状况，有无怕冷、四肢麻木、腰背酸痛、发绀等溶血早期表现，一旦发现立即停止用药并给予及时的抢救
	硬膜外血贴疗法	用自体血15~20ml缓慢注入腰或胸段硬膜外间隙，血液从注射点向上下扩展数个椎间隙，可压迫硬膜囊和阻塞脑脊液漏出口，迅速缓解头痛，适用于腰穿后头痛和自发性低颅压头痛
	对症治疗	包括卧床休息（平卧或头低脚高位）、大量饮水（5000ml/d）、静脉补液（生理盐水3500~4000ml/d；5%葡萄糖液2800~3000ml/d）、穿紧身裤和束腹带，给予适量镇痛剂等
	药物治疗	咖啡因可阻断腺苷受体，使颅内血管收缩，增加CSF压力和缓解头痛。可用苯甲酸咖啡因500mg，皮下或肌内注射，或加入500~1000ml乳化林格液缓慢静脉滴注
	预防治疗	因低颅压性头痛大多数是由于腰穿、腰麻或颅脑外伤后，造成脑脊液过多渗漏而引起，所以最主要的预防措施是防止脑脊液渗漏

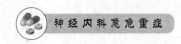

第七章　癫　痫

第一节　癫痫分类

癫痫是多种原因导致的脑部神经元高度同步化异常放电所致的临床综合征，临床表现具有发作性、短暂性、重复性和刻板性的特点。临床上每次发作或每种发作的过程称为痫性发作，一个患者可有一种或数种形式的痫性发作。在癫痫发作中，一组具有相似症状和体征特性所组成的特定癫痫现象统称为癫痫综合征。

目前普遍应用的是国际抗癫痫联盟（ILAE）1981 年癫痫发作分类和 1989 年癫痫综合征分类，2001 年 ILAE 又提出了癫痫发作和癫痫综合征新的分类。

一、癫痫发作的分类

【部分性发作】

根据发作时有无意识障碍，分为单纯部分性、复杂部分性、部分性继发全面性发作三类，前者无意识障碍，后两者有意识障碍。

1. 单纯部分性发作

发作一般不超过 1 分钟,无意识障碍,发作后能复述发作时的细节。分为以下 4 型。

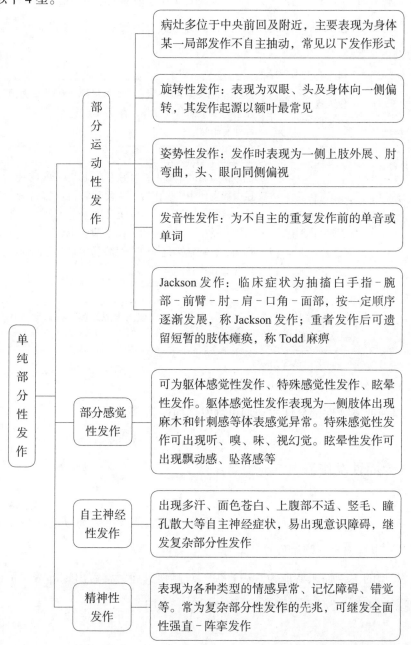

病灶多位于中央前回及附近,主要表现为身体某一局部发作不自主抽动,常见以下发作形式

旋转性发作:表现为双眼、头及身体向一侧偏转,其发作起源以额叶最常见

姿势性发作:发作时表现为一侧上肢外展、肘弯曲,头、眼向同侧偏视

发音性发作:为不自主的重复发作前的单音或单词

Jackson 发作:临床症状为抽搐白手指-腕部-前臂-肘-肩-口角-面部,按一定顺序逐渐发展,称 Jackson 发作;重者发作后可遗留短暂的肢体瘫痪,称 Todd 麻痹

可为躯体感觉性发作、特殊感觉性发作、眩晕性发作。躯体感觉性发作表现为一侧肢体出现麻木和针刺感等体表感觉异常。特殊感觉性发作可出现听、嗅、味、视幻觉。眩晕性发作可出现飘动感、坠落感等

出现多汗、面色苍白、上腹部不适、竖毛、瞳孔散大等自主神经症状,易出现意识障碍,继发复杂部分性发作

表现为各种类型的情感异常、记忆障碍、错觉等。常为复杂部分性发作的先兆,可继发全面性强直-阵挛发作

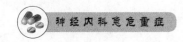

2. 复杂部分性发作

又称精神运动性发作，由于病灶多在颞叶，故又称颞叶癫痫。发作时出现不同程度的意识障碍，发作后能部分或完全不能复述发作时的细节。主要分为以下 3 型。

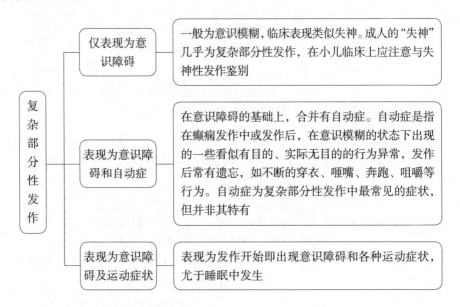

3. 部分性发作继发全面性发作

单纯或复杂性部分性发作均可继发全面性强拳发作。

【全面性发作】

多于发作初始出现意识丧失，起源于双侧脑部。可分为以下 6 型。

1. 全身强直–阵挛发作

此型的主要临床特征为意识丧失、双侧强直后紧接着出现阵挛。早期可出现意识丧失、跌倒。随后的发作分为以下 3 期。

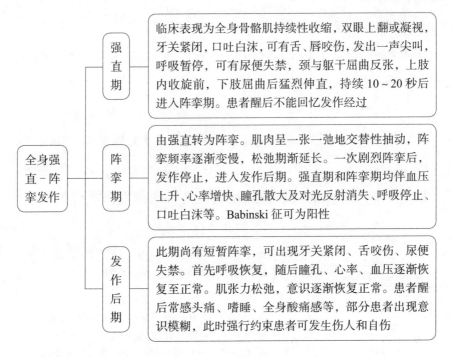

全身强直-阵挛发作

强直期
临床表现为全身骨骼肌持续性收缩，双眼上翻或凝视，牙关紧闭，口吐白沫，可有舌、唇咬伤，发出一声尖叫，呼吸暂停，可有尿便失禁，颈与躯干屈曲反张，上肢内收旋前，下肢屈曲后猛烈伸直，持续 10~20 秒后进入阵挛期。患者醒后不能回忆发作经过

阵挛期
由强直转为阵挛。肌肉呈一张一弛地交替性抽动，阵挛频率逐渐变慢，松弛期渐延长。一次剧烈阵挛后，发作停止，进入发作后期。强直期和阵挛期均伴血压上升、心率增快、瞳孔散大及对光反射消失、呼吸停止、口吐白沫等。Babinski 征可为阳性

发作后期
此期尚有短暂阵挛，可出现牙关紧闭、舌咬伤、尿便失禁。首先呼吸恢复，随后瞳孔、心率、血压逐渐恢复至正常。肌张力松弛，意识逐渐恢复正常。患者醒后常感头痛、嗜睡、全身酸痛感等，部分患者出现意识模糊，此时强行约束患者可发生伤人和自伤

2. 强直性发作

多见于儿童，多于睡眠中发作，表现为全身骨骼肌强直性收缩。常伴有面色苍白等自主神经症状。持续数秒至数十秒。

3. 阵挛性发作

几乎均发生在婴幼儿。临床特征为发作前无强直期，出现重复阵挛性抽动伴意识丧失。

4. 失神发作

分典型失神发作和不典型失神发作两型。

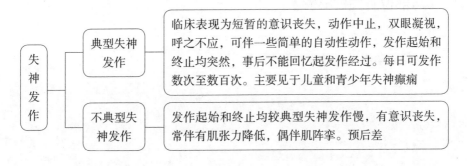

失神发作

典型失神发作
临床表现为短暂的意识丧失，动作中止，双眼凝视，呼之不应，可伴一些简单的自动性动作，发作起始和终止均突然，事后不能回忆起发作经过。每日可发作数次至数百次。主要见于儿童和青少年失神癫痫

不典型失神发作
发作起始和终止均较典型失神发作慢，有意识丧失，常伴有肌张力降低，偶伴肌阵挛。预后差

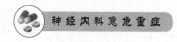

5. 肌阵挛发作

表现为全身或某个肌群、肢体出现快速、短暂、触电样肌肉收缩。可见于任何年龄。

6. 失张力发作

指肌张力突然降低或丧失，引起头或肢体下垂，导致患者跌倒或猝倒。

【2001年国际抗癫痫联盟新提出的几种癫痫发作类型】

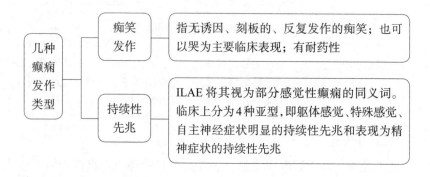

二、癫痫或癫痫综合征的分类

癫痫发作是指一次发作的全过程，癫痫或癫痫综合征是一组疾病或综合征的总称。

【与部位有关的癫痫】

1. 与年龄有关的特发性癫痫

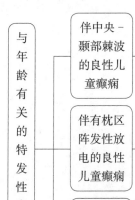

与年龄有关的特发性癫痫	伴中央-颞部棘波的良性儿童癫痫	多发于 3~13 岁,男童多见。多于夜间发作,临床表现为一侧面部或口角短暂的运动性发作,常伴躯体感觉症状。卡马西平或丙戊酸钠治疗有效。多数患者青春期可自愈
	伴有枕区阵发性放电的良性儿童癫痫	好发于 1~14 岁。发作先为视觉症状(包括黑蒙、闪光等)、呕吐,随后出现眼肌阵挛、偏侧阵挛,亦可合并全面强直-阵挛发作及自动症。可用卡马西平或丙戊酸钠治疗
	原发性阅读性癫痫	阅读诱发,表现为阅读时出现下颌阵挛,常伴手臂痉挛,如继续阅读则出现全面强直-阵挛发作

2. 症状性癫痫

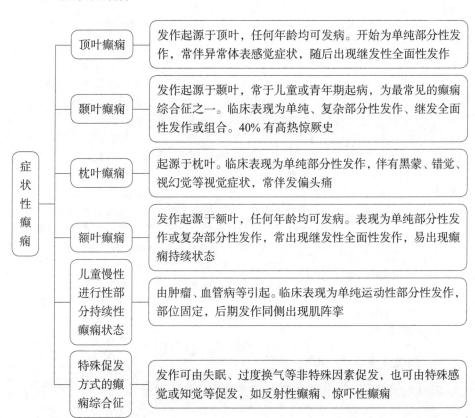

症状性癫痫	顶叶癫痫	发作起源于顶叶,任何年龄均可发病。开始为单纯部分性发作,常伴异常体表感觉症状,随后出现继发性全面性发作
	颞叶癫痫	发作起源于颞叶,常于儿童或青年期起病,为最常见的癫痫综合征之一。临床表现为单纯、复杂部分性发作、继发全面性发作或组合。40% 有高热惊厥史
	枕叶癫痫	起源于枕叶。临床表现为单纯部分性发作,伴有黑蒙、错觉、视幻觉等视觉症状,常伴发偏头痛
	额叶癫痫	发作起源于额叶,任何年龄均可发病。表现为单纯部分性发作或复杂部分性发作,常出现继发性全面性发作,易出现癫痫持续状态
	儿童慢性进行性部分持续性癫痫状态	由肿瘤、血管病等引起。临床表现为单纯运动性部分性发作,部位固定,后期发作同侧出现肌阵挛
	特殊促发方式的癫痫综合征	发作可由失眠、过度换气等非特殊因素促发,也可由特殊感觉或知觉等促发,如反射性癫痫、惊吓性癫痫

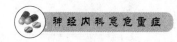

3. 隐源性癫痫

无明确病因，多为继发性癫痫。

【全面性癫痫和癫痫综合征】

1. 与年龄有关的特发性癫痫

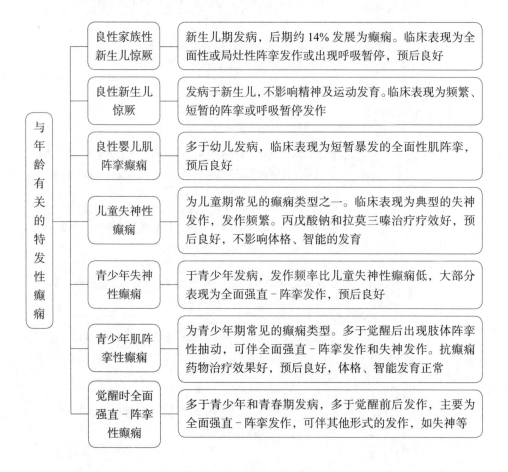

与年龄有关的特发性癫痫	良性家族性新生儿惊厥	新生儿期发病，后期约 14% 发展为癫痫。临床表现为全面性或局灶性阵挛发作或出现呼吸暂停，预后良好
	良性新生儿惊厥	发病于新生儿，不影响精神及运动发育。临床表现为频繁、短暂的阵挛或呼吸暂停发作
	良性婴儿肌阵挛癫痫	多于幼儿发病，临床表现为短暂暴发的全面性肌阵挛，预后良好
	儿童失神性癫痫	为儿童期常见的癫痫类型之一。临床表现为典型的失神发作，发作频繁。丙戊酸钠和拉莫三嗪治疗疗效好，预后良好，不影响体格、智能的发育
	青少年失神性癫痫	于青少年发病，发作频率比儿童失神性癫痫低，大部分表现为全面强直 - 阵挛发作，预后良好
	青少年肌阵挛性癫痫	为青少年期常见的癫痫类型。多于觉醒后出现肢体阵挛性抽动，可伴全面强直 - 阵挛发作和失神发作。抗癫痫药物治疗效果好，预后良好，体格、智能发育正常
	觉醒时全面强直 - 阵挛性癫痫	多于青少年和青春期发病，多于觉醒前后发作，主要为全面强直 - 阵挛发作，可伴其他形式的发作，如失神等

2. 隐源性或症状性癫痫

指无明确病因，但根据临床特征推测为症状性癫痫。

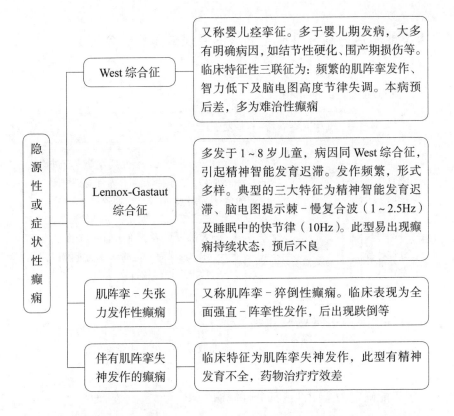

隐源性或症状性癫痫

West 综合征
又称婴儿痉挛征。多于婴儿期发病，大多有明确病因，如结节性硬化、围产期损伤等。临床特征性三联征为：频繁的肌阵挛发作、智力低下及脑电图高度节律失调。本病预后差，多为难治性癫痫

Lennox-Gastaut 综合征
多发于 1～8 岁儿童，病因同 West 综合征，引起精神智能发育迟滞。发作频繁，形式多样。典型的三大特征为精神智能发育迟滞、脑电图提示棘－慢复合波（1～2.5Hz）及睡眠中的快节律（10Hz）。此型易出现癫痫持续状态，预后不良

肌阵挛－失张力发作性癫痫
又称肌阵挛－猝倒性癫痫。临床表现为全面强直－阵挛性发作，后出现跌倒等

伴有肌阵挛失神发作的癫痫
临床特征为肌阵挛失神发作，此型有精神发育不全，药物治疗疗效差

3. 症状性或继发性癫痫

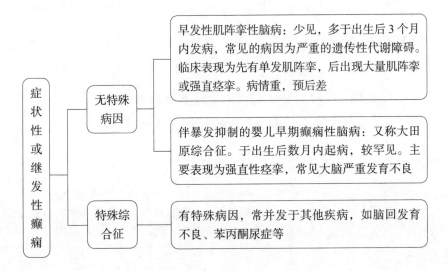

症状性或继发性癫痫

无特殊病因
早发性肌阵挛性脑病：少见，多于出生后 3 个月内发病，常见的病因为严重的遗传性代谢障碍。临床表现为先有单发肌阵挛，后出现大量肌阵挛或强直痉挛。病情重，预后差

伴暴发抑制的婴儿早期癫痫性脑病：又称大田原综合征。于出生后数月内起病，较罕见。主要表现为强直性痉挛，常见大脑严重发育不良

特殊综合征
有特殊病因，常并发于其他疾病，如脑回发育不良、苯丙酮尿症等

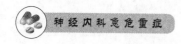

【不能确定为部分性或全面性的癫痫或癫痫综合征】

1. 既有全面性又有部分性发作

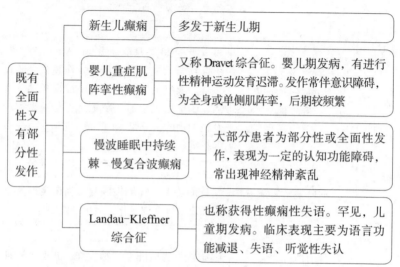

2. 未能确定为全面性或部分性癫痫

临床上不能明确为全面或部分性的所有病例。

【特殊综合征】

如热性癫痫、出现急性代谢或中毒后的癫痫发作或孤立癫痫发作等。2001年ILAE新提出了几个经过临床验证的癫痫和癫痫综合征。

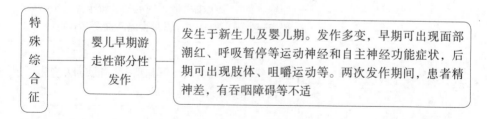

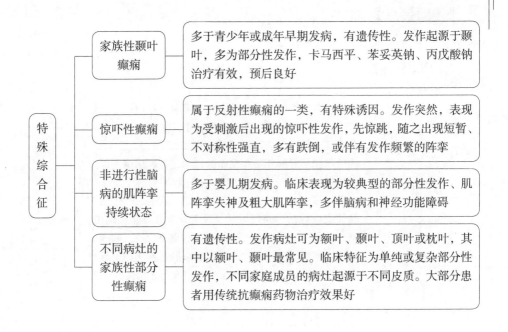

特殊综合征	家族性颞叶癫痫	多于青少年或成年早期发病，有遗传性。发作起源于颞叶，多为部分性发作，卡马西平、苯妥英钠、丙戊酸钠治疗有效，预后良好
	惊吓性癫痫	属于反射性癫痫的一类，有特殊诱因。发作突然，表现为受刺激后出现的惊吓性发作，先惊跳，随之出现短暂、不对称性强直，多有跌倒，或伴有发作频繁的阵挛
	非进行性脑病的肌阵挛持续状态	多于婴儿期发病。临床表现为较典型的部分性发作、肌阵挛失神及粗大肌阵挛，多伴脑病和神经功能障碍
	不同病灶的家族性部分性癫痫	有遗传性。发作病灶可为额叶、颞叶、顶叶或枕叶，其中以额叶、颞叶最常见。临床特征为单纯或复杂部分性发作，不同家庭成员的病灶起源于不同皮质。大部分患者用传统抗癫痫药物治疗效果好

第二节 癫痫诊断

【诊断原则】

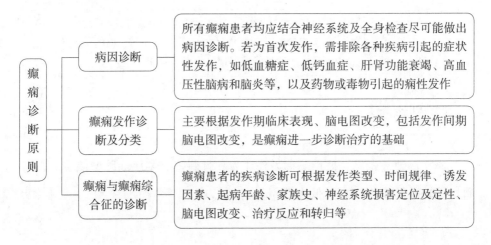

癫痫诊断原则	病因诊断	所有癫痫患者均应结合神经系统及全身检查尽可能做出病因诊断。若为首次发作，需排除各种疾病引起的症状性发作，如低血糖症、低钙血症、肝肾功能衰竭、高血压性脑病和脑炎等，以及药物或毒物引起的痫性发作
	癫痫发作诊断及分类	主要根据发作期临床表现、脑电图改变，包括发作间期脑电图改变，是癫痫进一步诊断治疗的基础
	癫痫与癫痫综合征的诊断	癫痫患者的疾病诊断可根据发作类型、时间规律、诱发因素、起病年龄、家族史、神经系统损害定位及定性、脑电图改变、治疗反应和转归等

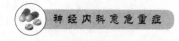

【诊断要点】

1. 病史和体检

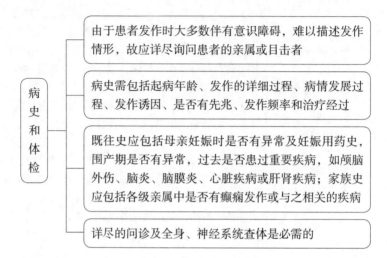

病史和体检
- 由于患者发作时大多数伴有意识障碍，难以描述发作情形，故应详尽询问患者的亲属或目击者
- 病史需包括起病年龄、发作的详细过程、病情发展过程、发作诱因、是否有先兆、发作频率和治疗经过
- 既往史应包括母亲妊娠时是否有异常及妊娠用药史，围产期是否有异常，过去是否患过重要疾病，如颅脑外伤、脑炎、脑膜炎、心脏疾病或肝肾疾病；家族史应包括各级亲属中是否有癫痫发作或与之相关的疾病
- 详尽的问诊及全身、神经系统查体是必需的

2. 辅助检查

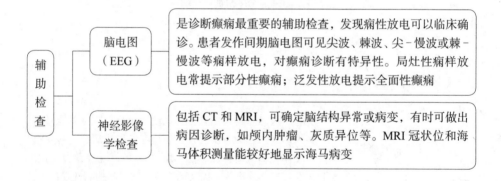

辅助检查
- 脑电图（EEG）：是诊断癫痫最重要的辅助检查，发现痫性放电可以临床确诊。患者发作间期脑电图可见尖波、棘波、尖－慢波或棘－慢波等痫样放电，对癫痫诊断有特异性。局灶性痫样放电常提示部分性癫痫；泛发性放电提示全面性癫痫
- 神经影像学检查：包括 CT 和 MRI，可确定脑结构异常或病变，有时可做出病因诊断，如颅内肿瘤、灰质异位等。MRI 冠状位和海马体积测量能较好地显示海马病变

【鉴别诊断】

癫痫需要与晕厥、假性癫痫发作、发作性睡病、基底动脉型偏头痛、短暂性脑缺血发作（TIA）、低血糖相鉴别。

多有明显诱因，常有恶心、头晕、无力、震颤、腹部沉重感或眼前发黑等先兆。跌倒时较缓慢，表现为面色苍白、出汗，少数患者可出现四肢强直 - 阵挛性抽搐，多发作于意识障碍丧失 10 秒以后，且持续时间短，强度较弱

晕厥

单纯性晕厥发生于直立位或坐位，卧位时出现发作多提示痫性发作。晕厥引起的意识丧失极少超过 15 秒，以意识迅速恢复并完全清醒为特点，不伴发作后意识模糊

基底动脉型偏头痛

因有意识障碍应与失神发作相鉴别，但其发生缓慢，程度较轻，意识丧失前常有梦样感觉；偏头痛为双侧，多伴有眩晕、共济失调、双眼视物模糊或眼球运动障碍，脑电图可有枕区棘波

鉴别诊断

发作性睡病

可引起意识丧失和猝倒，易误诊为癫痫。根据突然发作的不可抑制的睡眠、睡眠瘫痪、入睡前幻觉及猝倒四联征可鉴别

短暂性脑缺血发作

多发生于老年人，常有动脉硬化、冠心病、高血压、糖尿病等病史，临床症状多为缺失症状，肢体抽动不规则，也无头颈部转动，症状常持续 15 分钟至数小时，脑电图无明显痫性放电

假性癫痫发作

又称癔症样发作，由心理障碍而非脑电紊乱引起的脑部功能异常。可有运动、感觉和意识模糊等类似癫痫发作症状。发作时脑电图上无相应的痫性放电和抗癫痫治疗无效是鉴别的关键

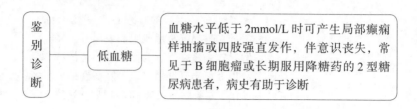

鉴别诊断 —— 低血糖 —— 血糖水平低于 2mmol/L 时可产生局部癫痫样抽搐或四肢强直发作，伴意识丧失，常见于 B 细胞瘤或长期服用降糖药的 2 型糖尿病患者，病史有助于诊断

第三节　癫痫治疗

【治疗目的】

癫痫治疗以药物治疗为主，药物治疗应达到 3 个目的。

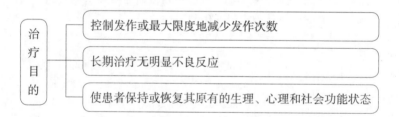

治疗目的 —— 控制发作或最大限度地减少发作次数

长期治疗无明显不良反应

使患者保持或恢复其原有的生理、心理和社会功能状态

【初始治疗的选药原则】

初始治疗时，根据发作类型选药应遵循以下原则，见表 7-1。

表 7-1　癫痫初始治疗的选药原则

发作类型和癫痫综合征	药　物
成人部分性发作	A 级：卡马西平、苯妥英钠
	B 级：丙戊酸钠
	C 级：加巴喷丁、拉莫三嗪、奥卡西平、苯巴比妥、托吡酯、氨己烯酸

续表

发作类型和癫痫综合征	药　物
儿童部分性发作	A级：奥卡西平
	B级：无
	C级：卡马西平、苯巴比妥、苯妥英钠、托吡酯、丙戊酸钠
老年人部分性发作	A级：加巴喷丁、拉莫三嗪
	B级：无
	C级：卡马西平
成人全面强直-阵挛发作	A级：无
	B级：无
	C级：卡马西平、拉莫三嗪、奥卡西平、苯巴比妥、苯妥英钠、托吡酯、丙戊酸钠
儿童全面强直-阵挛发作	A级：无
	B级：无
	C级：卡马西平、苯巴比妥、苯妥英钠、托吡酯、丙戊酸钠
儿童失神发作	A级：无
	B级：无
	C级：乙琥胺、托莫三嗪、丙戊酸钠
伴中央-颞部棘波的良性儿童癫痫	A级：无
	B级：无
	C级：卡马西平、丙戊酸钠

注：A、B、C代表效能/作用的证据水平由高到低排列；A、B级：该药物应考虑作为该类型的初始单药治疗；C级：该药物可考虑作为该类型的初始单药治疗

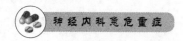
【发作期间选药次序】

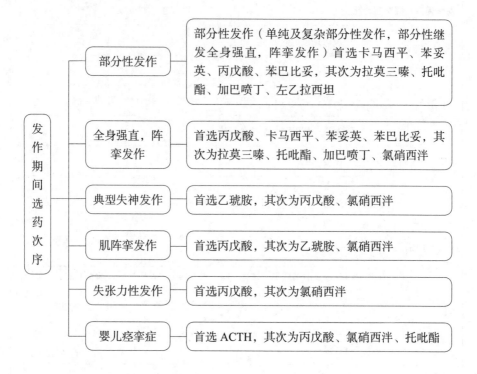

	部分性发作	部分性发作（单纯及复杂部分性发作，部分性继发全身强直，阵挛发作）首选卡马西平、苯妥英、丙戊酸、苯巴比妥，其次为拉莫三嗪、托吡酯、加巴喷丁、左乙拉西坦
发作期间选药次序	全身强直，阵挛发作	首选丙戊酸、卡马西平、苯妥英、苯巴比妥，其次为拉莫三嗪、托吡酯、加巴喷丁、氯硝西泮
	典型失神发作	首选乙琥胺，其次为丙戊酸、氯硝西泮
	肌阵挛发作	首选丙戊酸，其次为乙琥胺、氯硝西泮
	失张力性发作	首选丙戊酸，其次为氯硝西泮
	婴儿痉挛症	首选 ACTH，其次为丙戊酸、氯硝西泮、托吡酯

【考虑多药治疗的情形】

大多数类型的癫痫开始都应用单药治疗。在以下情况下可考虑多药治疗。

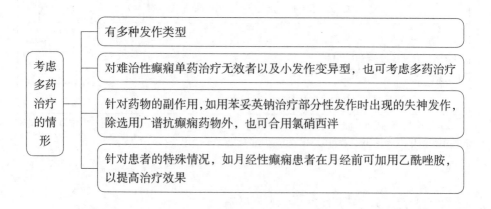

	有多种发作类型
考虑多药治疗的情形	对难治性癫痫单药治疗无效者以及小发作变异型，也可考虑多药治疗
	针对药物的副作用，如用苯妥英钠治疗部分性发作时出现的失神发作，除选用广谱抗癫痫药物外，也可合用氯硝西泮
	针对患者的特殊情况，如月经性癫痫患者在月经前可加用乙酰唑胺，以提高治疗效果

【停药时机与方法】

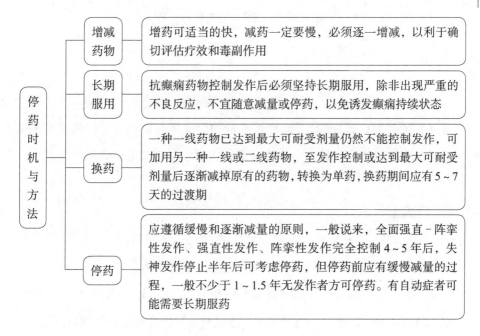

停药时机与方法

- **增减药物**：增药可适当的快，减药一定要慢，必须逐一增减，以利于确切评估疗效和毒副作用

- **长期服用**：抗癫痫药物控制发作后必须坚持长期服用，除非出现严重的不良反应，不宜随意减量或停药，以免诱发癫痫持续状态

- **换药**：一种一线药物已达到最大可耐受剂量仍然不能控制发作，可加用另一种一线或二线药物，至发作控制或达到最大可耐受剂量后逐渐减掉原有的药物，转换为单药，换药期间应有5～7天的过渡期

- **停药**：应遵循缓慢和逐渐减量的原则，一般说来，全面强直－阵挛性发作、强直性发作、阵挛性发作完全控制4～5年后，失神发作停止半年后可考虑停药，但停药前应有缓慢减量的过程，一般不少于1～1.5年无发作者方可停药。有自动症者可能需要长期服药

【药物难治性癫痫的手术治疗】

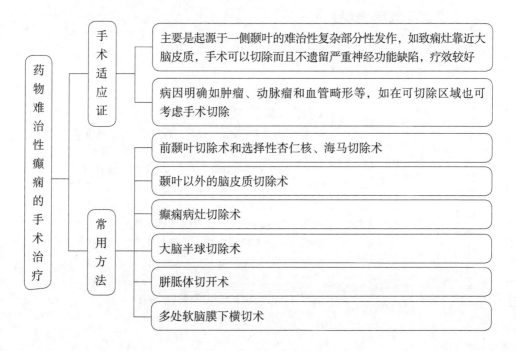

药物难治性癫痫的手术治疗

- **手术适应证**：
  - 主要是起源于一侧颞叶的难治性复杂部分性发作，如致痫灶靠近大脑皮质，手术可以切除而且不遗留严重神经功能缺陷，疗效较好
  - 病因明确如肿瘤、动脉瘤和血管畸形等，如在可切除区域也可考虑手术切除

- **常用方法**：
  - 前颞叶切除术和选择性杏仁核、海马切除术
  - 颞叶以外的脑皮质切除术
  - 癫痫病灶切除术
  - 大脑半球切除术
  - 胼胝体切开术
  - 多处软脑膜下横切术

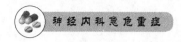

第四节　癫痫持续状态

癫痫持续状态（SE）或称癫痫状态，是癫痫连续发作之间意识尚未完全恢复又频繁再发，或癫痫发作持续 30 分钟以上未自行停止。任何类型的癫痫均可出现癫痫状态，其中全面性强直－阵挛发作最常见，危害性最大。

【病因】

癫痫持续状态最常见的原因是不恰当地停用抗癫痫药物（AEDs）或因急性脑病、脑卒中、脑炎、外伤、肿瘤和药物中毒等引起，个别患者原因不明。不规范 AEDs 治疗、感染、精神因素、过度疲劳、孕产和饮酒等均可诱发。

【类型与临床表现】

1. 全面性发作持续状态

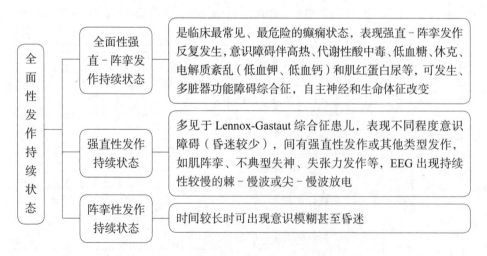

全面性发作持续状态	全面性强直－阵挛发作持续状态	是临床最常见、最危险的癫痫状态，表现强直－阵挛发作反复发生，意识障碍伴高热、代谢性酸中毒、低血糖、休克、电解质紊乱（低血钾、低血钙）和肌红蛋白尿等，可发生、多脏器功能障碍综合征，自主神经和生命体征改变
	强直性发作持续状态	多见于 Lennox-Gastaut 综合征患儿，表现不同程度意识障碍（昏迷较少），间有强直性发作或其他类型发作，如肌阵挛、不典型失神、失张力发作等，EEG 出现持续性较慢的棘－慢波或尖－慢波放电
	阵挛性发作持续状态	时间较长时可出现意识模糊甚至昏迷

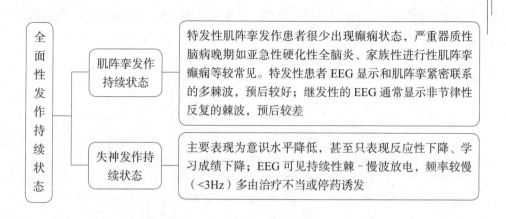

全面性发作持续状态

肌阵挛发作持续状态：特发性肌阵挛发作患者很少出现癫痫状态，严重器质性脑病晚期如亚急性硬化性全脑炎、家族性进行性肌阵挛癫痫等较常见。特发性患者 EEG 显示和肌阵挛紧密联系的多棘波，预后较好；继发性的 EEG 通常显示非节律性反复的棘波，预后较差

失神发作持续状态：主要表现为意识水平降低，甚至只表现反应性下降、学习成绩下降；EEG 可见持续性棘 - 慢波放电，频率较慢（<3Hz）多由治疗不当或停药诱发

2. 部分性发作持续状态

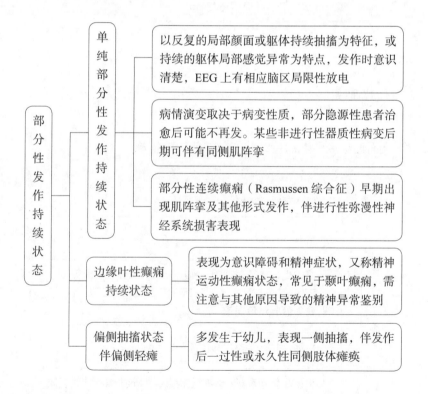

部分性发作持续状态

单纯部分性发作持续状态：以反复的局部颜面或躯体持续抽搐为特征，或持续的躯体局部感觉异常为特点，发作时意识清楚，EEG 上有相应脑区局限性放电

病情演变取决于病变性质，部分隐源性患者治愈后可能不再发。某些非进行性器质性病变后期可伴有同侧肌阵挛

部分性连续癫痫（Rasmussen 综合征）早期出现肌阵挛及其他形式发作，伴进行性弥漫性神经系统损害表现

边缘叶性癫痫持续状态：表现为意识障碍和精神症状，又称精神运动性癫痫状态，常见于颞叶癫痫，需注意与其他原因导致的精神异常鉴别

偏侧抽搐状态伴偏侧轻瘫：多发生于幼儿，表现一侧抽搐，伴发作后一过性或永久性同侧肢体瘫痪

【病史采集】

主要询问有无引起癫痫持续状态的原因，如不恰当地停用抗癫痫药、急

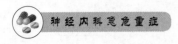

性脑病、脑卒中、脑炎、外伤、肿瘤、药物中毒等，以及诱因，如不规范抗癫痫药治疗、感染、精神因素、过度疲劳、孕产和饮酒等。

【治疗原则】

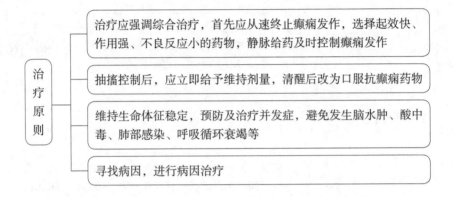

治疗原则
- 治疗应强调综合治疗，首先应从速终止癫痫发作，选择起效快、作用强、不良反应小的药物，静脉给药及时控制癫痫发作
- 抽搐控制后，应立即给予维持剂量，清醒后改为口服抗癫痫药物
- 维持生命体征稳定，预防及治疗并发症，避免发生脑水肿、酸中毒、肺部感染、呼吸循环衰竭等
- 寻找病因，进行病因治疗

【治疗措施】

1. 全面性惊厥性癫痫持续状态的一般治疗措施

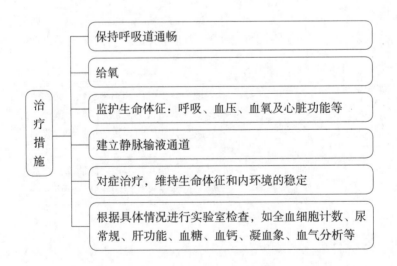

治疗措施
- 保持呼吸道通畅
- 给氧
- 监护生命体征：呼吸、血压、血氧及心脏功能等
- 建立静脉输液通道
- 对症治疗，维持生命体征和内环境的稳定
- 根据具体情况进行实验室检查，如全血细胞计数、尿常规、肝功能、血糖、血钙、凝血象、血气分析等

2. 在 30 分钟内终止全面性惊厥性癫痫持续状态发作的治疗

地西泮 —— 为首选药物，起效快，1~3 分钟即可生效，作用持续时间短。建议给予患者心电、血压、呼吸监测。成年人首次静脉注射 10~20mg，注射速度 <2~5mg/min，如癫痫持续或复发，于 15 分钟后重复给药，或用 100~200mg 溶于 5% 葡萄糖氯化钠溶液中，于 12 小时内缓慢滴注

丙戊酸 —— 丙戊酸注射液 15~30mg/kg 静脉推注后，以 1mg/（kg·h）的速度静脉滴注维持

劳拉西泮 —— 静脉注射成年人推荐用药剂量 4mg，缓慢注射，注射速度 <2mg/min，如癫痫持续或复发，可于 15 分钟后按相同剂量充分给药。如再无效果，则采取其他措施。12 小时内用量不超过 8mg，18 岁以下患者不推荐。作用时间较地西泮长，副作用类似于地西泮

苯妥英 —— 成年人静脉注射每次 150~250mg，注射速度 <50mg/min，必要时 30 分钟后可以再次静脉注射 100~150mg，一日总量不超过 500mg。静脉注射速度过快易导致房室传导阻滞、低血压、心动过缓，甚至心脏骤停、呼吸抑制，有引起结节性动脉周围炎的报道。注意监测心电图及血压。无抑制呼吸以及影响意识作用

水合氯醛 —— 10% 水合氯醛 20~30ml 加等量植物油保留灌肠

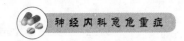

第八章　中枢神经系统感染性疾病

第一节　单纯疱疹病毒性脑炎

单纯疱疹病毒性脑炎（HSE）是单纯疱疹病毒（HSV）感染引起的一种急性中枢神经系统感染性疾病，HSV 最常侵及大脑颞叶、额叶及边缘系统，引起脑组织出血性坏死和（或）变态反应性脑损害，因此又称为急性坏死性脑炎，是中枢神经系统最常见的病毒感染性疾病。一年四季均可发病，无明显性别差异，任何年龄均可发病。

【病因】

HSV 是一种嗜神经 DNA 病毒，分为 1 型和 2 型。约 90% 人类 HSE 由 HSV-1 型引起，引起口唇疱疹，是成人及较大儿童的单纯疱疹及其脑炎的病原体；6%～15% 由 HSV-2 型所致，是新生儿疱疹感染包括脑炎的病因，HSV-2 型主要通过性接触传播，新生儿可通过胎盘或经产道感染。

【临床表现】

临床表现

HSE 在任何年龄均可发病，约 2/3 的病例发生于 40 岁以上的成人，发病无季节性。原发感染潜伏期为 2～21 天，平均 6 天。前驱期可有发热、周身不适、头痛、肌痛、嗜睡、腹痛或腹泻等症状。通常急性起病，约 1/4 的患者有口唇疱疹史，可有高热达 38.4～40.0℃。病程数日至 2 个月

常见症状包括头痛、呕吐、轻微意识障碍、记忆丧失、嗅觉缺失、轻偏瘫、失语、偏盲、共济失调和颈强，可见展神经麻痹，眼球协同功能障碍，以及震颤、舞蹈样动作和肌阵挛等

约 1/3 的患者出现全面性或部分性癫痫发作，可为首发症状，常见单纯部分性发作继发全面性发作，复杂部分性发作提示颞叶受损。部分患者精神症状突出或为首发或唯一症状，表现注意力涣散、反应迟钝、言语减少、淡漠、呆坐、木僵或缄默，也可有动作增多、行为奇特及冲动行为，智能障碍明显，生活不能自理

病情常在数日内快速进展，出现意识障碍，如意识模糊或谵妄，随病情加重出现嗜睡、昏睡、昏迷或去皮质状态，部分患者疾病早期迅即昏迷。重症患者因广泛脑实质坏死和脑水肿引起颅内压增高和脑疝，甚至导致死亡。存活患者常遗留记忆和行为障碍等后遗症

【病史采集】

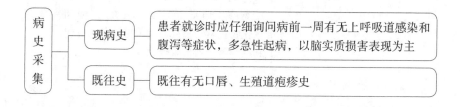

病史采集

现病史　患者就诊时应仔细询问病前一周有无上呼吸道感染和腹泻等症状，多急性起病，以脑实质损害表现为主

既往史　既往有无口唇、生殖道疱疹史

【体格检查】

首发症状多为精神和行为异常，如性格改变、记忆力下降、定向力障碍

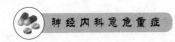

等，然后出现神经功能受损、意识障碍、癫痫发作等，重症可表现为去大脑强直或去皮层状态。

【辅助检查】

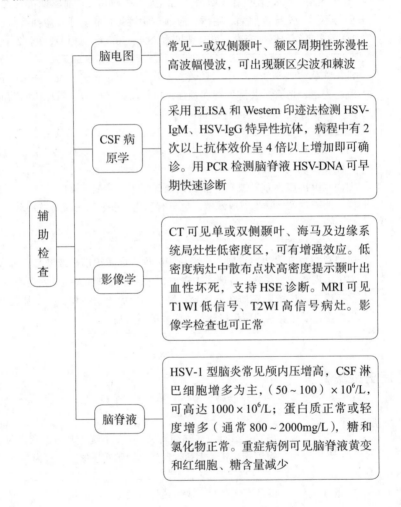

	脑电图	常见一或双侧颞叶、额区周期性弥漫性高波幅慢波，可出现颞区尖波和棘波
辅助检查	CSF 病原学	采用 ELISA 和 Western 印迹法检测 HSV-IgM、HSV-IgG 特异性抗体，病程中有 2 次以上抗体效价呈 4 倍以上增加即可确诊。用 PCR 检测脑脊液 HSV-DNA 可早期快速诊断
	影像学	CT 可见单或双侧颞叶、海马及边缘系统局灶性低密度区，可有增强效应。低密度病灶中散布点状高密度提示颞叶出血性坏死，支持 HSE 诊断。MRI 可见 T1WI 低信号、T2WI 高信号病灶。影像学检查也可正常
	脑脊液	HSV-1 型脑炎常见颅内压增高，CSF 淋巴细胞增多为主，$(50 \sim 100) \times 10^6/L$，可高达 $1000 \times 10^6/L$；蛋白质正常或轻度增多（通常 $800 \sim 2000mg/L$），糖和氯化物正常。重症病例可见脑脊液黄变和红细胞、糖含量减少

【诊断要点】

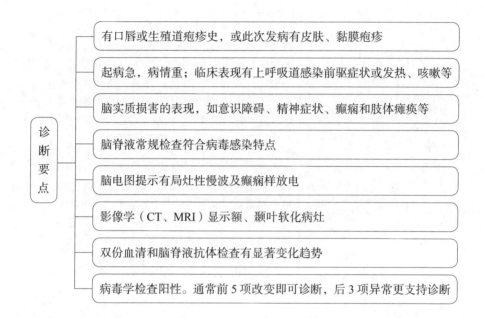

诊断要点

- 有口唇或生殖道疱疹史，或此次发病有皮肤、黏膜疱疹
- 起病急，病情重；临床表现有上呼吸道感染前驱症状或发热、咳嗽等
- 脑实质损害的表现，如意识障碍、精神症状、癫痫和肢体瘫痪等
- 脑脊液常规检查符合病毒感染特点
- 脑电图提示有局灶性慢波及癫痫样放电
- 影像学（CT、MRI）显示额、颞叶软化病灶
- 双份血清和脑脊液抗体检查有显著变化趋势
- 病毒学检查阳性。通常前5项改变即可诊断，后3项异常更支持诊断

【鉴别诊断】

HSE需要与某些颅内占位性病变及其他中枢神经系统感染如脑脓肿、化脓性脑膜炎、结核性脑膜炎、真菌性脑膜炎、水痘-带状疱疹病毒脑炎及麻疹病毒脑炎等进行鉴别。但是根据本病起病急、发展快，继发热、头痛等症状之后，精神异常与意识障碍明显，加上脑脊液、脑电图及影像学等辅助检查，可以明确诊断。

【治疗措施】

1. 治疗原则

主要包括抗病毒治疗，辅以免疫治疗和对症支持治疗（维持营养及水、

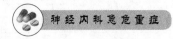

电解质平稳，物理降温，脱水降颅压，加强护理)。

2．病因治疗

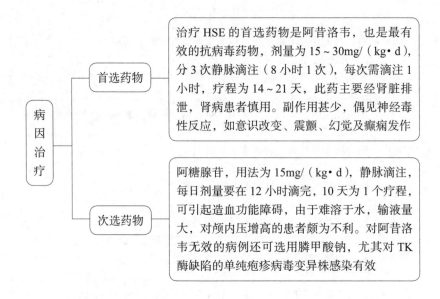

病因治疗

首选药物：治疗 HSE 的首选药物是阿昔洛韦，也是最有效的抗病毒药物，剂量为 15～30mg/（kg·d），分 3 次静脉滴注（8 小时 1 次），每次需滴注 1 小时，疗程为 14～21 天，此药主要经肾脏排泄，肾病患者慎用。副作用甚少，偶见神经毒性反应，如意识改变、震颤、幻觉及癫痫发作

次选药物：阿糖腺苷，用法为 15mg/（kg·d），静脉滴注，每日剂量要在 12 小时滴完，10 天为 1 个疗程，可引起造血功能障碍，由于难溶于水，输液量大，对颅内压增高的患者颇为不利。对阿昔洛韦无效的病例还可选用膦甲酸钠，尤其对 TK 酶缺陷的单纯疱疹病毒变异株感染有效

3．免疫治疗

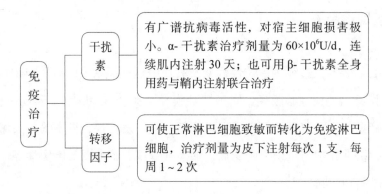

免疫治疗

干扰素：有广谱抗病毒活性，对宿主细胞损害极小。α- 干扰素治疗剂量为 $60×10^6$U/d，连续肌内注射 30 天；也可用 β- 干扰素全身用药与鞘内注射联合治疗

转移因子：可使正常淋巴细胞致敏而转化为免疫淋巴细胞，治疗剂量为皮下注射每次 1 支，每周 1～2 次

4．对症治疗

对高热、抽搐、精神异常及颅内压增高的患者，可给予降温、解痉、镇静及脱水降颅压等相应治疗，可应用地塞米松等激素制剂来减轻脑水肿，克服脱水剂所致的颅内压反跳作用，宜早期、大量、短程使用。

【预后】

预后取决于治疗是否及时和疾病的严重程度。本病未经抗病毒治疗、治疗不及时或治疗不充分，以及病情严重的患者预后不良，死亡率高达60%～80%。发病数日内及时给予足量的抗病毒药物治疗，多数患者可治愈。但10%患者可能留有不同程度的精神智力障碍、癫痫、瘫痪等后遗症。因此，对HSE强调早期诊断和早期治疗。

第二节　病毒性脑膜炎

病毒性脑膜炎是一组由各种病毒感染引起的脑膜急性炎症性疾病，临床以发热、头痛和脑膜刺激征为主要表现。本病是临床最常见的无菌性脑膜炎，大多呈良性过程。

【病因与发病机制】

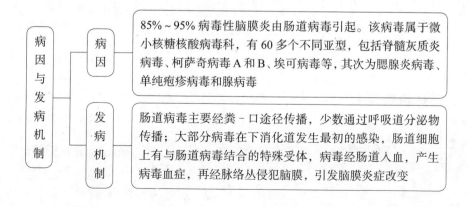

病因与发病机制	病因	85%～95%病毒性脑膜炎由肠道病毒引起。该病毒属于微小核糖核酸病毒科，有60多个不同亚型，包括脊髓灰质炎病毒、柯萨奇病毒A和B、埃可病毒等，其次为腮腺炎病毒、单纯疱疹病毒和腺病毒
	发病机制	肠道病毒主要经粪-口途径传播，少数通过呼吸道分泌物传播；大部分病毒在下消化道发生最初的感染，肠道细胞上有与肠道病毒结合的特殊受体，病毒经肠道入血，产生病毒血症，再经脉络丛侵犯脑膜，引发脑膜炎症改变

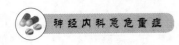

【临床表现】

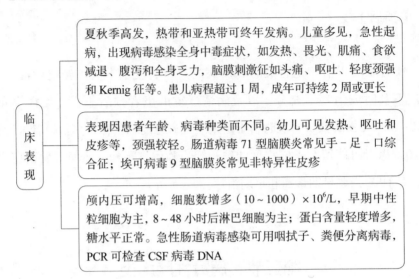

临床表现

夏秋季高发，热带和亚热带可终年发病。儿童多见，急性起病，出现病毒感染全身中毒症状，如发热、畏光、肌痛、食欲减退、腹泻和全身乏力，脑膜刺激征如头痛、呕吐、轻度颈强和 Kernig 征等。患儿病程超过 1 周，成年可持续 2 周或更长

表现因患者年龄、病毒种类而不同。幼儿可见发热、呕吐和皮疹等，颈强较轻。肠道病毒 71 型脑膜炎常见手 - 足 - 口综合征；埃可病毒 9 型脑膜炎常见非特异性皮疹

颅内压可增高，细胞数增多（10～1000）×10⁶/L，早期中性粒细胞为主，8～48 小时后淋巴细胞为主；蛋白含量轻度增多，糖水平正常。急性肠道病毒感染可用咽拭子、粪便分离病毒，PCR 可检查 CSF 病毒 DNA

【病史采集】

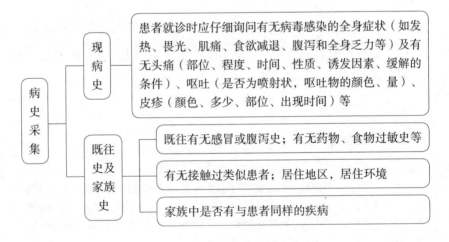

病史采集

现病史

患者就诊时应仔细询问有无病毒感染的全身症状（如发热、畏光、肌痛、食欲减退、腹泻和全身乏力等）及有无头痛（部位、程度、时间、性质、诱发因素、缓解的条件）、呕吐（是否为喷射状，呕吐物的颜色、量）、皮疹（颜色、多少、部位、出现时间）等

既往史及家族史

既往有无感冒或腹泻史；有无药物、食物过敏史等

有无接触过类似患者；居住地区，居住环境

家族中是否有与患者同样的疾病

【体格检查】

注意检查脑膜刺激征：多有颈项强直、Kernig 征、Brudzinski 征阳性。

【辅助检查】

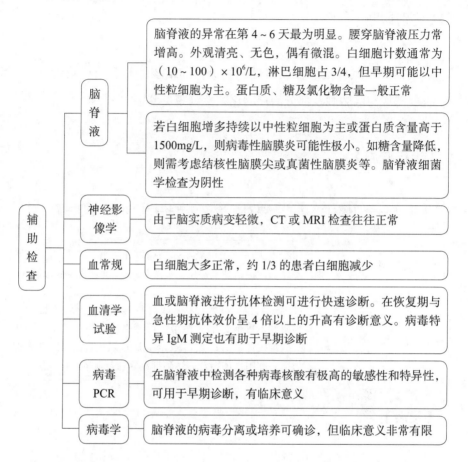

辅助检查

- 脑脊液
  - 脑脊液的异常在第 4～6 天最为明显。腰穿脑脊液压力常增高。外观清亮、无色，偶有微混。白细胞计数通常为（10～100）×10⁶/L，淋巴细胞占 3/4，但早期可能以中性粒细胞为主。蛋白质、糖及氯化物含量一般正常
  - 若白细胞增多持续以中性粒细胞为主或蛋白质含量高于1500mg/L，则病毒性脑膜炎可能性极小。如糖含量降低，则需考虑结核性脑膜尖或真菌性脑膜炎等。脑脊液细菌学检查为阴性
- 神经影像学：由于脑实质病变轻微，CT 或 MRI 检查往往正常
- 血常规：白细胞大多正常，约 1/3 的患者白细胞减少
- 血清学试验：血或脑脊液进行抗体检测可进行快速诊断。在恢复期与急性期抗体效价呈 4 倍以上的升高有诊断意义。病毒特异 IgM 测定也有助于早期诊断
- 病毒 PCR：在脑脊液中检测各种病毒核酸有极高的敏感性和特异性，可用于早期诊断，有临床意义
- 病毒学：脑脊液的病毒分离或培养可确诊，但临床意义非常有限

【诊断要点】

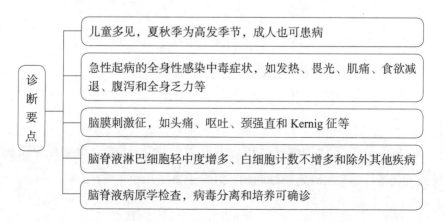

诊断要点

- 儿童多见，夏秋季为高发季节，成人也可患病
- 急性起病的全身性感染中毒症状，如发热、畏光、肌痛、食欲减退、腹泻和全身乏力等
- 脑膜刺激征，如头痛、呕吐、颈强直和 Kernig 征等
- 脑脊液淋巴细胞轻中度增多、白细胞计数不增多和除外其他疾病
- 脑脊液病原学检查，病毒分离和培养可确诊

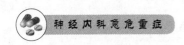

【鉴别诊断】

该病需要与其他亚急性或慢性脑膜炎，如结核性脑膜炎或梅毒性脑膜炎，也要注意与脑脓肿及部分治疗的化脓性脑膜炎鉴别。

【治疗措施】

本病是一种自限性疾病，主要对症治疗、支持疗法和防治合并症。

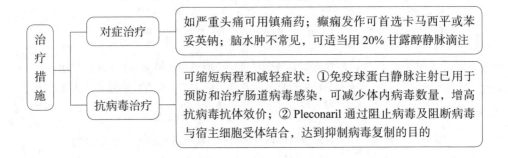

治疗措施

对症治疗：如严重头痛可用镇痛药；癫痫发作可首选卡马西平或苯妥英钠；脑水肿不常见，可适当用 20% 甘露醇静脉滴注

抗病毒治疗：可缩短病程和减轻症状：①免疫球蛋白静脉注射已用于预防和治疗肠道病毒感染，可减少体内病毒数量，增高抗病毒抗体效价；② Pleconaril 通过阻止病毒及阻断病毒与宿主细胞受体结合，达到抑制病毒复制的目的

【预后】

本病是一种自限性疾病，大多呈良性过程。

第三节　化脓性脑膜炎

化脓性脑膜炎是由化脓性细菌感染所致的脑脊膜炎症，是中枢神经系统常见的化脓性感染。通常急性起病，好发于婴幼儿和儿童。

【病因】

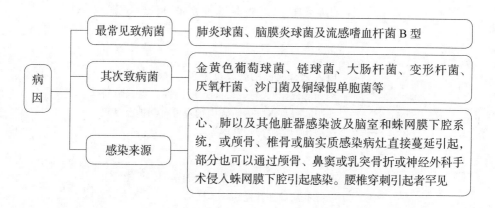

病因
- 最常见致病菌：肺炎球菌、脑膜炎球菌及流感嗜血杆菌 B 型
- 其次致病菌：金黄色葡萄球菌、链球菌、大肠杆菌、变形杆菌、厌氧杆菌、沙门菌及铜绿假单胞菌等
- 感染来源：心、肺以及其他脏器感染波及脑室和蛛网膜下腔系统，或颅骨、椎骨或脑实质感染病灶直接蔓延引起，部分也可以通过颅骨、鼻窦或乳突骨折或神经外科手术侵入蛛网膜下腔引起感染。腰椎穿刺引起者罕见

【临床表现】

1. 症状

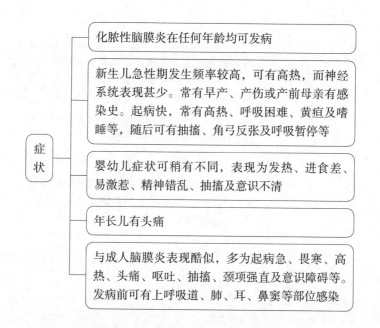

症状
- 化脓性脑膜炎在任何年龄均可发病
- 新生儿急性期发生频率较高，可有高热，而神经系统表现甚少。常有早产、产伤或产前母亲有感染史。起病快，常有高热、呼吸困难、黄疸及嗜睡等，随后可有抽搐、角弓反张及呼吸暂停等
- 婴幼儿症状可稍有不同，表现为发热、进食差、易激惹、精神错乱、抽搐及意识不清
- 年长儿有头痛
- 与成人脑膜炎表现酷似，多为起病急、畏寒、高热、头痛、呕吐、抽搐、颈项强直及意识障碍等。发病前可有上呼吸道、肺、耳、鼻窦等部位感染

2. 体征

体征
- 儿童表现有意识障碍、角弓反张、呼吸不规则、前囟隆起及脑神经损害
- 成人则有典型的脑膜炎表现，如颈项强直、Kernig 征阳性、Brudzinski 征阳性、意识障碍或眼底视盘水肿等。病程稍晚可有脑神经受累表现，如动眼神经麻痹等
- 在肺炎球菌及流感杆菌感染的早期，可能就有明显的局灶性神经系统体征
- 发病 1 周后出现持续性神经功能缺损或顽固性癫痫发作，往往提示血管炎

【病史采集】

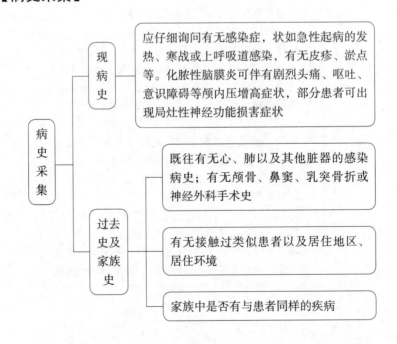

病史采集
- 现病史：应仔细询问有无感染症，状如急性起病的发热、寒战或上呼吸道感染，有无皮疹、淤点等。化脓性脑膜炎可伴有剧烈头痛、呕吐、意识障碍等颅内压增高症状，部分患者可出现局灶性神经功能损害症状
- 过去史及家族史
  - 既往有无心、肺以及其他脏器的感染病史；有无颅骨、鼻窦、乳突骨折或神经外科手术史
  - 有无接触过类似患者以及居住地区、居住环境
  - 家族中是否有与患者同样的疾病

【体格检查】

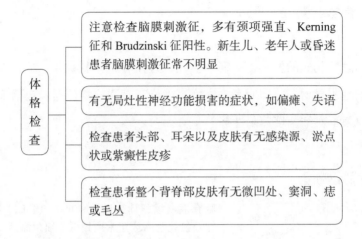

体格检查
- 注意检查脑膜刺激征，多有颈项强直、Kerning 征和 Brudzinski 征阳性。新生儿、老年人或昏迷患者脑膜刺激征常不明显
- 有无局灶性神经功能损害的症状，如偏瘫、失语
- 检查患者头部、耳朵以及皮肤有无感染源、淤点状或紫癜性皮疹
- 检查患者整个背脊部皮肤有无微凹处、窦洞、痣或毛丛

【辅助检查】

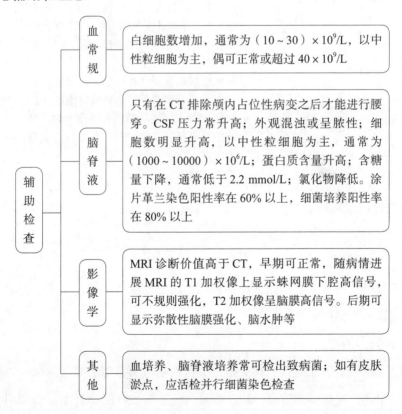

辅助检查

- 血常规：白细胞数增加，通常为（10～30）×10⁹/L，以中性粒细胞为主，偶可正常或超过 40×10⁹/L

- 脑脊液：只有在 CT 排除颅内占位性病变之后才能进行腰穿。CSF 压力常升高；外观混浊或呈脓性；细胞数明显升高，以中性粒细胞为主，通常为（1000～10000）×10⁶/L；蛋白质含量升高；含糖量下降，通常低于 2.2 mmol/L；氯化物降低。涂片革兰染色阳性率在 60% 以上，细菌培养阳性率在 80% 以上

- 影像学：MRI 诊断价值高于 CT，早期可正常，随病情进展 MRI 的 T1 加权像上显示蛛网膜下腔高信号，可不规则强化，T2 加权像呈脑膜高信号。后期可显示弥散性脑膜强化、脑水肿等

- 其他：血培养、脑脊液培养常可检出致病菌；如有皮肤淤点，应活检并行细菌染色检查

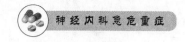

【诊断要点】

根据急性起病的发热、头痛、呕吐，查体有脑膜刺激征，脑脊液压力升高、白细胞明显增多，即应考虑本病。确诊需有病原学证据，包括细菌涂片检查病原菌、血细菌培养阳性等。

【鉴别诊断】

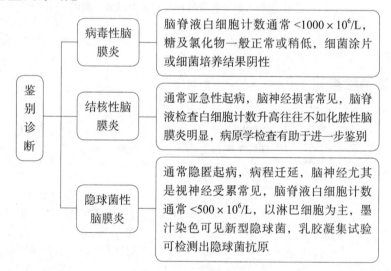

鉴别诊断

病毒性脑膜炎：脑脊液白细胞计数通常 $<1000 \times 10^6/L$，糖及氯化物一般正常或稍低，细菌涂片或细菌培养结果阴性

结核性脑膜炎：通常亚急性起病，脑神经损害常见，脑脊液检查白细胞计数升高往往不如化脓性脑膜炎明显，病原学检查有助于进一步鉴别

隐球菌性脑膜炎：通常隐匿起病，病程迁延，脑神经尤其是视神经受累常见，脑脊液白细胞计数通常 $<500 \times 10^6/L$，以淋巴细胞为主，墨汁染色可见新型隐球菌，乳胶凝集试验可检测出隐球菌抗原

【治疗措施】

1. 治疗原则

应及早使用抗生素，通常在确定病原菌之前使用广谱抗生素，若明确病原菌则选用敏感抗生素。

2. 抗菌治疗

（1）未确定病原菌：三代头孢的头孢曲松或头孢噻肟常作为化脓性脑膜炎首选用药，对脑膜炎球菌、肺炎球菌、流感嗜血杆菌及 B 型链球菌引起的化脓性脑膜炎疗效较好。

（2）已确定病原菌：应根据病原菌选择敏感的抗生素。

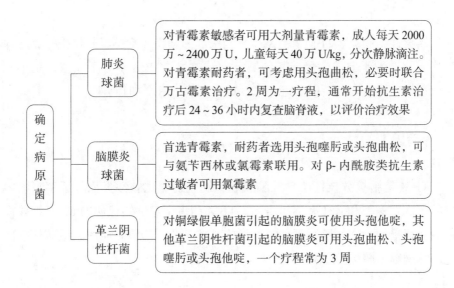

3．对症支持治疗

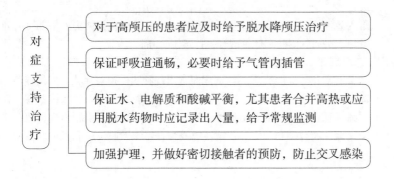

【预后】

本病虽病情较重，但接受及时、合理治疗后，大多数病例经数周或数月后恢复健康，少数病例遗有偏瘫、精神异常、智能低下、癫痫等。有意识障碍表现为昏迷的患者可导致死亡。

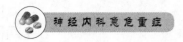

第四节 结核性脑膜炎

结核性脑膜炎（TBM）是结核杆菌引起的脑膜和脊髓膜非化脓性炎症性疾病，常继发于原发病灶或其他器官的结核灶。TBM 多见于儿童，是小儿结核病死亡最重要的原因。近年来，成人发病率有增加趋势。

【病因】

TBM 是结核分枝杆菌导致脑膜和脊髓膜的非化脓性炎症。近年来国内外结核病发病率和病死率逐年增高。TBM 约占全身性结核病的 6%，结核杆菌经血行播散后在软脑膜下种植，形成结核结节，结节破溃后大量结核杆菌进入蛛网膜下腔引起 TBM。

【临床表现】

临床表现	常为急性或亚急性起病，呈慢性病程，常缺乏结核接触史。早期可有发热、头痛、呕吐和体重减轻，持续 1～2 周
	如早期未及时确诊治疗，4～8 周时常出现脑实质损害症状，如精神萎靡、淡漠、谵妄或妄想。部分性、全身性癫痫发作或癫痫持续状态，昏睡或意识模糊。继发结核性动脉炎可引起卒中样发病，出现偏瘫、交叉瘫、四肢瘫和截瘫等；结核瘤或脑脊髓蛛网膜炎引起类似肿瘤的慢性瘫痪
	体检常见颈强直、Kernig 征和意识模糊，合并症包括脊髓蛛网膜下腔阻塞、脑积水、脑水肿等，可引起颅内压增高，表现头痛、呕吐、视力障碍和视盘水肿；可出现眼肌麻痹、复视和轻偏瘫，严重时去脑强直发作或去皮质状态
	老年人 TBM 症状不典型，头痛、呕吐较轻，颅内压增高症状不明显，半数患者 CSF 改变不典型。动脉硬化合并结核性动脉内膜炎易引起脑梗死

【病史采集】

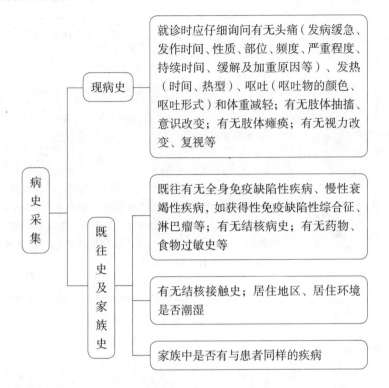

病史采集 ── 现病史 ── 就诊时应仔细询问有无头痛（发病缓急、发作时间、性质、部位、频度、严重程度、持续时间、缓解及加重原因等）、发热（时间、热型）、呕吐（呕吐物的颜色、呕吐形式）和体重减轻；有无肢体抽搐、意识改变；有无肢体瘫痪；有无视力改变、复视等

既往史及家族史 ── 既往有无全身免疫缺陷性疾病、慢性衰竭性疾病，如获得性免疫缺陷性综合征、淋巴瘤等；有无结核病史；有无药物、食物过敏史等

── 有无结核接触史；居住地区、居住环境是否潮湿

── 家族中是否有与患者同样的疾病

【体格检查】

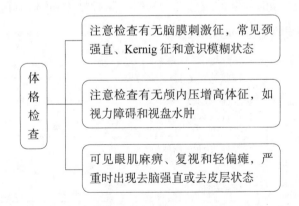

体格检查 ── 注意检查有无脑膜刺激征，常见颈强直、Kernig 征和意识模糊状态

── 注意检查有无颅内压增高体征，如视力障碍和视盘水肿

── 可见眼肌麻痹、复视和轻偏瘫，严重时出现去脑强直或去皮层状态

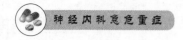

【辅助检查】

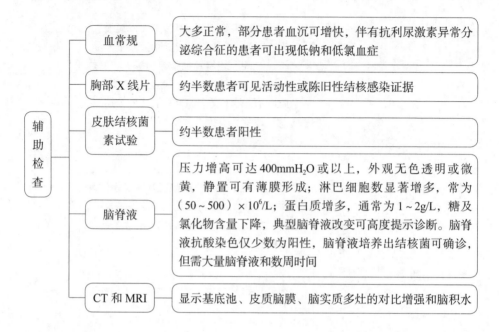

辅助检查	血常规	大多正常，部分患者血沉可增快，伴有抗利尿激素异常分泌综合征的患者可出现低钠和低氯血症
	胸部X线片	约半数患者可见活动性或陈旧性结核感染证据
	皮肤结核菌素试验	约半数患者阳性
	脑脊液	压力增高可达400mmH$_2$O或以上，外观无色透明或微黄，静置可有薄膜形成；淋巴细胞数显著增多，常为（50~500）×10^6/L；蛋白质增多，通常为1~2g/L，糖及氯化物含量下降，典型脑脊液改变可高度提示诊断。脑脊液抗酸染色仅少数为阳性，脑脊液培养出结核菌可确诊，但需大量脑脊液和数周时间
	CT和MRI	显示基底池、皮质脑膜、脑实质多灶的对比增强和脑积水

【诊断要点】

对结核性脑膜炎患者特点进行分析显示，有5项特点提示为结核性脑膜炎，符合其中2项时诊断的敏感性为98%、特异性为44%；符合其中3项及以上指标时特异性可达98%。

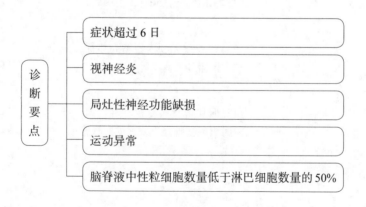

诊断要点	症状超过6日
	视神经炎
	局灶性神经功能缺损
	运动异常
	脑脊液中性粒细胞数量低于淋巴细胞数量的50%

【鉴别诊断】

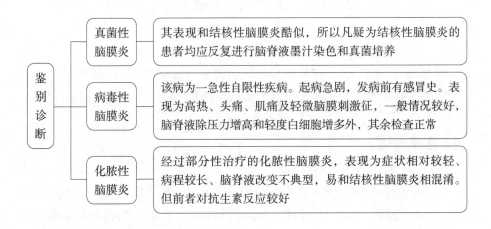

鉴别诊断

- 真菌性脑膜炎：其表现和结核性脑膜炎酷似，所以凡疑为结核性脑膜炎的患者均应反复进行脑脊液墨汁染色和真菌培养
- 病毒性脑膜炎：该病为一急性自限性疾病。起病急剧，发病前有感冒史。表现为高热、头痛、肌痛及轻微脑膜刺激征，一般情况较好，脑脊液除压力增高和轻度白细胞增多外，其余检查正常
- 化脓性脑膜炎：经过部分性治疗的化脓性脑膜炎，表现为症状相对较轻、病程较长、脑脊液改变不典型，易和结核性脑膜炎相混淆。但前者对抗生素反应较好

【治疗措施】

表 8-1 TBM 联合用药方案主要的一线抗结核药物

药 物	成人日常用量	儿童日用量	用药途径	用药时间
异烟肼（INH）	900～1200mg，qd	10～20mg / kg	静脉及口服	1～2 年
利福平（RFP）	450～600mg，qd	10～20mg / kg	口服	6～12 个月
吡嗪酰胺（PZA）	500mg，tid	20～30mg / kg	口服	2～3 个月
乙胺丁醇（EMB）	750mg，qd	15～20mg / kg	口服	2～3 个月
链霉素（SM）	750mg，qd	20～30mg / kg	肌注	3～6 个月

【预后】

预后与患者年龄、病情、治疗是否及时有关，发病时昏迷是预后不良的重要指征；临床症状体征完全消失，脑脊液的白细胞数、蛋白质、糖和氯化物含量恢复正常、提示预后良好。即使经过适当治疗，仍有约 1 / 3 的 TBM 患者死亡。

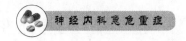

第五节　新型隐球菌脑膜炎

新型隐球菌脑膜炎是中枢神经系统最常见的真菌感染，病情重，病死率高。本病发病率虽低，但临床表现与结核性脑膜炎酷似，故临床常易误诊。

【临床表现】

新型隐球菌脑膜炎通常隐袭起病，表现为亚急性或慢性过程，病情缓慢进展，逐渐加重。免疫力低下患者可急性起病，占10%。新型隐球菌脑膜炎还可伴有其他系统的病变，如下。

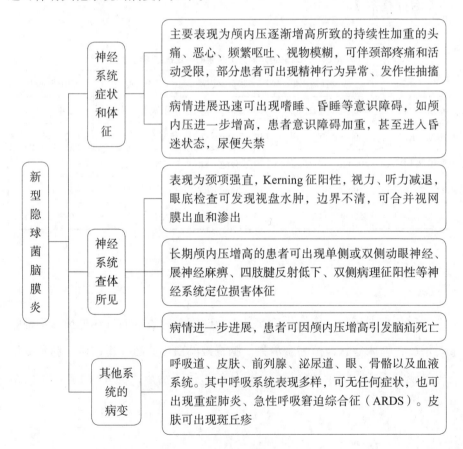

【病史采集】

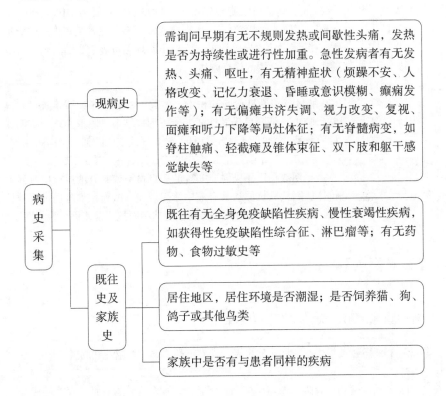

病史采集
- 现病史：需询问早期有无不规则发热或间歇性头痛，发热是否为持续性或进行性加重。急性发病者有无发热、头痛、呕吐，有无精神症状（烦躁不安、人格改变、记忆力衰退、昏睡或意识模糊、癫痫发作等）；有无偏瘫共济失调、视力改变、复视、面瘫和听力下降等局灶体征；有无脊髓病变，如脊柱触痛、轻截瘫及锥体束征、双下肢和躯干感觉缺失等
- 既往史及家族史：
  - 既往有无全身免疫缺陷性疾病、慢性衰竭性疾病，如获得性免疫缺陷性综合征、淋巴瘤等；有无药物、食物过敏史等
  - 居住地区，居住环境是否潮湿；是否饲养猫、狗、鸽子或其他鸟类
  - 家族中是否有与患者同样的疾病

【体格检查】

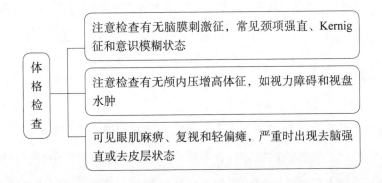

体格检查
- 注意检查有无脑膜刺激征，常见颈项强直、Kernig征和意识模糊状态
- 注意检查有无颅内压增高体征，如视力障碍和视盘水肿
- 可见眼肌麻痹、复视和轻偏瘫，严重时出现去脑强直或去皮层状态

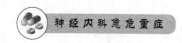

【辅助检查】

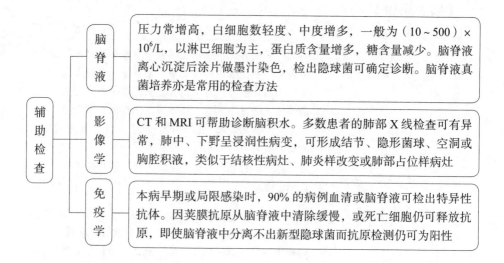

辅助检查	脑脊液	压力常增高，白细胞数轻度、中度增多，一般为（10～500）×10⁶/L，以淋巴细胞为主，蛋白质含量增多，糖含量减少。脑脊液离心沉淀后涂片做墨汁染色，检出隐球菌可确定诊断。脑脊液真菌培养亦是常用的检查方法
	影像学	CT 和 MRI 可帮助诊断脑积水。多数患者的肺部 X 线检查可有异常，肺中、下野呈浸润性病变，可形成结节、隐形菌球、空洞或胸腔积液，类似于结核性病灶、肺炎样改变或肺部占位样病灶
	免疫学	本病早期或局限感染时，90% 的病例血清或脑脊液可检出特异性抗体。因荚膜抗原从脑脊液中清除缓慢，或死亡细胞仍可释放抗原，即使脑脊液中分离不出新型隐球菌而抗原检测仍可为阳性

【诊断要点】

新型隐球菌脑膜炎的诊断要点包括：

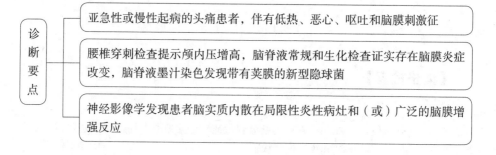

诊断要点	亚急性或慢性起病的头痛患者，伴有低热、恶心、呕吐和脑膜刺激征
	腰椎穿刺检查提示颅内压增高，脑脊液常规和生化检查证实存在脑膜炎症改变，脑脊液墨汁染色发现带有荚膜的新型隐球菌
	神经影像学发现患者脑实质内散在局限性炎性病灶和（或）广泛的脑膜增强反应

【鉴别诊断】

本病与结核性脑膜炎的临床表现及脑脊液常规检查的结果酷似，故临床常常容易误诊，脑脊液病原体检查可鉴别。也要注意与部分治疗的化脓性脑膜炎、其他的真菌感染性脑膜炎和细菌性脑脓肿相鉴别。根据临床特点及病原学检测，结合影像学检测手段不难进行鉴别。

【治疗措施】

1. 抗真菌治疗

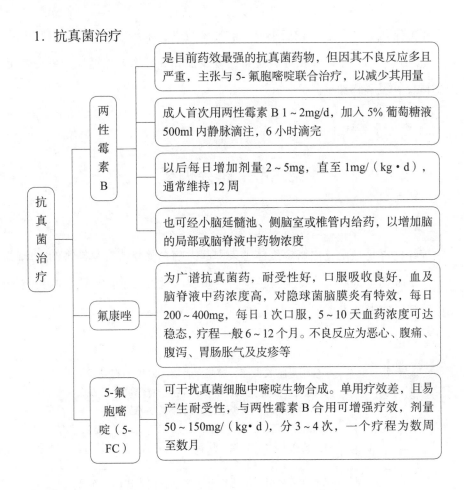

抗真菌治疗
- 两性霉素B
  - 是目前药效最强的抗真菌药物，但因其不良反应多且严重，主张与5-氟胞嘧啶联合治疗，以减少其用量
  - 成人首次用两性霉素B 1~2mg/d，加入5%葡萄糖液500ml内静脉滴注，6小时滴完
  - 以后每日增加剂量2~5mg，直至1mg/（kg·d），通常维持12周
  - 也可经小脑延髓池、侧脑室或椎管内给药，以增加脑的局部或脑脊液中药物浓度
- 氟康唑
  - 为广谱抗真菌药，耐受性好，口服吸收良好，血及脑脊液中药浓度高，对隐球菌脑膜炎有特效，每日200~400mg，每日1次口服，5~10天血药浓度可达稳态，疗程一般6~12个月。不良反应为恶心、腹痛、腹泻、胃肠胀气及皮疹等
- 5-氟胞嘧啶（5-FC）
  - 可干扰真菌细胞中嘧啶生物合成。单用疗效差，且易产生耐受性，与两性霉素B合用可增强疗效，剂量50~150mg/（kg·d），分3~4次，一个疗程为数周至数月

2. 对症及支持治疗

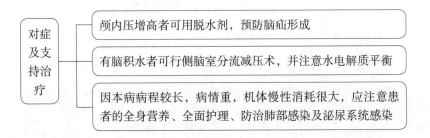

对症及支持治疗
- 颅内压增高者可用脱水剂，预防脑疝形成
- 有脑积水者可行侧脑室分流减压术，并注意水电解质平衡
- 因本病病程较长，病情重，机体慢性消耗很大，应注意患者的全身营养、全面护理、防治肺部感染及泌尿系统感染

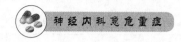

【预后】

本病常进行性加重，预后不良，病死率较高。未经治疗者常在数月内死亡，平均病程为 6 个月。治疗者也常见并发症和神经系统后遗症，可在数年内病情反复缓解和加重。

第六节　神经梅毒

神经梅毒是指由苍白密螺旋体感染引起大脑、脑膜或脊髓损害的临床综合征，是晚期（Ⅲ期）梅毒全身性损害的重要表现。目前世界范围的艾滋病流行使神经梅毒罹患率增加。

【病理】

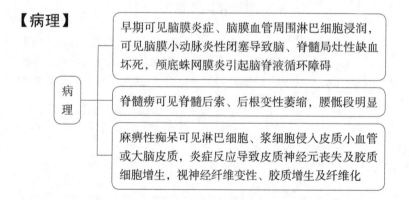

病理

- 早期可见脑膜炎症、脑膜血管周围淋巴细胞浸润，可见脑膜小动脉炎性闭塞导致脑、脊髓局灶性缺血坏死，颅底蛛网膜炎引起脑脊液循环障碍
- 脊髓痨可见脊髓后索、后根变性萎缩，腰骶段明显
- 麻痹性痴呆可见淋巴细胞、浆细胞侵入皮质小血管或大脑皮质，炎症反应导致皮质神经元丧失及胶质细胞增生，视神经纤维变性、胶质增生及纤维化

【临床表现】

常见无症状型、脑膜炎型和血管型，脑实质型如脊髓痨和麻痹性痴呆。

临床表现

- 无症状型 —— 阿-罗瞳孔表现光反射消失，调节反射存在，是提示本病的唯一体征，血清学试验阳性，脑脊液白细胞计数 $>5 \times 10^6/L$，MRI 显示脑膜增强信号等均为诊断的依据

- 脑膜神经梅毒 —— 常见于原发性感染 1 年内，可见发热、头痛和颈强等脑膜炎症状。无特异性异常体征，偶见双侧面瘫或听力减退，阻塞性或交通性脑积水等

- 脑膜血管梅毒
  - 脑膜与血管联合病变出现于原发感染后 5～30 年，内囊基底节区 Huebner 动脉、豆纹动脉等最常受累，出现偏瘫、偏身感觉障碍、偏盲和失语等，颇似脑梗死的症状体征，发病前可有持续数周的头痛、人格改变等前驱症状
  - 根据年轻患者有罹患性病的危险因素、血清学及脑脊液检查、MRI 显示内囊基底节区缺血病灶和脑膜增强信号等可以诊断

- 脊髓膜血管梅毒 —— 表现横贯性（脊膜）脊髓炎，如运动、感觉及排尿障碍等，需注意与脊髓痨鉴别

- 麻痹性神经梅毒 —— 也称麻痹性痴呆或梅毒性脑膜脑炎，常见记忆丧失、精神行为改变，后期出现严重痴呆、四肢瘫和癫痫发作等

- 脊髓痨
  - 见于梅毒感染后 15～20 年，表现脊髓症状，如下肢针刺或闪电样疼痛、进行性感觉性共济失调、括约肌及性功能障碍等，阿-罗瞳孔是重要体征。膝反射和踝反射消失，下肢震动觉和位置觉缺失
  - 10%～15% 的患者出现内脏危象，胃危象表现突然胃痛伴呕吐，持续数日，疼痛可迅速消失，钡餐透视可见幽门痉挛；肠危象为肠绞痛、腹泻和里急后重；咽喉危象为吞咽和呼吸困难；排尿危象为排尿痛和排尿困难
  - 病情进展缓慢，可自发或治疗后缓解，针刺样疼痛和共济失调常持续存在

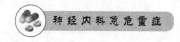
【病史采集】

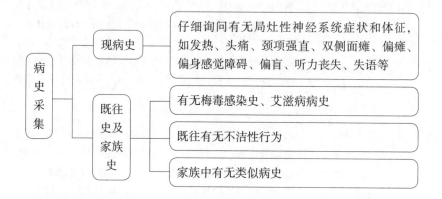

病史采集
- 现病史 —— 仔细询问有无局灶性神经系统症状和体征，如发热、头痛、颈项强直、双侧面瘫、偏瘫、偏身感觉障碍、偏盲、听力丧失、失语等
- 既往史及家族史
  - 有无梅毒感染史、艾滋病病史
  - 既往有无不洁性行为
  - 家族中有无类似病史

【体格检查】

注意检查是否有神经系统受损的临床表现，如脑膜和脑血管损害症状体征，特别是阿-罗瞳孔。

【辅助检查】

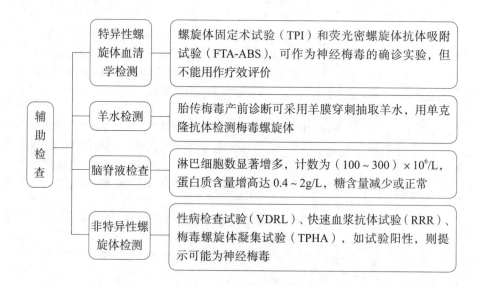

辅助检查
- 特异性螺旋体血清学检测 —— 螺旋体固定术试验（TPI）和荧光密螺旋体抗体吸附试验（FTA-ABS），可作为神经梅毒的确诊实验，但不能用作疗效评价
- 羊水检测 —— 胎传梅毒产前诊断可采用羊膜穿刺抽取羊水，用单克隆抗体检测梅毒螺旋体
- 脑脊液检查 —— 淋巴细胞数显著增多，计数为（100~300）×10^6/L，蛋白质含量增高达 0.4~2g/L，糖含量减少或正常
- 非特异性螺旋体检测 —— 性病检查试验（VDRL）、快速血浆抗体试验（RRR）、梅毒螺旋体凝集试验（TPHA），如试验阳性，则提示可能为神经梅毒

【诊断要点】

神经梅毒的临床诊断必须同时满足以下 4 点。

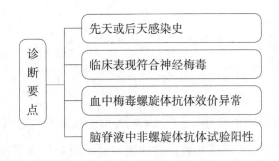

诊断要点
- 先天或后天感染史
- 临床表现符合神经梅毒
- 血中梅毒螺旋体抗体效价异常
- 脑脊液中非螺旋体抗体试验阳性

【鉴别诊断】

该病要与其他各种原因的脑膜炎、脑炎、脑血管病、痴呆、脊髓病和周围神经病等鉴别，血液密螺旋体抗体效价增高及脑脊液密螺旋抗体阳性有重要价值。

【治疗措施】

1. 治疗原则
本病治疗应早期开始。

2. 病因治疗

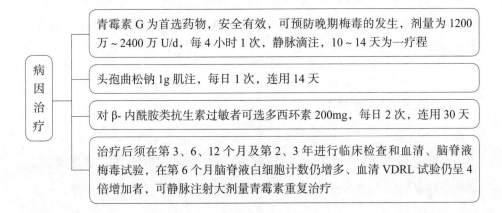

病因治疗
- 青霉素 G 为首选药物，安全有效，可预防晚期梅毒的发生，剂量为 1200 万～2400 万 U/d，每 4 小时 1 次，静脉滴注，10～14 天为一疗程
- 头孢曲松钠 1g 肌注，每日 1 次，连用 14 天
- 对 β- 内酰胺类抗生素过敏者可选多西环素 200mg，每日 2 次，连用 30 天
- 治疗后须在第 3、6、12 个月及第 2、3 年进行临床检查和血清、脑脊液梅毒试验，在第 6 个月脑脊液白细胞计数仍增多、血清 VDRL 试验仍呈 4 倍增加者，可静脉注射大剂量青霉素重复治疗

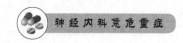
3. 对症支持治疗

闪电样疼痛可用卡马西平，内脏危象用阿托品和吩噻嗪类有效，或用哌替啶镇痛。

【预后】

预后与梅毒的类型有关。35%～40% 麻痹性神经梅毒患者不能独立生活，未经治疗可于 3～4 年后死亡；脊髓梅毒预后不定，大多数患者可停止进展或改善。

第七节　脑囊尾蚴病

脑囊尾蚴病是猪绦虫幼虫（囊尾蚴）侵袭脑组织所致脑感染性疾病，旧称囊虫病，是我国最常见的中枢神经系统寄生虫病之一。猪囊尾蚴也可以寄生于身体其他部位，以皮下、肌肉、眼、口腔等处多见；肺、心脏、骨骼也可见到。在神经系统中，囊尾蚴病多见于脑膜、大脑皮质、脑室系统、脑白质，偶见于椎管内，寄生于脑部占 60%～96%。脑囊尾蚴病好发于青壮年，男性多于女性。

【病因与传播途径】

人既是猪肉绦虫的终宿主（猪肉绦虫病），也是中间宿主（囊尾蚴病）。囊尾蚴病是因食入猪肉绦虫卵所致。吞食猪肉绦虫卵为主要传播途径。

【临床表现】

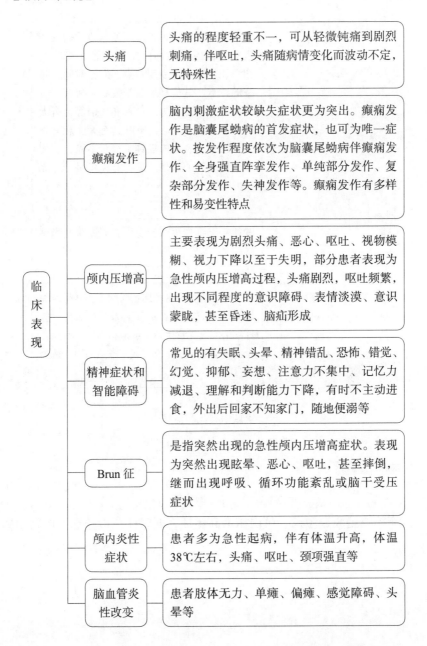

临床表现

头痛 — 头痛的程度轻重不一，可从轻微钝痛到剧烈刺痛，伴呕吐，头痛随病情变化而波动不定，无特殊性

癫痫发作 — 脑内刺激症状较缺失症状更为突出。癫痫发作是脑囊尾蚴病的首发症状，也可为唯一症状。按发作程度依次为脑囊尾蚴病伴癫痫发作、全身强直阵挛发作、单纯部分发作、复杂部分发作、失神发作等。癫痫发作有多样性和易变性特点

颅内压增高 — 主要表现为剧烈头痛、恶心、呕吐、视物模糊、视力下降以至于失明，部分患者表现为急性颅内压增高过程，头痛剧烈，呕吐频繁，出现不同程度的意识障碍、表情淡漠、意识蒙眬，甚至昏迷、脑疝形成

精神症状和智能障碍 — 常见的有失眠、头晕、精神错乱、恐怖、错觉、幻觉、抑郁、妄想、注意力不集中、记忆力减退、理解和判断能力下降，有时不主动进食，外出后回家不知家门，随地便溺等

Brun 征 — 是指突然出现的急性颅内压增高症状。表现为突然出现眩晕、恶心、呕吐，甚至摔倒，继而出现呼吸、循环功能紊乱或脑干受压症状

颅内炎性症状 — 患者多为急性起病，伴有体温升高，体温38℃左右，头痛、呕吐、颈项强直等

脑血管炎性改变 — 患者肢体无力、单瘫、偏瘫、感觉障碍、头晕等

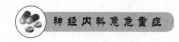

【病史采集】

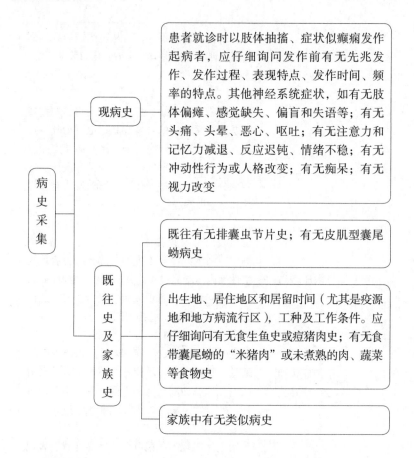

病史采集
- 现病史：患者就诊时以肢体抽搐、症状似癫痫发作起病者，应仔细询问发作前有无先兆发作、发作过程、表现特点、发作时间、频率的特点。其他神经系统症状，如有无肢体偏瘫、感觉缺失、偏盲和失语等；有无头痛、头晕、恶心、呕吐；有无注意力和记忆力减退、反应迟钝、情绪不稳；有无冲动性行为或人格改变；有无痴呆；有无视力改变
- 既往史及家族史
  - 既往有无排囊虫节片史；有无皮肌型囊尾蚴病史
  - 出生地、居住地区和居留时间（尤其是疫源地和地方病流行区），工种及工作条件。应仔细询问有无食生鱼史或痘猪肉史；有无食带囊尾蚴的"米猪肉"或未煮熟的肉、蔬菜等食物史
  - 家族中有无类似病史

【体格检查】

注意检查脑膜刺激征、颅内压增高体征，同时注意检查患者的精神和意识状态。

【辅助检查】

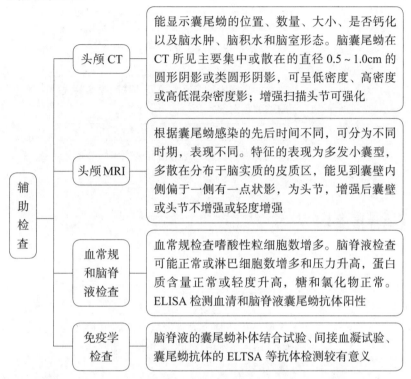

辅助检查

头颅 CT — 能显示囊尾蚴的位置、数量、大小、是否钙化以及脑水肿、脑积水和脑室形态。脑囊尾蚴在 CT 所见主要集中或散在的直径 0.5～1.0cm 的圆形阴影或类圆形阴影，可呈低密度、高密度或高低混杂密度影；增强扫描头节可强化

头颅 MRI — 根据囊尾蚴感染的先后时间不同，可分为不同时期，表现不同。特征的表现为多发小囊型，多散在分布于脑实质的皮质区，能见到囊壁内侧偏于一侧有一点状影，为头节，增强后囊壁或头节不增强或轻度增强

血常规和脑脊液检查 — 血常规检查嗜酸性粒细胞数增多。脑脊液检查可能正常或淋巴细胞数增多和压力升高，蛋白质含量正常或轻度升高，糖和氯化物正常。ELISA 检测血清和脑脊液囊尾蚴抗体阳性

免疫学检查 — 脑脊液的囊尾蚴补体结合试验、间接血凝试验、囊尾蚴抗体的 ELTSA 等抗体检测较有意义

【诊断要点】

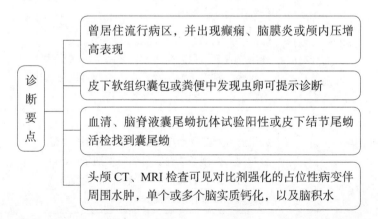

诊断要点

曾居住流行病区，并出现癫痫、脑膜炎或颅内压增高表现

皮下软组织囊包或粪便中发现虫卵可提示诊断

血清、脑脊液囊尾蚴抗体试验阳性或皮下结节尾蚴活检找到囊尾蚴

头颅 CT、MRI 检查可见对比剂强化的占位性病变伴周围水肿，单个或多个脑实质钙化，以及脑积水

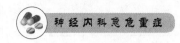

【鉴别诊断】

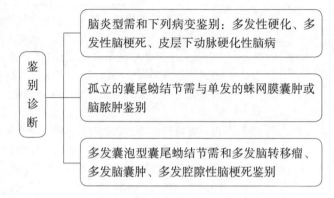

鉴别诊断

脑炎型需和下列病变鉴别：多发性硬化、多发性脑梗死、皮层下动脉硬化性脑病

孤立的囊尾蚴结节需与单发的蛛网膜囊肿或脑脓肿鉴别

多发囊泡型囊尾蚴结节需和多发脑转移瘤、多发脑囊肿、多发腔隙性脑梗死鉴别

【治疗措施】

1. 治疗原则

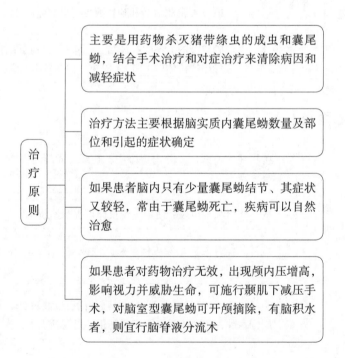

治疗原则

主要是用药物杀灭猪带绦虫的成虫和囊尾蚴，结合手术治疗和对症治疗来清除病因和减轻症状

治疗方法主要根据脑实质内囊尾蚴数量及部位和引起的症状确定

如果患者脑内只有少量囊尾蚴结节、其症状又较轻，常由于囊尾蚴死亡，疾病可以自然治愈

如果患者对药物治疗无效，出现颅内压增高，影响视力并威胁生命，可施行颞肌下减压手术，对脑室型囊尾蚴可开颅摘除，有脑积水者，则宜行脑脊液分流术

2. 病因治疗

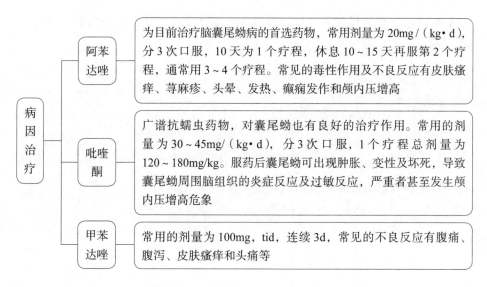

病因治疗

阿苯达唑：为目前治疗脑囊尾蚴病的首选药物，常用剂量为 20mg/（kg·d），分 3 次口服，10 天为 1 个疗程，休息 10～15 天再服第 2 个疗程，通常用 3～4 个疗程。常见的毒性作用及不良反应有皮肤瘙痒、荨麻疹、头晕、发热、癫痫发作和颅内压增高

吡喹酮：广谱抗蠕虫药物，对囊尾蚴也有良好的治疗作用。常用的剂量为 30～45mg/（kg·d），分 3 次口服，1 个疗程总剂量为 120～180mg/kg。服药后囊尾蚴可出现肿胀、变性及坏死，导致囊尾蚴周围脑组织的炎症反应及过敏反应，严重者甚至发生颅内压增高危象

甲苯达唑：常用的剂量为 100mg，tid，连续 3d，常见的不良反应有腹痛、腹泻、皮肤瘙痒和头痛等

3. 对症治疗

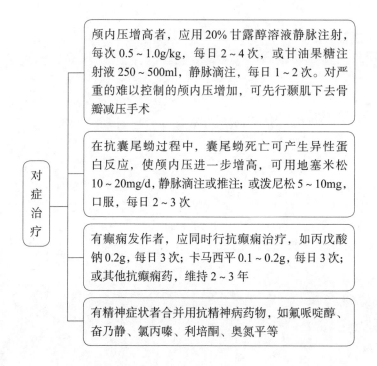

对症治疗

颅内压增高者，应用 20% 甘露醇溶液静脉注射，每次 0.5～1.0g/kg，每日 2～4 次，或甘油果糖注射液 250～500ml，静脉滴注，每日 1～2 次。对严重的难以控制的颅内压增加，可先行颞肌下去骨瓣减压手术

在抗囊尾蚴过程中，囊尾蚴死亡可产生异性蛋白反应，使颅内压进一步增高，可用地塞米松 10～20mg/d，静脉滴注或推注；或泼尼松 5～10mg，口服，每日 2～3 次

有癫痫发作者，应同时行抗癫痫治疗，如丙戊酸钠 0.2g，每日 3 次；卡马西平 0.1～0.2g，每日 3 次；或其他抗癫痫药，维持 2～3 年

有精神症状者合并用抗精神病药物，如氟哌啶醇、奋乃静、氯丙嗪、利培酮、奥氮平等

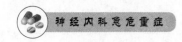

4. 手术治疗

对有颅内压增高、单个病灶（尤其是脑室内者）并经 CT 定位者，可考虑手术摘除。有脑积水者可行脑脊液分流术以缓解症状，有癫痫者可使用抗癫痫药物控制发作。

【预后】

预后良好，在生活中应该注意饮食，以预防为主，不吃未煮熟的生菜和猪肉，加强人畜粪便管理及屠宰检疫工作。

第九章　中枢神经系统脱髓鞘性疾病

第一节　多发性硬化

多发性硬化（MS）是一种免疫介导的中枢神经系统慢性炎性脱髓鞘疾病。MS 主要损害脑、脊髓和视神经。MS 因东、西方人种等因素的差异，临床表现有所不同。

【病因与发病机制】

MS 的发病可能与遗传、环境等多种因素有关，在这些因素的作用下触发了异常的免疫应答过程，出现免疫调节机制的紊乱，引起中枢神经系统多发性局灶性髓鞘脱失，导致中枢神经系统损害。

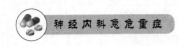

【临床表现】

临床表现
- 部分患者有头痛、眩晕、上呼吸道感染等前驱症状
- 临床表现因病变部位不同而变化较大，以运动乏力、感觉异常、视敏度下降和复视最为常见
- 我国患者的临床表现以脊髓、视神经受累的概率最高，其次为脑干、小脑或大脑半球受损的征象
- 病程长短不一，缓解和复发为本病的重要特征，另一部分患者症状呈持续性加重或阶梯样加重而无明显缓解过程。约10%的病例，病程缓慢进展，无缓解—复发，特别见于以脊髓病征起病的患者
- 急性多发性硬化较为少见，病势凶猛，病程平均数周，也无缓解与复发的特点

【临床分型与特点】

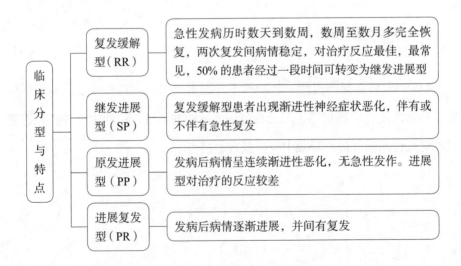

临床分型与特点
- 复发缓解型（RR）：急性发病历时数天到数周，数周至数月多完全恢复，两次复发间病情稳定，对治疗反应最佳，最常见，50%的患者经过一段时间可转变为继发进展型
- 继发进展型（SP）：复发缓解型患者出现渐进性神经症状恶化，伴有或不伴有急性复发
- 原发进展型（PP）：发病后病情呈连续渐进性恶化，无急性发作。进展型对治疗的反应较差
- 进展复发型（PR）：发病后病情逐渐进展，并间有复发

【病史采集】

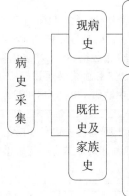

病史采集
- 现病史：患者就诊时应仔细询问临床症状有无时间及空间上的多发，空间多发指病变部位的多发，时间多发指缓解—复发的病程
- 既往史及家族史：研究表明病毒感染与 MS 发病密切相关，注意询问发病前有无病毒感染症状。患者可伴有多种自身免疫性疾病，如风湿病、类风湿综合征、干燥综合征、重症肌无力等，考虑是由于机体免疫调节障碍引起多个靶点受累的结果。询问家族是否有类似发病史

【体格检查】

查体要系统全面。多发性硬化患者大脑、脑干、小脑、脊髓可同时或相继受累，所以临床症状及体征多种多样，体征多于症状。应注意以下几点。

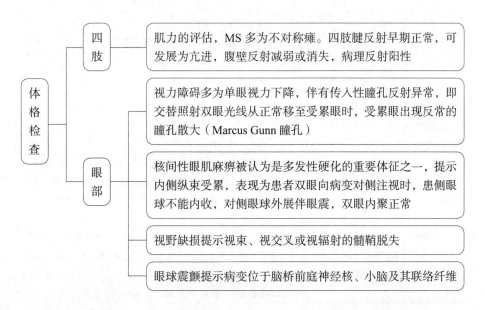

体格检查
- 四肢：肌力的评估，MS 多为不对称瘫。四肢腱反射早期正常，可发展为亢进，腹壁反射减弱或消失，病理反射阳性
- 眼部：
  - 视力障碍多为单眼视力下降，伴有传入性瞳孔反射异常，即交替照射双眼光线从正常移至受累眼时，受累眼出现反常的瞳孔散大（Marcus Gunn 瞳孔）
  - 核间性眼肌麻痹被认为是多发性硬化的重要体征之一，提示内侧纵束受累，表现为患者双眼向病变对侧注视时，患侧眼球不能内收，对侧眼球外展伴眼震，双眼内聚正常
  - 视野缺损提示视束、视交叉或视辐射的髓鞘脱失
  - 眼球震颤提示病变位于脑桥前庭神经核、小脑及其联络纤维

【辅助检查】

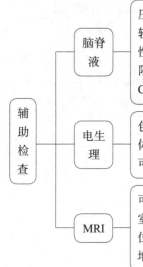

辅助检查

脑脊液

压力多正常，外观无色透明。单个核细胞数（MNC）正常或轻度增多，一般不超过 $50 \times 10^6/L$，如超过此值则 MS 可能性很小。约 70%MS 患者 CSF-IgG 指数增高。IgG 寡克隆带阳性率 95% 以上。应注意检测 CSF 和血浆必须并行，只有 CSF 中存在寡克隆 IgG 带而血浆中缺如才支持 MS 的诊断

电生理

包括视觉诱发电位（VEP）、脑干听觉诱发电位（BAEP）、体感诱发电位（SEP），对发现亚临床病灶具有一定敏感度，可协助早期诊断，但是无特异性

MRI

可见大小不一类圆形的 T1 低信号、T2 高信号，常见于侧脑室前角与后角周围、半卵圆中心、胼胝体，或为融合斑，多位于侧脑室体部。病程长的患者可伴有脑室系统扩张、脑沟增宽等脑白质萎缩征象；脊髓 MS 以颈胸段多见

【诊断标准】

表 9-1 2010 年修订的 McDonald 多发性硬化诊断标准

临床表现	附加证据
≥2 次临床发作；客观临床证据 ≥2 个中枢神经系统（CNS）不同部位的病灶或提示 1 个病灶并有 1 次先前发作的合理证据	无
≥2 次临床发作；客观临床证据 1 个病灶	由以下 2 项证据的任何一项证实病灶的空间多发性（DIS）：①MS 4 个 CNS 典型病灶区域（脑室周围、近皮质、幕下和脊髓）中至少 2 个区域 ≥1 个 T2 病灶；②等待累及 CNS 不同部位的再次临床发作
1 次临床发作；客观临床证据提示 ≥2 个 CNS 不同部位的病灶	由以下 3 项证据的任何一项证实病灶的时间多发性（DIT）：①任何时间 MRI 检查同时存在无症状的钆增强和非增强病灶；②随访 MRI 检查有新发 T2 病灶和（或）钆增强病灶，不管与基线 MRI 扫描的间隔时间长短；③等待再次临床发作

续表

1 次临床发作客观临床证据提示 1 个 CNS 不同部位的病灶（临床孤立综合征）	由以下 2 项证据的任何一项证实病灶的空间多发性（DIS）：①MS 4 个 CNS 典型病灶区域（脑室周围、近皮质、幕下和脊髓）中至少 2 个区域≥1 个 T2 病灶；②等待累及 CNS 不同部位的再次临床发作由以下 3 项证据的任何一项证实病灶的时间多发性（DIT）
1 次临床发作；客观临床证据提示 1 个 CNS 不同部位的病灶（临床孤立综合征）	①任何时间 MRI 检查同时存在无症状的钆增强和非增强病灶；②随访 MRI 检查有新发 T2 病灶和（或）钆增强病灶，不管与基线 MRI 扫描的间隔时间长短；③等待再次临床发作
提示 MS 神经功能障碍隐袭性进展（PP-MS）	回顾性或前瞻性调查表明疾病进展 1 年，并具备下列 3 项中的任何 2 项：①MS 典型病灶区域（脑室周围、近皮质和幕下）有≥1 个 T2 病灶，以证实脑内病灶的空间多发性；②脊髓内有≥2 个 T2 病灶，以证实脊髓病灶的空间多发性；③CSF 阳性结果

【鉴别诊断】

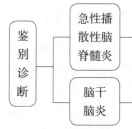

鉴别诊断

急性播散性脑脊髓炎：病前多有感染病史。起病急，常伴发热，头痛剧烈，并可有脊神经根性疼痛，弛缓性四肢瘫，意识障碍及脑膜刺激征阳性，无复发缓解病程，视神经损害较少见

脑干脑炎：急性或亚急性起病，多呈一组解剖部位相邻的颅神经核及神经长束损害表现，无视神经损害，并无缓解与复发

【治疗措施】

1. 治疗原则

急性期治疗以减轻症状、尽快减轻残疾程度为主，缓解期治疗即疾病调节治疗以减轻复发、减少脑和脊髓病灶数、延缓残疾累积及提高生存质量为主。

2. 急性发作期

（1）药物治疗

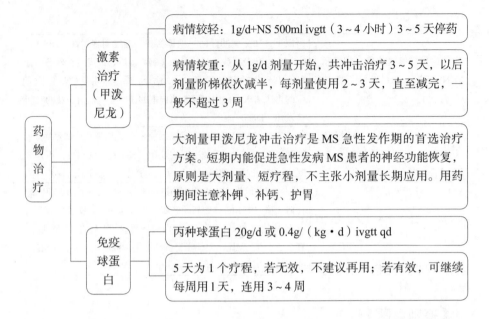

（2）血浆置换疗法（PE）：疗效不肯定，一般不作为急性期首选，仅在其他方法无效时使用。激素治疗无效者和处于妊娠或产后阶段的患者，可选择。每次交换 50ml／kg，1～2 次／周，10～20 次为 1 个疗程，后继续予口服泼尼松数日。

3．调节治疗

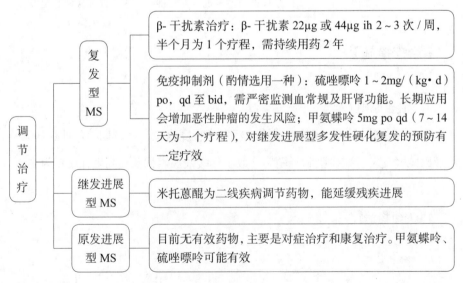

4．对症治疗

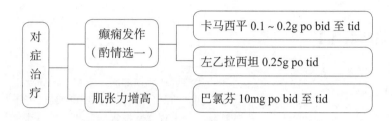

【预后】

不同临床类型预后迥异。多数患者预后良好，可在多年后仍生活自理；少数患者病程进展较快，且有一定的死亡率。

第二节　视神经脊髓炎

视神经脊髓炎（NMO）是视神经与脊髓同时或相继受累的急性或亚急性脱髓鞘病变。Devic 在 1894 年首次描述了单相病程的 NMO，也称为 Devic 病。临床特征为急性或亚急性起病的单眼或双眼失明，其前或其后数日或数周伴发横贯性或上升性脊髓炎。NMO 一般很少复发（单相病程经过），很少累及大脑、小脑和脑干。与 MS 不同，NMO 是以体液免疫为主、细胞免疫为辅的 CNS 炎性脱髓鞘病。

【病因】

确切病因及发病机制还不清楚。约 1／3 病例起病前有非特异性感染史，

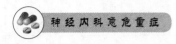

少数女性患者在病前1个月有分娩史，曾见并发于疟疾或系统性红斑狼疮、病前有接种史，也见单卵双胎发病的报道，均可提供参考。

【临床表现】

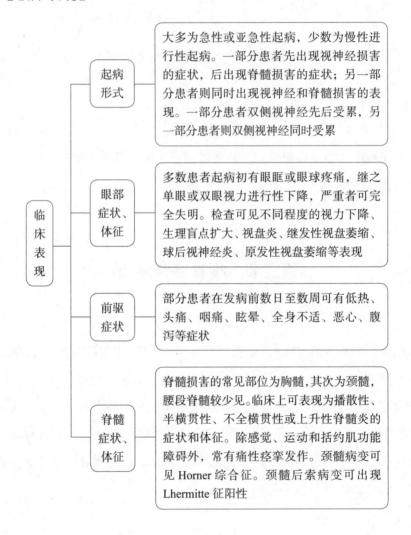

临床表现

起病形式：大多为急性或亚急性起病，少数为慢性进行性起病。一部分患者先出现视神经损害的症状，后出现脊髓损害的症状；另一部分患者则同时出现视神经和脊髓损害的表现。一部分患者双侧视神经先后受累，另一部分患者则双侧视神经同时受累

眼部症状、体征：多数患者起病初有眼眶或眼球疼痛，继之单眼或双眼视力进行性下降，严重者可完全失明。检查可见不同程度的视力下降、生理盲点扩大、视盘炎、继发性视盘萎缩、球后视神经炎、原发性视盘萎缩等表现

前驱症状：部分患者在发病前数日至数周可有低热、头痛、咽痛、眩晕、全身不适、恶心、腹泻等症状

脊髓症状、体征：脊髓损害的常见部位为胸髓，其次为颈髓，腰段脊髓较少见。临床上可表现为播散性、半横贯性、不全横贯性或上升性脊髓炎的症状和体征。除感觉、运动和括约肌功能障碍外，常有痛性痉挛发作。颈髓病变可见 Horner 综合征。颈髓后索病变可出现 Lhermitte 征阳性

【病史采集】

病史采集

- 现病史
  - 任何年龄均可发病，平均年龄 39 岁，女性高于男性
  - 需询问病前一周有无上呼吸道感染或消化道感染史及劳累、受寒、外伤等诱因，注意同时或相继出现的视神经及脊髓损害征象，绝大多数患者呈现反复发作病程，常见于亚洲人群
  - 视神经炎（ON）：起病急，进展快，视力下降明显，可致失明，可单眼、双眼间隔或同时发病，伴眶内疼痛
  - 脊髓炎：双下肢瘫痪、感觉障碍、尿潴留，几天内加重，程度较重
  - 脊髓炎与视神经炎同时出现，多数先后出现，间隔时间不定。累及脑干，可出现眩晕、眼震、复视、顽固性呃逆及饮水呛咳、吞咽困难等，应注意询问
- 既往史及家族史
  - 既往有无疫苗接种史。部分患者可伴有其他自身免疫性疾病，如系统性红斑狼疮、干燥综合征、混合结缔组织病、重症肌无力、甲状腺功能亢进、结节性多动脉炎等

【体格检查】

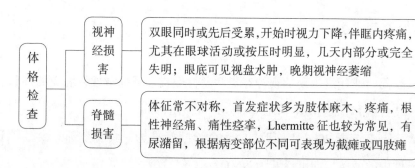

体格检查

- 视神经损害
  - 双眼同时或先后受累，开始时视力下降，伴眶内疼痛，尤其在眼球活动或按压时明显，几天内部分或完全失明；眼底可见视盘水肿，晚期视神经萎缩
- 脊髓损害
  - 体征常不对称，首发症状多为肢体麻木、疼痛，根性神经痛、痛性痉挛，Lhermitte 征也较为常见，有尿潴留，根据病变部位不同可表现为截瘫或四肢瘫

【辅助检查】

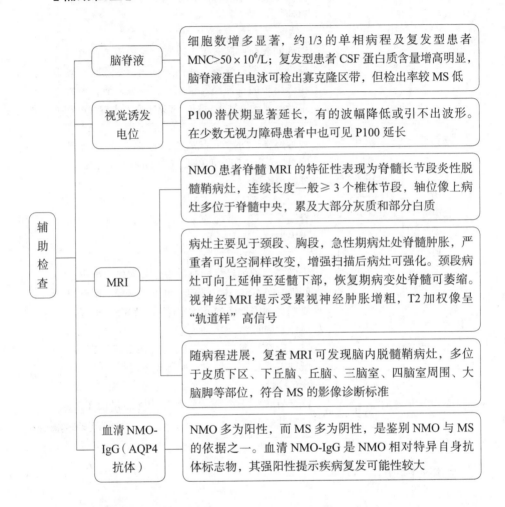

脑脊液：细胞数增多显著，约1/3的单相病程及复发型患者MNC>50×10^6/L；复发型患者CSF蛋白质含量增高明显，脑脊液蛋白电泳可检出寡克隆区带，但检出率较MS低

视觉诱发电位：P100潜伏期显著延长，有的波幅降低或引不出波形。在少数无视力障碍患者中也可见P100延长

MRI：

NMO患者脊髓MRI的特征性表现为脊髓长节段炎性脱髓鞘病灶，连续长度一般≥3个椎体节段，轴位像上病灶多位于脊髓中央，累及大部分灰质和部分白质

病灶主要见于颈段、胸段，急性期病灶处脊髓肿胀，严重者可见空洞样改变，增强扫描后病灶可强化。颈段病灶可向上延伸至延髓下部，恢复期病变处脊髓可萎缩。视神经MRI提示受累视神经肿胀增粗，T2加权像呈"轨道样"高信号

随病程进展，复查MRI可发现脑内脱髓鞘病灶，多位于皮质下区、下丘脑、丘脑、三脑室、四脑室周围、大脑脚等部位，符合MS的影像诊断标准

血清NMO-IgG（AQP4抗体）：NMO多为阳性，而MS多为阴性，是鉴别NMO与MS的依据之一。血清NMO-IgG是NMO相对特异自身抗体标志物，其强阳性提示疾病复发可能性较大

【诊断要点】

根据同时或相继出现的视神经炎和急性横贯性或播散性脊髓炎的症状和体征，结合脑和脊髓MRI和血清学检查可做出诊断。

Wingerchuk于2006年修改的NMO诊断标准为：具备全部必要条件和支持条件中的两条，即可诊断为NMO。

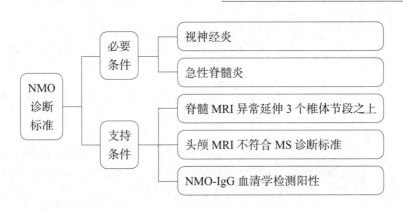

【鉴别诊断】

该病需与多发性硬化、急性坏死性脊髓病、急性脊髓炎和视神经炎等鉴别。

【治疗措施】

1. 治疗原则

急性发作期首选大剂量激素冲击疗法，缓解期主要通过抑制免疫达到降低复发率、延缓残疾累积的目的，同时积极对症治疗。

2. 急性期治疗

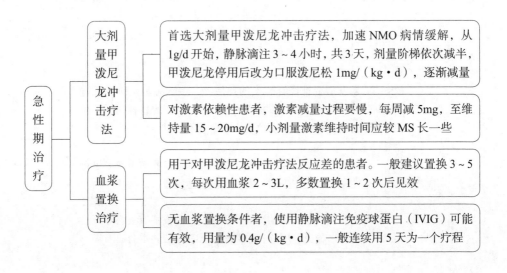

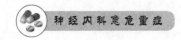

3. 缓解期治疗

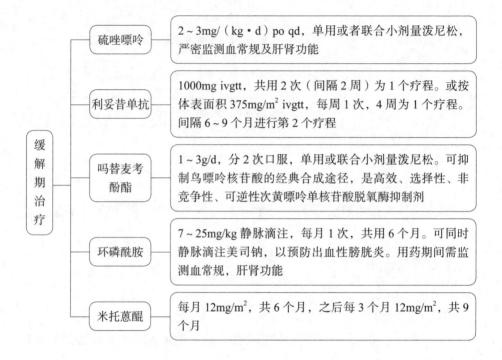

缓解期治疗
- 硫唑嘌呤：2~3mg/（kg·d）po qd，单用或者联合小剂量泼尼松，严密监测血常规及肝肾功能
- 利妥昔单抗：1000mg ivgtt，共用 2 次（间隔 2 周）为 1 个疗程。或按体表面积 375mg/m^2 ivgtt，每周 1 次，4 周为 1 个疗程。间隔 6~9 个月进行第 2 个疗程
- 吗替麦考酚酯：1~3g/d，分 2 次口服，单用或联合小剂量泼尼松。可抑制鸟嘌呤核苷酸的经典合成途径，是高效、选择性、非竞争性、可逆性次黄嘌呤单核苷酸脱氧酶抑制剂
- 环磷酰胺：7~25mg/kg 静脉滴注，每月 1 次，共用 6 个月。可同时静脉滴注美司钠，以预防出血性膀胱炎。用药期间需监测血常规，肝肾功能
- 米托蒽醌：每月 12mg/m^2，共 6 个月，之后每 3 个月 12mg/m^2，共 9 个月

4. 对症治疗

参照"多发性硬化"。

【预后】

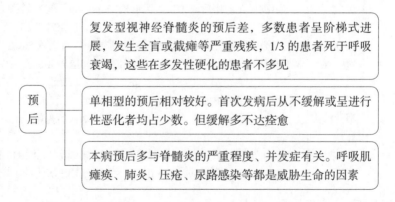

预后
- 复发型视神经脊髓炎的预后差，多数患者呈阶梯式进展，发生全盲或截瘫等严重残疾，1/3 的患者死于呼吸衰竭，这些在多发性硬化的患者不多见
- 单相型的预后相对较好。首次发病后从不缓解或呈进行性恶化者均占少数。但缓解多不达痊愈
- 本病预后多与脊髓炎的严重程度、并发症有关。呼吸肌瘫痪、肺炎、压疮、尿路感染等都是威胁生命的因素

第三节　急性播散性脑脊髓炎

急性播散性脑脊髓炎（ADEM）是一种广泛累及脑和脊髓白质的急性炎症性脱髓鞘疾病，通常发生在感染后、出疹后或疫苗接种后，也称为感染后、出疹后或疫苗接种后脑脊髓炎。

【病因与发病机制】

ADEM可能的发病机制是机体在病毒感染、疫苗接种或是在服用某些药物后，这些致病因子侵犯了中枢神经系统，改变了其抗原性，或是由于某种因素引起了隐蔽抗原的释放，机体不能识别这些抗原，从而导致机体发生针对自身髓鞘的免疫攻击。

【临床表现】

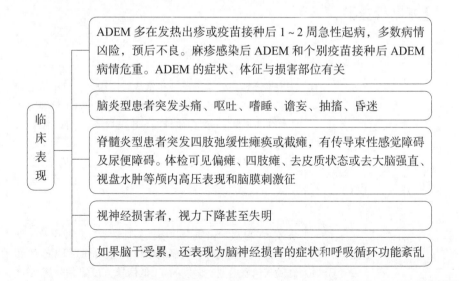

临床表现

ADEM多在发热出疹或疫苗接种后1~2周急性起病，多数病情凶险，预后不良。麻疹感染后ADEM和个别疫苗接种后ADEM病情危重。ADEM的症状、体征与损害部位有关

脑炎型患者突发头痛、呕吐、嗜睡、谵妄、抽搐、昏迷

脊髓炎型患者突发四肢弛缓性瘫痪或截瘫，有传导束性感觉障碍及尿便障碍。体检可见偏瘫、四肢瘫、去皮质状态或去大脑强直、视盘水肿等颅内高压表现和脑膜刺激征

视神经损害者，视力下降甚至失明

如果脑干受累，还表现为脑神经损害的症状和呼吸循环功能紊乱

【病史采集】

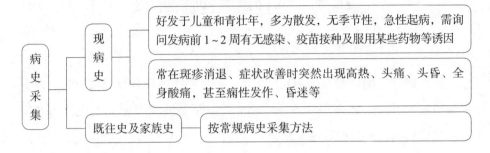

病史采集 —— 现病史 —— 好发于儿童和青壮年，多为散发，无季节性，急性起病，需询问发病前 1~2 周有无感染、疫苗接种及服用某些药物等诱因

常在斑疹消退、症状改善时突然出现高热、头痛、头昏、全身酸痛，甚至痫性发作、昏迷等

既往史及家族史 —— 按常规病史采集方法

【体格检查】

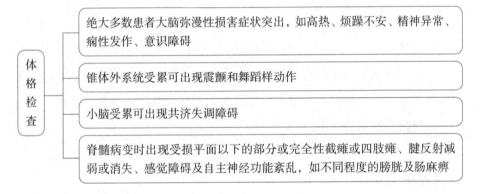

体格检查 —— 绝大多数患者大脑弥漫性损害症状突出，如高热、烦躁不安、精神异常、痫性发作、意识障碍

锥体外系统受累可出现震颤和舞蹈样动作

小脑受累可出现共济失调障碍

脊髓病变时出现受损平面以下的部分或完全性截瘫或四肢瘫、腱反射减弱或消失、感觉障碍及自主神经功能紊乱，如不同程度的膀胱及肠麻痹

【辅助检查】

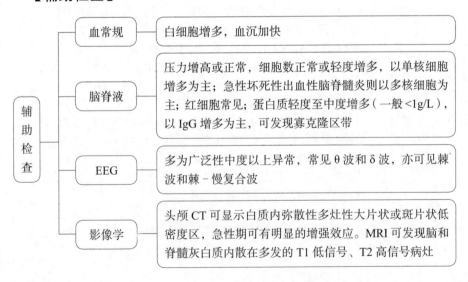

辅助检查 —— 血常规 —— 白细胞增多，血沉加快

脑脊液 —— 压力增高或正常，细胞数正常或轻度增多，以单核细胞增多为主；急性坏死性出血性脑脊髓炎则以多核细胞为主；红细胞常见；蛋白质轻度至中度增多（一般 <1g/L），以 IgG 增多为主，可发现寡克隆区带

EEG —— 多为广泛性中度以上异常，常见 θ 波和 δ 波，亦可见棘波和棘 - 慢复合波

影像学 —— 头颅 CT 可显示白质内弥散性多灶性大片状或斑片状低密度区，急性期可有明显的增强效应。MRI 可发现脑和脊髓灰白质内散在多发的 T1 低信号、T2 高信号病灶

【诊断要点】

国际上尚未确立诊断标准，主要诊断依据为：

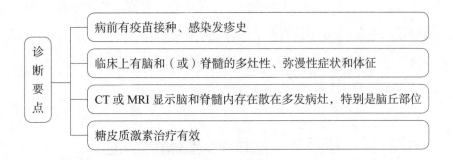

诊断要点
- 病前有疫苗接种、感染发疹史
- 临床上有脑和（或）脊髓的多灶性、弥漫性症状和体征
- CT 或 MRI 显示脑和脊髓内存在散在多发病灶，特别是脑丘部位
- 糖皮质激素治疗有效

【鉴别诊断】

ADEM 需要与单纯疱疹病毒性脑炎（HSE）鉴别。HSE 常发生高热、抽搐，ADEM 则较少见，脑脊液检查前者单纯疱疹病毒抗体效价增高，且 HSE 的 MRI 表现大脑颞叶、额叶的长 T1、长 T2 异常信号，而 ADEM 则表现为弥漫性的长 T1、长 T2 异常信号，以白质损害为主。

【治疗措施】

常用治疗方法有糖皮质激素治疗、IVIG 和血浆置换等。

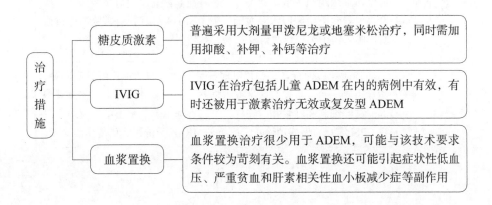

治疗措施
- 糖皮质激素：普遍采用大剂量甲泼尼龙或地塞米松治疗，同时需加用抑酸、补钾、补钙等治疗
- IVIG：IVIG 在治疗包括儿童 ADEM 在内的病例中有效，有时还被用于激素治疗无效或复发型 ADEM
- 血浆置换：血浆置换治疗很少用于 ADEM，可能与该技术要求条件较为苛刻有关。血浆置换还可能引起症状性低血压、严重贫血和肝素相关性血小板减少症等副作用

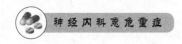

【预后】

多数患者在治疗后均可逐渐恢复，可达完全复原，约2/3患者预后良好或尚好，多在3~6个月内能下床行走。有惊厥及昏迷的患者，预后较差。本病病死率为10%~20%，死因多为并发症包括呼吸衰竭和肺炎。

第四节　脑桥中央髓鞘溶解症

脑桥中央髓鞘溶解症（CPM）是以脑桥基底部对称性脱髓鞘为病理特征的疾病，是一种少见的继发性脱髓鞘疾病。由 Adams 等（1959）首次报告。

【病因】

病因

- 本病的病因不明。半数以上患者为酒精中毒晚期，可见于肾衰竭透析后、肝功能衰竭、肝移植后、淋巴瘤及癌症晚期、营养不良、败血症、急性出血性胰腺炎和严重烧伤等

- 低钠血症脑组织为低渗状态，过快补充高渗盐水使血浆渗透压迅速升高，导致脑组织脱水和血脑屏障（BBB）破坏，有害物质透过血脑屏障（BBB）导致髓鞘脱失

- 本病特征性病理特点是脑桥基底部呈对称分布的神经纤维脱髓鞘，病灶边界清楚，直径数毫米或占据整个脑桥基底部，也可累及被盖部。神经细胞和轴索相对完好，可见吞噬细胞和星形细胞反应。以往 CPM 需尸检后病理诊断，近年来 MRI 广泛应用，已能生前确诊

【临床表现】

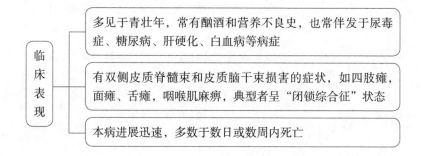

临床表现
- 多见于青壮年，常有酗酒和营养不良史，也常伴发于尿毒症、糖尿病、肝硬化、白血病等病症
- 有双侧皮质脊髓束和皮质脑干束损害的症状，如四肢瘫，面瘫、舌瘫，咽喉肌麻痹，典型者呈"闭锁综合征"状态
- 本病进展迅速，多数于数日或数周内死亡

【病史采集】

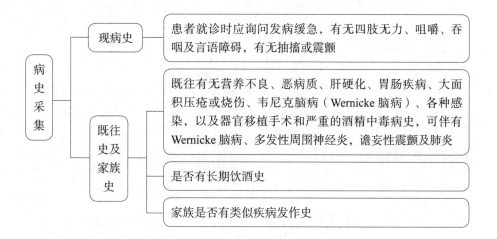

病史采集
- 现病史
  - 患者就诊时应询问发病缓急，有无四肢无力、咀嚼、吞咽及言语障碍，有无抽搐或震颤
- 既往史及家族史
  - 既往有无营养不良、恶病质、肝硬化、胃肠疾病、大面积压疮或烧伤、韦尼克脑病（Wernicke 脑病）、各种感染，以及器官移植手术和严重的酒精中毒病史，可伴有 Wernicke 脑病、多发性周围神经炎，谵妄性震颤及肺炎
  - 是否有长期饮酒史
  - 家族是否有类似疾病发作史

【体格检查】

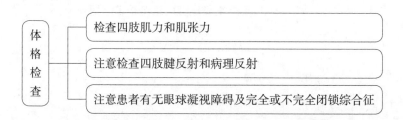

体格检查
- 检查四肢肌力和肌张力
- 注意检查四肢腱反射和病理反射
- 注意患者有无眼球凝视障碍及完全或不完全闭锁综合征

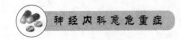

【辅助检查】

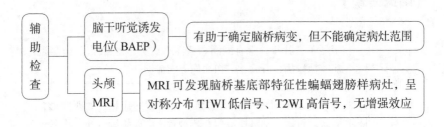

辅助检查 —— 脑干听觉诱发电位（BAEP）—— 有助于确定脑桥病变，但不能确定病灶范围

头颅MRI —— MRI 可发现脑桥基底部特征性蝙蝠翅膀样病灶，呈对称分布 T1WI 低信号、T2WI 高信号，无增强效应

【诊断要点】

慢性酒精中毒、严重全身性疾病和低钠血症纠正过快的患者，突然出现四肢弛缓性瘫、假性延髓性麻痹，数日内迅速进展为闭锁综合征，应高度怀疑 CPM 可能，MRI 有助于确诊。

【鉴别诊断】

本病应与脑桥基底部梗死、肿瘤和多发性硬化等鉴别。MRI 显示 CPM 无显著占位效应，病灶对称，不符合血管分布特征，随病情好转可恢复正常。

【治疗措施】

1. 治疗原则

治疗应以神经系统症状为依据，无症状、神经系统未受累的患者，无论血钠值是多少，均不应输注高渗钠溶液。

2. 一般治疗

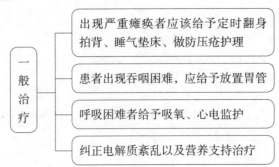

一般治疗 —— 出现严重瘫痪者应该给予定时翻身拍背、睡气垫床、做防压疮护理

患者出现吞咽困难，应给予放置胃管

呼吸困难者给予吸氧、心电监护

纠正电解质紊乱以及营养支持治疗

3. 药物治疗

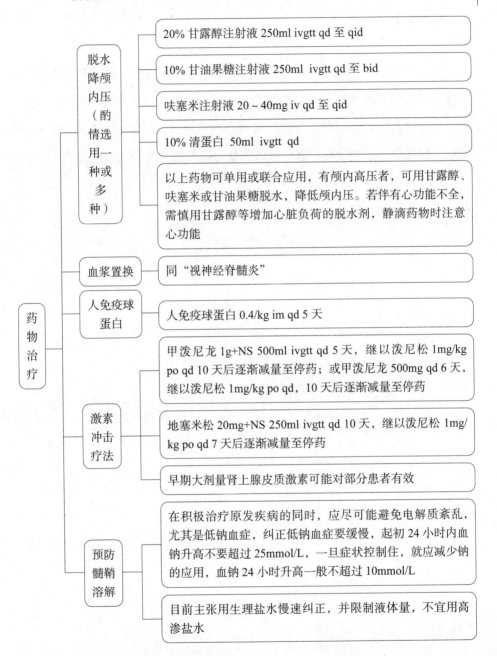

药物治疗

脱水降颅内压（酌情选用一种或多种）

- 20% 甘露醇注射液 250ml ivgtt qd 至 qid
- 10% 甘油果糖注射液 250ml ivgtt qd 至 bid
- 呋塞米注射液 20～40mg iv qd 至 qid
- 10% 清蛋白 50ml ivgtt qd
- 以上药物可单用或联合应用，有颅内高压者，可用甘露醇、呋塞米或甘油果糖脱水，降低颅内压。若伴有心功能不全，需慎用甘露醇等增加心脏负荷的脱水剂，静滴药物时注意心功能

血浆置换
- 同"视神经脊髓炎"

人免疫球蛋白
- 人免疫球蛋白 0.4/kg im qd 5 天

激素冲击疗法
- 甲泼尼龙 1g+NS 500ml ivgtt qd 5 天，继以泼尼松 1mg/kg po qd 10 天后逐渐减量至停药；或甲泼尼龙 500mg qd 6 天，继以泼尼松 1mg/kg po qd，10 天后逐渐减量至停药
- 地塞米松 20mg+NS 250ml ivgtt qd 10 天，继以泼尼松 1mg/kg po qd 7 天后逐渐减量至停药
- 早期大剂量肾上腺皮质激素可能对部分患者有效

预防髓鞘溶解
- 在积极治疗原发疾病的同时，应尽可能避免电解质紊乱，尤其是低钠血症，纠正低钠血症要缓慢，起初 24 小时内血钠升高不要超过 25mmol/L，一旦症状控制住，就应减少钠的应用，血钠 24 小时升高一般不超过 10mmol/L
- 目前主张用生理盐水慢速纠正，并限制液体量，不宜用高渗盐水

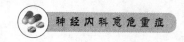

【预后】

患者预后并不一致，各种潜在可逆因素的可逆程度、髓鞘溶解范围和程度、并发症严重程度，均是影响预后的因素。既往认为本病病程短、进展快、死亡率高，存活患者多遗留严重神经功能障碍。近年来随着重症监护的发展、影像学的早期诊断，部分患者病情可逐渐改善甚至完全恢复。

第十章 运动障碍疾病

第一节 帕金森病

帕金森病（PD），又称震颤麻痹，是发生在中老年人锥体外系的进行性变性疾病，主要病变部位在黑质和纹状体。临床上还有许多由其他多种疾病引起的综合征，临床表现类似PD，称为帕金森综合征，而PD也称原发性帕金森病。临床表现为静止性震颤、运动迟缓、肌强直和姿势步态异常等。老年人多见，40岁以下起病的青年帕金森病患者较少见。

【病因】

导致这一病理改变的确切病因目前仍不清楚，遗传因素、环境因素、年龄老化、氧化应激等均可能参与PD多巴胺能神经元的变性死亡过程。

【临床表现】

1. 一般特点

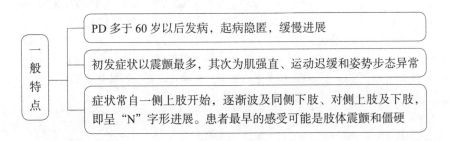

一般特点

- PD多于60岁以后发病，起病隐匿，缓慢进展
- 初发症状以震颤最多，其次为肌强直、运动迟缓和姿势步态异常
- 症状常自一侧上肢开始，逐渐波及同侧下肢、对侧上肢及下肢，即呈"N"字形进展。患者最早的感受可能是肢体震颤和僵硬

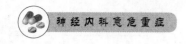
2. 临床类型

在临床上，PD 以肌强直、震颤及运动减少为三大主要症状，加之姿势反射障碍、自主神经障碍、精神障碍等共存，形成了极具特征的临床征象。

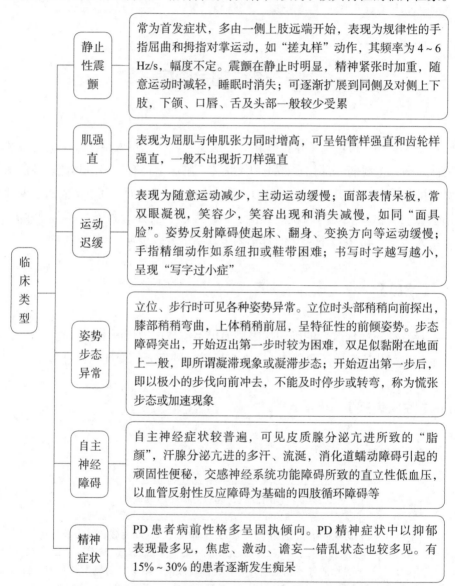

临床类型		
	静止性震颤	常为首发症状，多由一侧上肢远端开始，表现为规律性的手指屈曲和拇指对掌运动，如"搓丸样"动作，其频率为 4~6 Hz/s，幅度不定。震颤在静止时明显，精神紧张时加重，随意运动时减轻，睡眠时消失；可逐渐扩展到同侧及对侧上下肢，下颌、口唇、舌及头部一般较少受累
	肌强直	表现为屈肌与伸肌张力同时增高，可呈铅管样强直和齿轮样强直，一般不出现折刀样强直
	运动迟缓	表现为随意运动减少，主动运动缓慢；面部表情呆板，常双眼凝视，笑容少，笑容出现和消失减慢，如同"面具脸"。姿势反射障碍使起床、翻身、变换方向等运动缓慢；手指精细动作如系纽扣或鞋带困难；书写时字越写越小，呈现"写字过小症"
	姿势步态异常	立位、步行时可见各种姿势异常。立位时头部稍稍向前探出，膝部稍稍弯曲，上体稍稍前屈，呈特征性的前倾姿势。步态障碍突出，开始迈出第一步时较为困难，双足似黏附在地面上一般，即所谓凝滞现象或凝滞步态；开始迈出第一步后，即以极小的步伐向前冲去，不能及时停步或转弯，称为慌张步态或加速现象
	自主神经障碍	自主神经症状较普遍，可见皮质腺分泌亢进所致的"脂颜"，汗腺分泌亢进的多汗、流涎，消化道蠕动障碍引起的顽固性便秘，交感神经系统功能障碍所致的直立性低血压，以血管反射性反应障碍为基础的四肢循环障碍等
	精神症状	PD 患者病前性格多呈固执倾向。PD 精神症状中以抑郁表现最多见，焦虑、激动、谵妄—错乱状态也较多见。有 15%~30% 的患者逐渐发生痴呆

【病史采集】

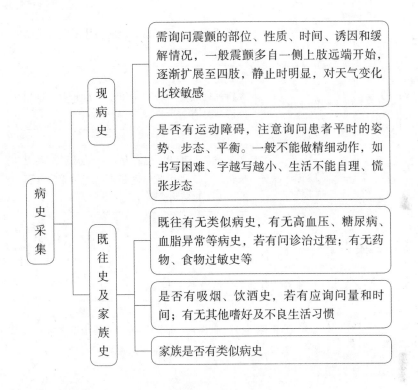

病史采集
- 现病史
  - 需询问震颤的部位、性质、时间、诱因和缓解情况，一般震颤多自一侧上肢远端开始，逐渐扩展至四肢，静止时明显，对天气变化比较敏感
  - 是否有运动障碍，注意询问患者平时的姿势、步态、平衡。一般不能做精细动作，如书写困难、字越写越小、生活不能自理、慌张步态
- 既往史及家族史
  - 既往有无类似病史，有无高血压、糖尿病、血脂异常等病史，若有问诊治过程；有无药物、食物过敏史等
  - 是否有吸烟、饮酒史，若有应询问量和时间；有无其他嗜好及不良生活习惯
  - 家族是否有类似病史

【体格检查】

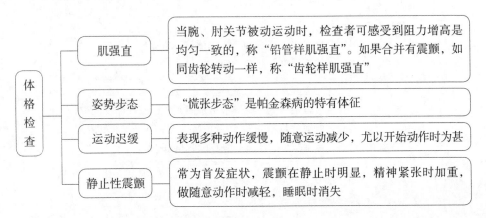

体格检查
- 肌强直：当腕、肘关节被动运动时，检查者可感受到阻力增高是均匀一致的，称"铅管样肌强直"。如果合并有震颤，如同齿轮转动一样，称"齿轮样肌强直"
- 姿势步态："慌张步态"是帕金森病的特有体征
- 运动迟缓：表现多种动作缓慢，随意运动减少，尤以开始动作时为甚
- 静止性震颤：常为首发症状，震颤在静止时明显，精神紧张时加重，做随意动作时减轻，睡眠时消失

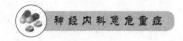

【辅助检查】

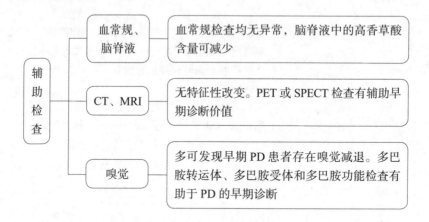

辅助检查

- 血常规、脑脊液 —— 血常规检查均无异常，脑脊液中的高香草酸含量可减少
- CT、MRI —— 无特征性改变。PET 或 SPECT 检查有辅助早期诊断价值
- 嗅觉 —— 多可发现早期 PD 患者存在嗅觉减退。多巴胺转运体、多巴胺受体和多巴胺功能检查有助于 PD 的早期诊断

【诊断要点】

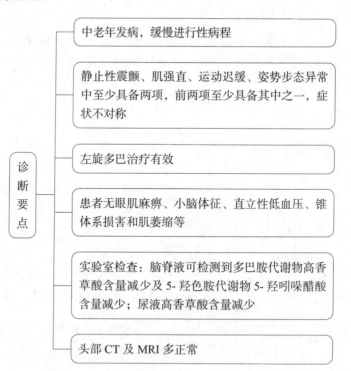

诊断要点

- 中老年发病，缓慢进行性病程
- 静止性震颤、肌强直、运动迟缓、姿势步态异常中至少具备两项，前两项至少具备其中之一，症状不对称
- 左旋多巴治疗有效
- 患者无眼肌麻痹、小脑体征、直立性低血压、锥体系损害和肌萎缩等
- 实验室检查：脑脊液可检测到多巴胺代谢物高香草酸含量减少及 5- 羟色胺代谢物 5- 羟吲哚醋酸含量减少；尿液高香草酸含量减少
- 头部 CT 及 MRI 多正常

【诊断标准】

表 10-1　英国脑库帕金森病诊断标准

第一步：诊断帕金森综合征
运动减少：随意运动在始动时缓慢，重复性动作的运动速度及幅度逐渐降低
同时至少具有以下一个症状。
A．肌肉强直
B．静止性震颤（4～6Hz）
C．直立不稳（非原发性视觉、前庭功能、小脑及本体感觉功能障碍造成）
第二步：帕金森病排除标准
A．反复的脑卒中病史，伴阶梯式进展的帕金森症状
B．反复的脑损伤史
C．确切的脑炎病史
D．动眼危象
E．在症状出现时，正在接受神经安定剂治疗
F．1 个以上的亲属患病
G．病情持续性缓解
H．发病三年后，仍是严格的单侧受累
I．核上性凝视麻痹
J．小脑征
K．早期即有严重的自主神经受累
L．早期即有严重的痴呆，伴有记忆力、语言和行为障碍
M．锥体束征阳性（Babinski 征阳性）
N．CT 扫描可见颅内肿瘤或交通性脑积水
O．用大剂量左旋多巴治疗无效（除外吸收障碍）
P．MPTP 接触史（一种阿片类镇痛剂的衍生物）
第三步：帕金森病的支持诊断标准。具有以下 3 个或以上者可确诊帕金森病。
A．单侧起病
B．存在静止性震颤
C．疾病逐渐进展
D．症状持续的不对称，首发侧较重
E．对左旋多巴的治疗反应非常好（70%～100%）
F．应用左旋多巴导致的严重异动症
G．左旋多巴的治疗效果持续 5 年以上（含 5 年）
H．临床病程 10 年以上（含 10 年）

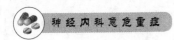

符合第一步帕金森综合征诊断标准的患者，若不具备第二步中的任何一项，同时满足第三步中三项及以上者即可临床确诊为帕金森病。

表 10-2　帕金森病 H&Y 分级

0 = 无体征
1.0 = 单侧患病
1.5 = 单侧患病，并影响到中轴的肌肉
2.0 = 双侧患病，未损害平衡
2.5 = 轻度双侧患病，姿势反射稍差，但是能自己纠正
3.0 = 双侧患病，有姿势平衡障碍，后拉试验阳性
4.0 = 严重的残疾，但是能自己站立或行走
5.0 = 不能起床，或生活在轮椅上

【鉴别诊断】

注意和特发性震颤、帕金森综合征、帕金森叠加综合征鉴别。

【治疗措施】

1. 治疗原则

应对 PD 的运动症状和非运动症状采取综合治理，药物治疗是首选。各种抗帕金森病（震颤麻痹）药均应从小剂量开始。逐渐加量至出现疗效而不引起显著的不良反应为宜，并以此剂量长期维持治疗，不宜盲目追求症状完全缓解。治疗期间药效波动时，可适当调整服药的次数和剂量。

2. 药物治疗

药物治疗

- 抗胆碱能药
  - 苯海索（轻症病例首选）1 ~ 2mg po tid
  - 东莨菪碱 20mg po bid 至 tid，主要适用于震颤明显且年轻患者，老年患者慎用，闭角型青光眼及前列腺肥大患者禁用

- MAO-B 抑制剂
  - 司来吉兰 2.5 ~ 5mg，bid，应早、中服用，勿在傍晚或晚上服用，以免引起失眠

- 金刚烷胺
  - 50 ~ 100mg po bid ~ tid，末次应在下午 4 时前服用。抗胆碱能药无效或药效减退时可加用本药。金刚烷胺只适用轻症患者，且不能长期使用，有肾功能不全、癫痫病史、严重胃溃疡和老年患者慎用，哺乳期妇女禁用

- 多巴胺受体（DR）激动剂
  - 溴隐亭 0.625mg po qd，每隔 5 天增加 0.625mg。一般有效剂量为 3.75 ~ 15mg/d，分 3 次服用，应从小剂量开始，渐增剂量至满意疗效而不出现副作用为止
  - 吡贝地尔缓释片，初始剂量 50mg，qd，第二周增至 50mg，bid，一般有效剂量 150mg/d。分 3 次服用
  - 普拉克索，初始剂量 0.125mg，tid，每周增加 0.125mg tid。一般有效剂量 0.5 ~ 0.75mg，tid
  - 培高利特 0.05mg po qd，开始用小剂量，然后逐渐增加剂量至维持量 1 ~ 4mg/d，平均达到 2mg/d。多巴胺受体激动剂，可任选一种，合用左旋多巴制剂，国内已停用

- 复方左旋多巴
  - 是最基本、最有效的药物。初始剂量：62.5 ~ 125mg po bid ~ tid 根据病情而渐增至疗效满意或不出现不良反应为止。活动性消化道溃疡慎用，闭角型青光眼、精神病患者禁用

3. 外科治疗

目前常用手术方法有苍白球、丘脑毁损术和深部脑刺激术（DBS）。适应证是药物失效、不能耐受或出现运动障碍（异动症）的患者。对年龄较轻、震颤、强直为主且偏于一侧患者效果较好，但术后仍需要药物治疗。

4. 康复治疗

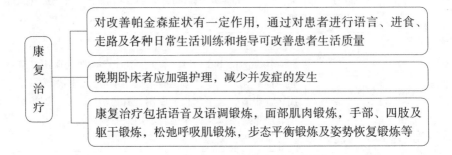

康复治疗

- 对改善帕金森症状有一定作用，通过对患者进行语言、进食、走路及各种日常生活训练和指导可改善患者生活质量
- 晚期卧床者应加强护理，减少并发症的发生
- 康复治疗包括语音及语调锻炼，面部肌肉锻炼，手部、四肢及躯干锻炼，松弛呼吸肌锻炼，步态平衡锻炼及姿势恢复锻炼等

【预后】

目前由于左旋多巴药物的应用，帕金森病患者的死亡率几乎与非帕金森病同龄人群相同。此病本身并不对生命构成威胁，死亡的直接原因是肺炎、尿路感染。压疮、骨折等各种并发症多出现在病程晚期。

第二节　小舞蹈病

小舞蹈病，又称风湿性舞蹈病或 Sydenham 舞蹈病，是风湿热在神经系统的常见表现，以舞蹈样不自主动作、肌张力降低、肌力减退和（或）精神障碍为临床特征。

【病因】

病因

小舞蹈病与风湿热关系密切，一般认为是风湿热中枢神经系统损害的表现

免疫学研究发现，小舞蹈病患者丘脑底核、尾状核等部位抗链球菌 A 荚膜抗体沉积，证明小舞蹈病是链球菌 A 感染后由于抗原交叉反应而诱发的自身免疫性疾病，即机体针对链球菌感染的免疫应答反应中产生的抗体，与某种未知基底节神经元抗原存在交叉反应，引起免疫炎性反应而致病

【临床表现】

临床表现

早期症状表现为失眠、情绪激动、行为变化、易激惹、注意力散漫和学业退步，其后舞蹈样动作和肌张力改变可日趋明显

舞蹈样动作表现为快速、不规则、多变、不随意的类似舞蹈样的运动

面部的舞蹈样动作表现为挤眉、皱额、努嘴、吐舌等

肢体舞蹈样动作表现常起于一肢，逐渐累及一侧或对侧，上肢比下肢明显，上肢各关节交替伸直、屈曲、内收等动作，下肢步态颠簸、行走摇晃、易跌倒

躯干舞蹈样动作表现为脊柱不停弯、伸或扭转，舌肌和咽喉肌的舞蹈样动作可致构音、吞咽困难

以上症状均在情绪紧张时加重，安静时减轻，睡眠时消失

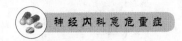
【病史采集】

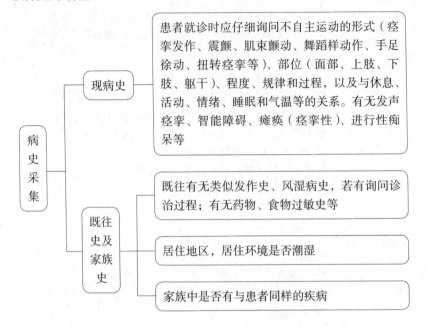

病史采集

现病史：患者就诊时应仔细询问不自主运动的形式（痉挛发作、震颤、肌束颤动、舞蹈样动作、手足徐动、扭转痉挛等）、部位（面部、上肢、下肢、躯干）、程度、规律和过程，以及与休息、活动、情绪、睡眠和气温等的关系。有无发声痉挛、智能障碍、瘫痪（痉挛性）、进行性痴呆等

既往史及家族史：
- 既往有无类似发作史、风湿病史，若有询问诊治过程；有无药物、食物过敏史等
- 居住地区，居住环境是否潮湿
- 家族中是否有与患者同样的疾病

【体格检查】

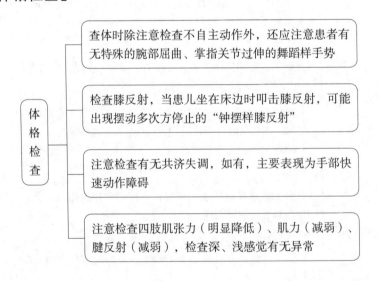

体格检查
- 查体时除注意检查不自主动作外，还应注意患者有无特殊的腕部屈曲、掌指关节过伸的舞蹈样手势
- 检查膝反射，当患儿坐在床边时叩击膝反射，可能出现摆动多次方停止的"钟摆样膝反射"
- 注意检查有无共济失调，如有，主要表现为手部快速动作障碍
- 注意检查四肢肌张力（明显降低）、肌力（减弱）、腱反射（减弱），检查深、浅感觉有无异常

【辅助检查】

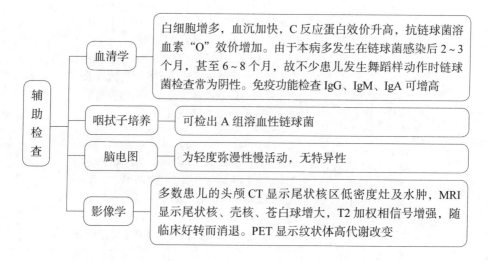

- 辅助检查
  - 血清学　——　白细胞增多，血沉加快，C 反应蛋白效价升高，抗链球菌溶血素 "O" 效价增加。由于本病多发生在链球菌感染后 2~3 个月，甚至 6~8 个月，故不少患儿发生舞蹈样动作时链球菌检查常为阴性。免疫功能检查 IgG、IgM、IgA 可增高
  - 咽拭子培养　——　可检出 A 组溶血性链球菌
  - 脑电图　——　为轻度弥漫性慢活动，无特异性
  - 影像学　——　多数患儿的头颅 CT 显示尾状核区低密度灶及水肿，MRI 显示尾状核、壳核、苍白球增大，T2 加权相信号增强，随临床好转而消退。PET 显示纹状体高代谢改变

【诊断要点】

根据发病年龄、典型的舞蹈动作、肌张力降低、自主运动障碍、情绪精神改变等症状诊断不难，如同时有风湿病的其他表现诊断更加肯定。

【鉴别诊断】

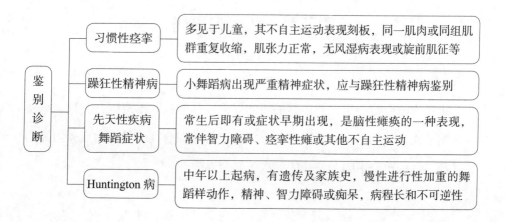

- 鉴别诊断
  - 习惯性痉挛　——　多见于儿童，其不自主运动表现刻板，同一肌肉或同组肌群重复收缩，肌张力正常，无风湿病表现或旋前肌征等
  - 躁狂性精神病　——　小舞蹈病出现严重精神症状，应与躁狂性精神病鉴别
  - 先天性疾病舞蹈症状　——　常生后即有或症状早期出现，是脑性瘫痪的一种表现，常伴智力障碍、痉挛性瘫或其他不自主运动
  - Huntington 病　——　中年以上起病，有遗传及家族史，慢性进行性加重的舞蹈样动作，精神、智力障碍或痴呆，病程长和不可逆性

【治疗措施】

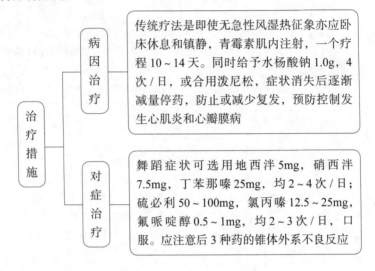

治疗措施
- 病因治疗：传统疗法是即使无急性风湿热征象亦应卧床休息和镇静，青霉素肌内注射，一个疗程 10～14 天。同时给予水杨酸钠 1.0g，4 次/日，或合用泼尼松，症状消失后逐渐减量停药，防止或减少复发，预防控制发生心肌炎和心瓣膜病
- 对症治疗：舞蹈症状可选用地西泮 5mg，硝西泮 7.5mg，丁苯那嗪 25mg，均 2～4 次/日；硫必利 50～100mg，氯丙嗪 12.5～25mg，氟哌啶醇 0.5～1mg，均 2～3 次/日，口服。应注意后 3 种药的锥体外系不良反应

【预后】

本病为自限性疾病，即使不治疗，3～6 个月也能自行缓解，适当治疗可以缩短病程，部分人可复发。

第三节　肌张力障碍

肌张力障碍是一组因躯体骨骼肌的促动肌和拮抗肌不协调，并且间歇持续收缩造成重复的不自主运动和异常扭转姿势的综合征，又称为肌张力障碍综合征。发病机制不明，发病率仅次于帕金森病。

【病因与发病机制】

病因与发病机制

- 肌张力障碍中原发性约占 90%，一般原发性肌张力障碍除姿势、位置、基底节的生化异常外，其他病因尚不清楚。少有其他神经系统损害的体征

- 许多继发性肌张力障碍与基底节及其联系纤维的病变有关，可有应用或接触药物或毒物史，神经系统检查可发现认知功能障碍、锥体束损害、视力和视野障碍，以及其他神经肌肉损害表现

- 实验室检查可发现生化代谢异常、MRI 或 CT 异常、脑电图异常等

【临床表现】

躯体骨骼肌的不自主运动和躯体的异常扭转姿势，可累及躯体的任何部位，但以颈、胸、腰、下肢脚跟部多见。肌张力障碍在一天内多无波动。需与其他类似不自主运动症状鉴别。

1. 扭转痉挛

扭转痉挛

- 指全身性扭转性肌张力障碍，临床以四肢、躯干甚至全身剧烈而不随意的扭转运动和姿势异常为特征。多见于儿童及年轻人

- 本病临床症状的核心是肌张力障碍后姿势和运动的异常表现

- 轻者仅有一侧下肢的牵拉或僵硬感觉，并有轻度行走不便，以后加重，足部内旋呈马蹄内翻样，行走时足跟不着地，约 20% 将发展成全身性。患者尚可表现挤眉弄眼、牵嘴歪舌、眼睑痉挛、扭转及各种肢体的不自主运动等

- 本病主要累及颈肌、躯干肌及四肢近端肌肉。最突出的症状是以躯干为纵轴的扭转或螺旋样运动，当自主运动及情绪激动时加重，睡眠时消失

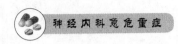

2．Meige 综合征

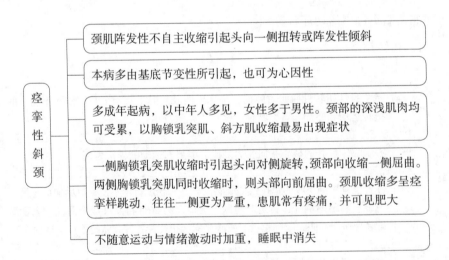

Meige 综合征

- 多见于老年人，一般在 50 岁以后起病，女性多见

- 临床分为 3 型：眼睑痉挛型，眼睑痉挛合并口下颌肌张力障碍型，口下颌肌张力障碍型

- 最常见的首发症状是双眼睑痉挛，口、下颌和舌痉挛常表现为张口、牙关紧咬、缩唇、伸舌等，面部表情古怪，痉挛可持续数秒或数分钟，在精神紧张、强光照射、阅读、注视时加重，讲话、唱歌、咀嚼、欢笑时减轻，睡眠时消失

- 严重时患者需用手掰开眼睑方可视物，以致影响日常生活；口下颌肌受累严重者，可引起下颌脱臼和牙齿磨损。一般无智能障碍，无锥体束病变，约1/3 的患者有情感障碍

3．痉挛性斜颈

痉挛性斜颈

- 颈肌阵发性不自主收缩引起头向一侧扭转或阵发性倾斜

- 本病多由基底节变性所引起，也可为心因性

- 多成年起病，以中年人多见，女性多于男性。颈部的深浅肌肉均可受累，以胸锁乳突肌、斜方肌收缩最易出现症状

- 一侧胸锁乳突肌收缩时引起头向对侧旋转，颈部向收缩一侧屈曲。两侧胸锁乳突肌同时收缩时，则头部向前屈曲。颈肌收缩多呈痉挛样跳动，往往一侧更为严重，患肌常有疼痛，并可见肥大

- 不随意运动与情绪激动时加重，睡眠中消失

4．手足徐动症

手足徐动症

- 称指痉症或易变性痉挛，以肢体远端为主的缓慢弯曲的蠕动样不自主运动

- 下肢受累时，蹒趾常自发性背屈。面肌受累时则挤眉弄眼，扮成各种"鬼脸"。咽喉肌和舌肌受累时则言语不清和吞咽困难，尚可伴有扭转痉挛和痉挛性斜颈

- 不自主动作于精神紧张时加重，入睡后消失。肌痉挛时肌张力增高，肌松弛时正常，感觉正常，智力可减退

- 病程可长达数年至数十年。极缓慢的手足徐动导致姿势异常颇与扭转痉挛相似，后者主要侵犯肢体近端、颈肌和躯干肌，典型表现以躯干为轴扭转

5. 书写痉挛和其他职业性痉挛

指在执行书写或其他职业（如弹钢琴、打字）等动作时手和前臂出现的肌张力障碍和异常姿势，以至出现书写或其他职业的动作困难，而进行与此无关的其他动作时则为正常。

6. 多巴反应性肌张力障碍

女性多见，缓慢起病，表现为上肢或下肢的肌张力障碍和异常姿势或步态，步态表现为腿僵直、足屈曲或外翻，严重者可累及颈部。对小剂量左旋多巴有戏剧性和持久性反应是其显著的临床特征。

7. 发作性运动障碍

表现为突然出现且反复发作的运动障碍（可有肌张力障碍型及舞蹈手足徐动型），发作间期正常。

【病史采集】

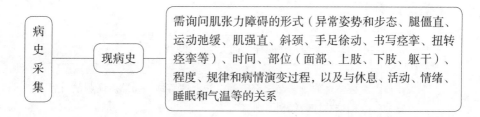

病史采集 — 现病史 — 需询问肌张力障碍的形式（异常姿势和步态、腿僵直、运动弛缓、肌强直、斜颈、手足徐动、书写痉挛、扭转痉挛等）、时间、部位（面部、上肢、下肢、躯干）、程度、规律和病情演变过程，以及与休息、活动、情绪、睡眠和气温等的关系

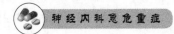

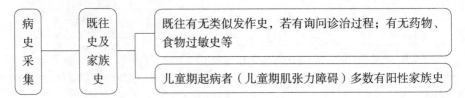

【体格检查】

全身各部位均可出现促动肌和拮抗肌肌张力不协调，致不自主运动和异常扭转的姿势，以颈、胸、腰、下肢脚跟部多见。

【辅助检查】

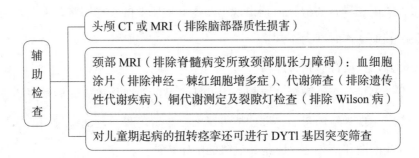

【诊断要点】

根据病史、不自主运动和（或）异常姿势的特征性表现和部位等，症状诊断通常不难，但需与其他类似不自主运动症状鉴别。

【鉴别诊断】

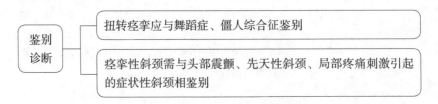

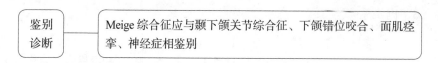

鉴别诊断	Meige 综合征应与颞下颌关节综合征、下颌错位咬合、面肌痉挛、神经症相鉴别

【治疗措施】

1. 治疗原则

包括药物治疗、局部注射 A 型肉毒素和手术治疗。继发性肌张力障碍者则需同时治疗原发疾病。对局限性或节段性肌张力障碍首选局部注射 A 型肉毒素，对全身性肌张力障碍宜采用口服药物加选择性局部注射 A 型肉毒素。药物或 A 型肉毒素无效的严重病例可考虑手术治疗。

2. 药物治疗

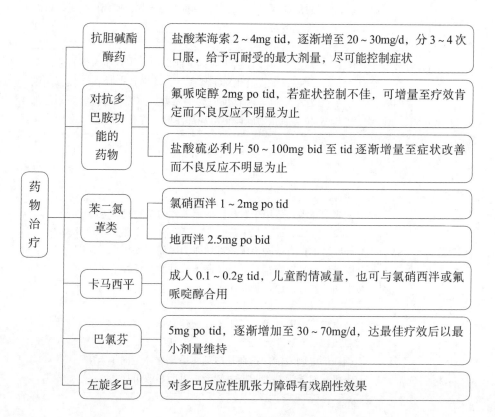

药物治疗	抗胆碱酯酶药	盐酸苯海索 2 ~ 4mg tid，逐渐增至 20 ~ 30mg/d，分 3 ~ 4 次口服，给予可耐受的最大剂量，尽可能控制症状
	对抗多巴胺功能的药物	氟哌啶醇 2mg po tid，若症状控制不佳，可增量至疗效肯定而不良反应不明显为止
		盐酸硫必利片 50 ~ 100mg bid 至 tid 逐渐增量至症状改善而不良反应不明显为止
	苯二氮䓬类	氯硝西泮 1 ~ 2mg po tid
		地西泮 2.5mg po bid
	卡马西平	成人 0.1 ~ 0.2g tid，儿童酌情减量，也可与氯硝西泮或氟哌啶醇合用
	巴氯芬	5mg po tid，逐渐增加至 30 ~ 70mg/d，达最佳疗效后以最小剂量维持
	左旋多巴	对多巴反应性肌张力障碍有戏剧性效果

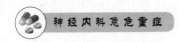

3. 肉毒素

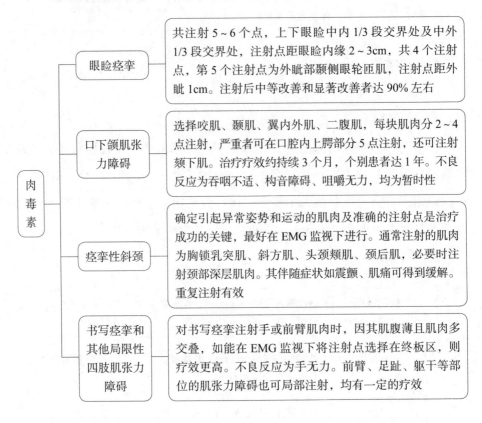

肉毒素	眼睑痉挛	共注射 5～6 个点，上下眼睑中内 1/3 段交界处及中外 1/3 段交界处，注射点距眼睑内缘 2～3cm，共 4 个注射点，第 5 个注射点为外眦部颞侧眼轮匝肌，注射点距外眦 1cm。注射后中等改善和显著改善者达 90% 左右
	口下颌肌张力障碍	选择咬肌、颞肌、翼内外肌、二腹肌，每块肌肉分 2～4 点注射，严重者可在口腔内上腭部分 5 点注射，还可注射颏下肌。治疗疗效约持续 3 个月，个别患者达 1 年。不良反应为吞咽不适、构音障碍、咀嚼无力，均为暂时性
	痉挛性斜颈	确定引起异常姿势和运动的肌肉及准确的注射点是治疗成功的关键，最好在 EMG 监视下进行。通常注射的肌肉为胸锁乳突肌、斜方肌、头颈颊肌、颈后肌，必要时注射颈部深层肌肉。其伴随症状如震颤、肌痛可得到缓解。重复注射有效
	书写痉挛和其他局限性四肢肌张力障碍	对书写痉挛注射手或前臂肌肉时，因其肌腹薄且肌肉多交叠，如能在 EMG 监视下将注射点选择在终板区，则疗效更高。不良反应为手无力。前臂、足趾、躯干等部位的肌张力障碍也可局部注射，均有一定的疗效

4. 手术治疗

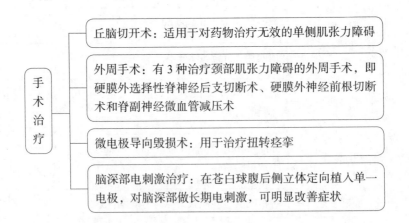

手术治疗	丘脑切开术：适用于对药物治疗无效的单侧肌张力障碍
	外周手术：有 3 种治疗颈部肌张力障碍的外周手术，即硬膜外选择性脊神经后支切断术、硬膜外神经前根切断术和脊副神经微血管减压术
	微电极导向毁损术：用于治疗扭转痉挛
	脑深部电刺激治疗：在苍白球腹后侧立体定向植入单一电极，对脑深部做长期电刺激，可明显改善症状

【预后】

发病年龄与肌张力障碍的预后有关。原发性肌张力障碍可分为儿童型和成人型，儿童型多在 20 岁以前发病，并呈进行性加重，大部分发展成为全身性肌张力障碍；成人型一般仅累及局部或扩展到邻近的几个部位。由于本病有特效治疗方法，如能早期诊断、早期治疗，患者可保持正常的生活质量，预后良好。

第四节　肝豆状核变性

肝豆状核变性（HLD）是一种常染色体隐性遗传的铜代谢障碍导致脑基底节变性和肝功能损害的疾病。

【临床表现】

多在儿童和青少年期发病，少数成年期发病。发病年龄多在 5~35 岁，男性稍多于女性。病情缓慢发展，可有阶段性缓解或加重，亦有进展迅速者。

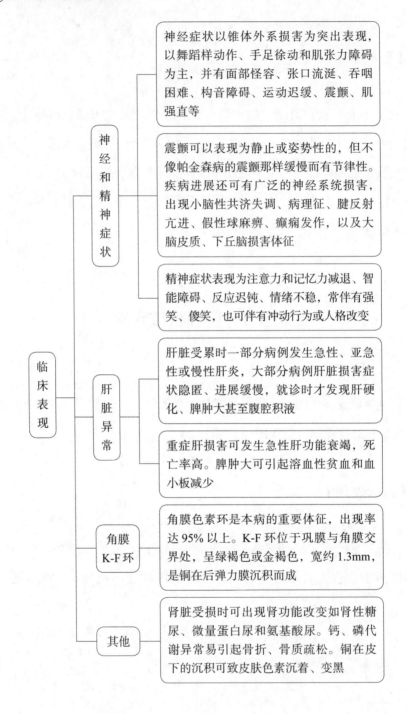

神经症状以锥体外系损害为突出表现，以舞蹈样动作、手足徐动和肌张力障碍为主，并有面部怪容、张口流涎、吞咽困难、构音障碍、运动迟缓、震颤、肌强直等

震颤可以表现为静止或姿势性的，但不像帕金森病的震颤那样缓慢而有节律性。疾病进展还可有广泛的神经系统损害，出现小脑性共济失调、病理征、腱反射亢进、假性球麻痹、癫痫发作，以及大脑皮质、下丘脑损害体征

精神症状表现为注意力和记忆力减退、智能障碍、反应迟钝、情绪不稳，常伴有强笑、傻笑，也可伴有冲动行为或人格改变

肝脏受累时一部分病例发生急性、亚急性或慢性肝炎，大部分病例肝脏损害症状隐匿、进展缓慢，就诊时才发现肝硬化、脾肿大甚至腹腔积液

重症肝损害可发生急性肝功能衰竭，死亡率高。脾肿大可引起溶血性贫血和血小板减少

角膜色素环是本病的重要体征，出现率达95%以上。K-F环位于巩膜与角膜交界处，呈绿褐色或金褐色，宽约1.3mm，是铜在后弹力膜沉积而成

肾脏受损时可出现肾功能改变如肾性糖尿、微量蛋白尿和氨基酸尿。钙、磷代谢异常易引起骨折、骨质疏松。铜在皮下的沉积可致皮肤色素沉着、变黑

临床表现
神经和精神症状
肝脏异常
角膜K-F环
其他

【病史采集】

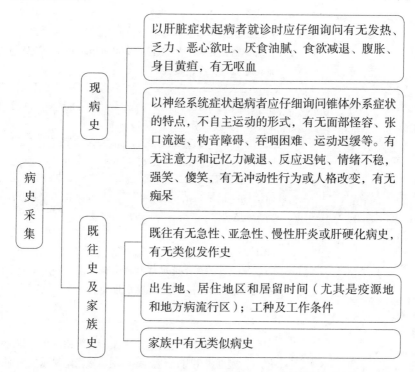

病史采集
- 现病史
  - 以肝脏症状起病者就诊时应仔细询问有无发热、乏力、恶心欲吐、厌食油腻、食欲减退、腹胀、身目黄疸，有无呕血
  - 以神经系统症状起病者应仔细询问锥体外系症状的特点，不自主运动的形式，有无面部怪容、张口流涎、构音障碍、吞咽困难、运动迟缓等。有无注意力和记忆力减退、反应迟钝、情绪不稳，强笑、傻笑，有无冲动性行为或人格改变，有无痴呆
- 既往史及家族史
  - 既往有无急性、亚急性、慢性肝炎或肝硬化病史，有无类似发作史
  - 出生地、居住地区和居留时间（尤其是疫源地和地方病流行区）；工种及工作条件
  - 家族中有无类似病史

【体格检查】

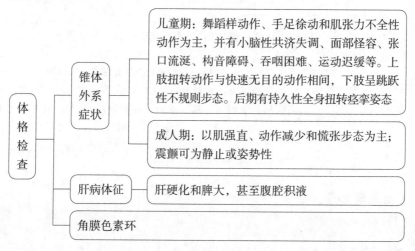

体格检查
- 锥体外系症状
  - 儿童期：舞蹈样动作、手足徐动和肌张力不全性动作为主，并有小脑性共济失调、面部怪容、张口流涎、构音障碍、吞咽困难、运动迟缓等。上肢扭转动作与快速无目的动作相间，下肢呈跳跃性不规则步态。后期有持久性全身扭转痉挛姿态
  - 成人期：以肌强直、动作减少和慌张步态为主；震颤可为静止或姿势性
- 肝病体征
  - 肝硬化和脾大，甚至腹腔积液
- 角膜色素环

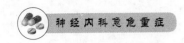

【辅助检查】

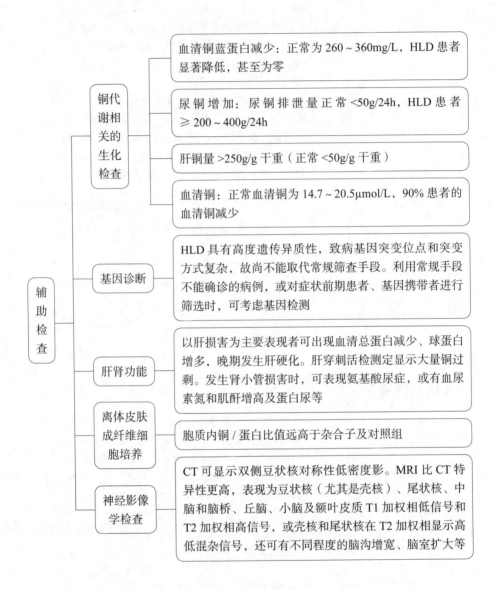

辅助检查

铜代谢相关的生化检查
- 血清铜蓝蛋白减少：正常为 260～360mg/L，HLD 患者显著降低，甚至为零
- 尿铜增加：尿铜排泄量正常 <50g/24h，HLD 患者 ≥ 200～400g/24h
- 肝铜量 >250g/g 干重（正常 <50g/g 干重）
- 血清铜：正常血清铜为 14.7～20.5μmol/L，90% 患者的血清铜减少

基因诊断
- HLD 具有高度遗传异质性，致病基因突变位点和突变方式复杂，故尚不能取代常规筛查手段。利用常规手段不能确诊的病例，或对症状前期患者、基因携带者进行筛选时，可考虑基因检测

肝肾功能
- 以肝损害为主要表现者可出现血清总蛋白减少、球蛋白增多，晚期发生肝硬化。肝穿刺活检测定显示大量铜过剩。发生肾小管损害时，可表现氨基酸尿症，或有血尿素氮和肌酐增高及蛋白尿等

离体皮肤成纤维细胞培养
- 胞质内铜 / 蛋白比值远高于杂合子及对照组

神经影像学检查
- CT 可显示双侧豆状核对称性低密度影。MRI 比 CT 特异性更高，表现为豆状核（尤其是壳核）、尾状核、中脑和脑桥、丘脑、小脑及额叶皮质 T1 加权相低信号和 T2 加权相高信号，或壳核和尾状核在 T2 加权相显示高低混杂信号，还可有不同程度的脑沟增宽、脑室扩大等

【诊断要点】

符合下述 1 到 3 项或 1、2、4 项可确诊。

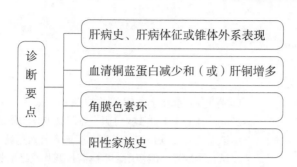

诊断要点
- 肝病史、肝病体征或锥体外系表现
- 血清铜蓝蛋白减少和（或）肝铜增多
- 角膜色素环
- 阳性家族史

【鉴别诊断】

本病临床表现复杂，应注意和小舞蹈病、青少年性 Huntington 舞蹈病、肌张力障碍、原发性震颤、帕金森病和精神病等鉴别；此外，还应与急、慢性肝炎和肝硬化、血小板减少性紫癜、溶血性贫血、类风湿关节炎、肾炎及甲状腺功能亢进等相鉴别。

【治疗措施】

1. 治疗原则

低铜饮食，用药物治疗的主要目的是减少铜摄入和增加铜排出。

2. 低铜饮食

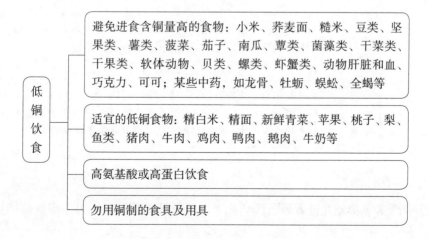

低铜饮食
- 避免进食含铜量高的食物：小米、荞麦面、糙米、豆类、坚果类、薯类、菠菜、茄子、南瓜、蕈类、菌藻类、干菜类、干果类、软体动物、贝类、螺类、虾蟹类、动物肝脏和血、巧克力、可可；某些中药，如龙骨、牡蛎、蜈蚣、全蝎等
- 适宜的低铜食物：精白米、精面、新鲜青菜、苹果、桃子、梨、鱼类、猪肉、牛肉、鸡肉、鸭肉、鹅肉、牛奶等
- 高氨基酸或高蛋白饮食
- 勿用铜制的食具及用具

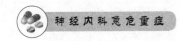

3. 药物治疗

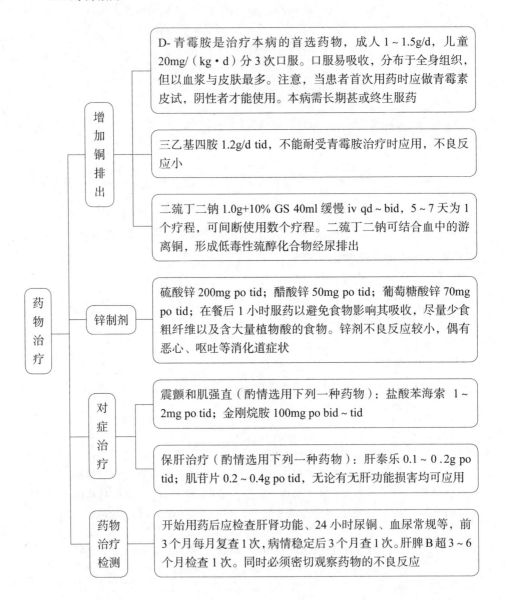

增加铜排出
- D- 青霉胺是治疗本病的首选药物，成人 1～1.5g/d，儿童 20mg/（kg·d）分 3 次口服。口服易吸收，分布于全身组织，但以血浆与皮肤最多。注意，当患者首次用药时应做青霉素皮试，阴性者才能使用。本病需长期甚或终生服药
- 三乙基四胺 1.2g/d tid，不能耐受青霉胺治疗时应用，不良反应小
- 二巯丁二钠 1.0g+10% GS 40ml 缓慢 iv qd～bid，5～7 天为 1 个疗程，可间断使用数个疗程。二巯丁二钠可结合血中的游离铜，形成低毒性巯醇化合物经尿排出

锌制剂
- 硫酸锌 200mg po tid；醋酸锌 50mg po tid；葡萄糖酸锌 70mg po tid；在餐后 1 小时服药以避免食物影响其吸收，尽量少食粗纤维以及含大量植物酸的食物。锌剂不良反应较小，偶有恶心、呕吐等消化道症状

对症治疗
- 震颤和肌强直（酌情选用下列一种药物）：盐酸苯海索 1～2mg po tid；金刚烷胺 100mg po bid～tid
- 保肝治疗（酌情选用下列一种药物）：肝泰乐 0.1～0.2g po tid；肌苷片 0.2～0.4g po tid，无论有无肝功能损害均可应用

药物治疗检测
- 开始用药后应检查肝肾功能、24 小时尿铜、血尿常规等，前 3 个月每月复查 1 次，病情稳定后 3 个月查 1 次。肝脾B超3～6 个月检查 1 次。同时必须密切观察药物的不良反应

4. 手术治疗

有严重脾功能亢进者可行脾切除术，严重肝功能障碍时可考虑肝移植。

5. 康复与心理治疗

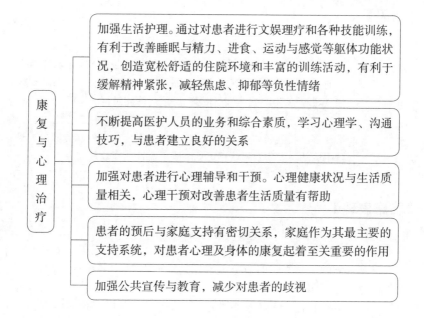

康复与心理治疗

加强生活护理。通过对患者进行文娱理疗和各种技能训练，有利于改善睡眠与精力、进食、运动与感觉等躯体功能状况，创造宽松舒适的住院环境和丰富的训练活动，有利于缓解精神紧张，减轻焦虑、抑郁等负性情绪

不断提高医护人员的业务和综合素质，学习心理学、沟通技巧，与患者建立良好的关系

加强对患者进行心理辅导和干预。心理健康状况与生活质量相关，心理干预对改善患者生活质量有帮助

患者的预后与家庭支持有密切关系，家庭作为其最主要的支持系统，对患者心理及身体的康复起着至关重要的作用

加强公共宣传与教育，减少对患者的歧视

【预后】

本病若早发现早诊断早治疗，一般较少影响生活质量和生存期。晚期治疗基本无效，少数病情进展迅速或未经治疗出现严重肝脏和神经系统损害者预后不良，会致残甚至死亡。

第五节　迟发性运动障碍

迟发性运动障碍（TD）是由抗精神病药物诱发的刻板重复的、持久的异常不自主运动。最常见的是阻断多巴胺 D_2 受体的药物，如酚噻嗪类（如奋乃静）及丁酰苯类（如氟哌啶醇）。

【病因】

| 病因 | TD 多发生于长期、大剂量服用阻滞多巴胺能受体或与该受体结合的抗精神病药，尤其吩噻嗪类如氯丙嗪、奋乃静等，丁酰苯类如氟哌啶醇等患者，纹状体多巴胺能受体超敏可能是原因之一 |
| | 某些多巴胺类药如美多巴、息宁及安定剂等也可引起类似 TD 不自主运动。黑质及尾状核可见细胞退行性病变及萎缩 |

【临床表现】

临床表现	TD 多发生于老年，特别是女性，服用抗精神病药多在 1～2 年以上，最短 3～6 个月可出现，脑器质性疾病或情感性障碍者较多见
	表现节律性刻板重复的异常不自主运动，下部面肌常受累，面、舌、颊肌受累出现不自主、连续刻板的咀嚼动作，舌间断地突然伸出口外，称为捕蝇舌征
	躯干肌受累可见躯干反复屈曲与伸展，称为身体摇晃征
	肢体远端连续不断的屈伸动作，称为弹钢琴指（趾）征，少数患者肢体近端舞蹈样动作、无目的拍动、两腿不停地跳跃和古怪姿势等。情绪紧张、激动时症状加重，睡眠时消失
	有的患者可合并迟发性静坐不能或迟发性肌张力障碍等

| | TD 尚有其他两种类型 | 急性戒断综合征：突然停用抗精神病药时出现不自主的飘忽而非重复性舞蹈样动作与小舞蹈病或 Huntington 病相似，多见于儿童，可自愈。逐渐减少抗精神病药物剂量舞蹈动作可消失 |
| | | 迟发性肌张力障碍：儿童及成人皆可发生，不自主运动不表现快速的重复刻板动作，而是类似扭转痉挛的肌张力障碍，可持久存在 |

【病史采集】

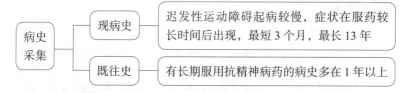

【体格检查】

主要表现为锥体外系体征。

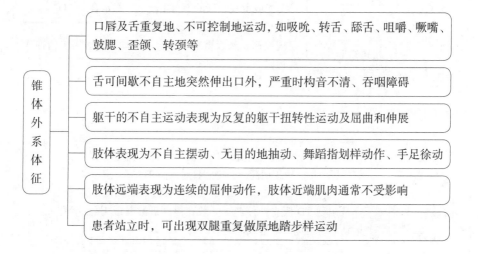

【诊断要点】

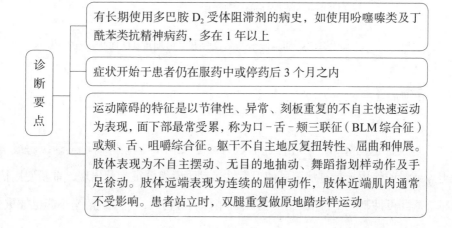

【鉴别诊断】

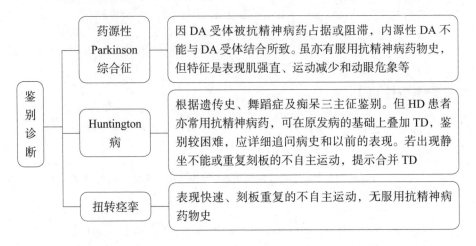

鉴别诊断
- 药源性Parkinson综合征 —— 因 DA 受体被抗精神病药占据或阻滞，内源性 DA 不能与 DA 受体结合所致。虽亦有服用抗精神病药物史，但特征是表现肌强直、运动减少和动眼危象等
- Huntington病 —— 根据遗传史、舞蹈症及痴呆三主征鉴别。但 HD 患者亦常用抗精神病药，可在原发病的基础上叠加 TD，鉴别较困难，应详细追问病史和以前的表现。若出现静坐不能或重复刻板的不自主运动，提示合并 TD
- 扭转痉挛 —— 表现快速、刻板重复的不自主运动，无服用抗精神病药物史

【治疗措施】

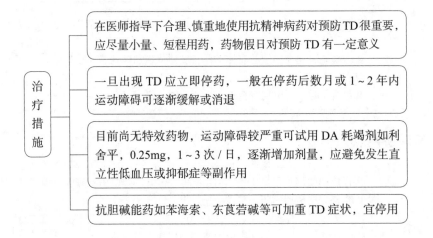

治疗措施
- 在医师指导下合理、慎重地使用抗精神病药对预防 TD 很重要，应尽量小量、短程用药，药物假日对预防 TD 有一定意义
- 一旦出现 TD 应立即停药，一般在停药后数月或 1~2 年内运动障碍可逐渐缓解或消退
- 目前尚无特效药物，运动障碍较严重可试用 DA 耗竭剂如利舍平，0.25mg，1~3 次／日，逐渐增加剂量，应避免发生直立性低血压或抑郁症等副作用
- 抗胆碱能药如苯海索、东莨菪碱等可加重 TD 症状，宜停用

【预后】

迟发性运动障碍一般在停药后数月或 1~2 年内运动障碍可逐渐缓解或消退。减量或停用抗精神病药可使迟发性运动障碍综合征症状出现，重新使用抗精神病药可抑制此不自主运动。停用抗精神病药物后，迟发性静坐不能也加重。

第十一章　神经－肌肉接头和肌肉疾病

第一节　重症肌无力

重症肌无力（MG）是一种神经－肌肉接头传递功能障碍的获得性自身免疫性疾病，临床主要表现为部分或全身骨骼肌无力和易疲劳，活动后症状加重，经休息后症状减轻。女性患病率大于男性，各年龄段均有发病，儿童1～5岁居多。

【病因】

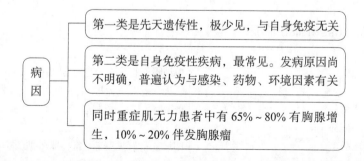

病因
- 第一类是先天遗传性，极少见，与自身免疫无关
- 第二类是自身免疫性疾病，最常见。发病原因尚不明确，普遍认为与感染、药物、环境因素有关
- 同时重症肌无力患者中有 65%～80% 有胸腺增生，10%～20% 伴发胸腺瘤

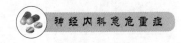

【临床表现】

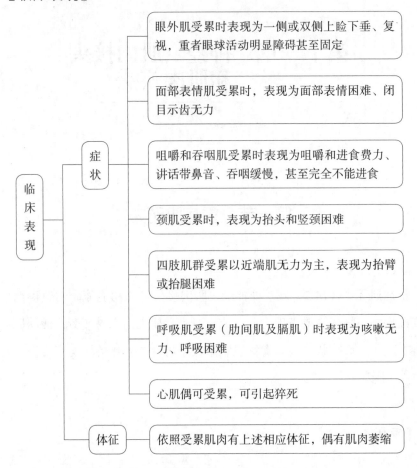

临床表现
- 症状
  - 眼外肌受累时表现为一侧或双侧上睑下垂、复视，重者眼球活动明显障碍甚至固定
  - 面部表情肌受累时，表现为面部表情困难、闭目示齿无力
  - 咀嚼和吞咽肌受累时表现为咀嚼和进食费力、讲话带鼻音、吞咽缓慢，甚至完全不能进食
  - 颈肌受累时，表现为抬头和竖颈困难
  - 四肢肌群受累以近端肌无力为主，表现为抬臂或抬腿困难
  - 呼吸肌受累（肋间肌及膈肌）时表现为咳嗽无力、呼吸困难
  - 心肌偶可受累，可引起猝死
- 体征
  - 依照受累肌肉有上述相应体征，偶有肌肉萎缩

【改良 Osserman 临床分型】

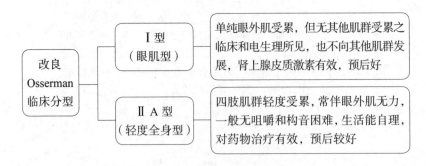

改良 Osserman 临床分型
- I 型（眼肌型）
  - 单纯眼外肌受累，但无其他肌群受累之临床和电生理所见，也不向其他肌群发展，肾上腺皮质激素有效，预后好
- II A 型（轻度全身型）
  - 四肢肌群轻度受累，常伴眼外肌无力，一般无咀嚼和构音困难，生活能自理，对药物治疗有效，预后较好

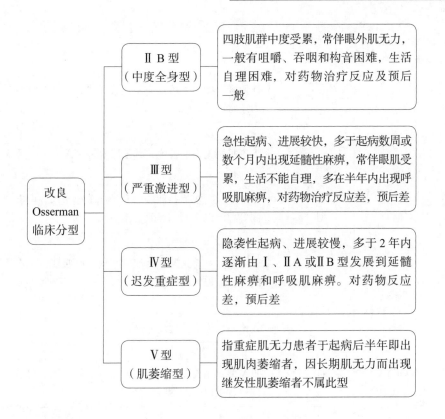

Ⅱ B 型
（中度全身型）

四肢肌群中度受累，常伴眼外肌无力，一般有咀嚼、吞咽和构音困难，生活自理困难，对药物治疗反应及预后一般

Ⅲ 型
（严重激进型）

急性起病、进展较快，多于起病数周或数个月内出现延髓性麻痹，常伴眼肌受累，生活不能自理，多在半年内出现呼吸肌麻痹，对药物治疗反应差，预后差

改良 Osserman 临床分型

Ⅳ 型
（迟发重症型）

隐袭性起病、进展较慢，多于 2 年内逐渐由 Ⅰ 、ⅡA 或ⅡB 型发展到延髓性麻痹和呼吸肌麻痹。对药物反应差，预后差

Ⅴ 型
（肌萎缩型）

指重症肌无力患者于起病后半年即出现肌肉萎缩者，因长期肌无力而出现继发性肌萎缩者不属此型

【Osserman 分级】

按照 Osserman 可分为以下 5 级。

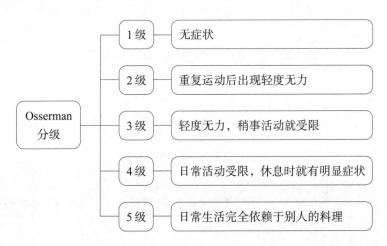

Osserman 分级

1级　无症状

2级　重复运动后出现轻度无力

3级　轻度无力，稍事活动就受限

4级　日常活动受限，休息时就有明显症状

5级　日常生活完全依赖于别人的料理

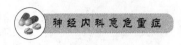

【MGFA 临床分型】

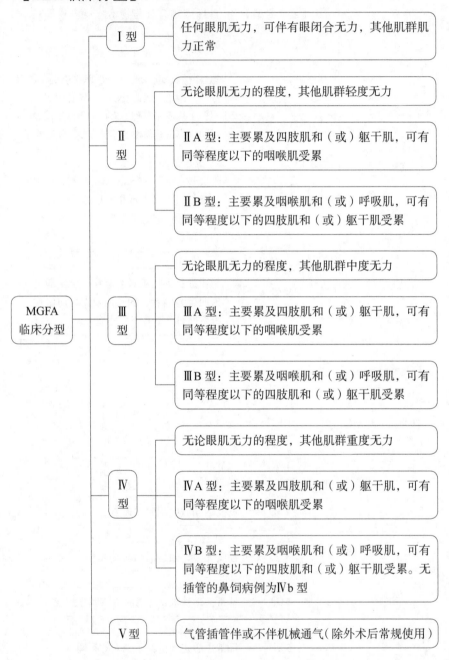

```
                    ┌─ I 型 ── 任何眼肌无力，可伴有眼闭合无力，其他肌群肌
                    │          力正常
                    │
                    │          无论眼肌无力的程度，其他肌群轻度无力
                    │
                    │          ⅡA 型：主要累及四肢肌和（或）躯干肌，可有
                    ├─ Ⅱ 型 ── 同等程度以下的咽喉肌受累
                    │
                    │          ⅡB 型：主要累及咽喉肌和（或）呼吸肌，可有
                    │          同等程度以下的四肢肌和（或）躯干肌受累
                    │
                    │          无论眼肌无力的程度，其他肌群中度无力
                    │
        MGFA        │          ⅢA 型：主要累及四肢肌和（或）躯干肌，可有
        临床分型 ───┼─ Ⅲ 型 ── 同等程度以下的咽喉肌受累
                    │
                    │          ⅢB 型：主要累及咽喉肌和（或）呼吸肌，可有
                    │          同等程度以下的四肢肌和（或）躯干肌受累
                    │
                    │          无论眼肌无力的程度，其他肌群重度无力
                    │
                    │          ⅣA 型：主要累及四肢肌和（或）躯干肌，可有
                    ├─ Ⅳ 型 ── 同等程度以下的咽喉肌受累
                    │
                    │          ⅣB 型：主要累及咽喉肌和（或）呼吸肌，可有
                    │          同等程度以下的四肢肌和（或）躯干肌受累。无
                    │          插管的鼻饲病例为Ⅳb 型
                    │
                    └─ V 型 ── 气管插管伴或不伴机械通气（除外术后常规使用）
```

258

【病史采集】

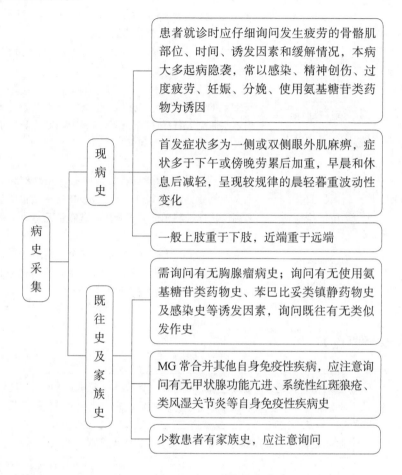

病史采集
- 现病史
  - 患者就诊时应仔细询问发生疲劳的骨骼肌部位、时间、诱发因素和缓解情况，本病大多起病隐袭，常以感染、精神创伤、过度疲劳、妊娠、分娩、使用氨基糖苷类药物为诱因
  - 首发症状多为一侧或双侧眼外肌麻痹，症状多于下午或傍晚劳累后加重，早晨和休息后减轻，呈现较规律的晨轻暮重波动性变化
  - 一般上肢重于下肢，近端重于远端
- 既往史及家族史
  - 需询问有无胸腺瘤病史；询问有无使用氨基糖苷类药物史、苯巴比妥类镇静药物史及感染史等诱发因素，询问既往有无类似发作史
  - MG 常合并其他自身免疫性疾病，应注意询问有无甲状腺功能亢进、系统性红斑狼疮、类风湿关节炎等自身免疫性疾病史
  - 少数患者有家族史，应注意询问

【体格检查】

MG 一般无特异体征，注意检查肌力，以及受累骨骼肌的相对应查体，如有眼肌受累时注意查看眼球灵活性，口咽肌受累时注意言语功能、咽反射是否减弱或消失，发生危象时可有呼吸肌麻痹、呼吸音减弱，呼吸衰竭的表现。

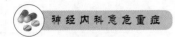

【辅助检查】

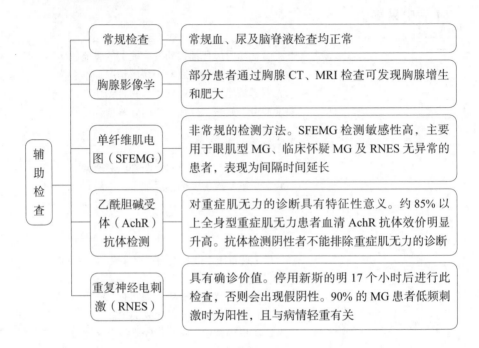

辅助检查

常规检查	常规血、尿及脑脊液检查均正常	
胸腺影像学	部分患者通过胸腺CT、MRI检查可发现胸腺增生和肥大	
单纤维肌电图（SFEMG）	非常规的检测方法。SFEMG检测敏感性高，主要用于眼肌型MG、临床怀疑MG及RNES无异常的患者，表现为间隔时间延长	
乙酰胆碱受体（AchR）抗体检测	对重症肌无力的诊断具有特征性意义。约85%以上全身型重症肌无力患者血清AchR抗体效价明显升高。抗体检测阴性者不能排除重症肌无力的诊断	
重复神经电刺激（RNES）	具有确诊价值。停用新斯的明17个小时后进行此检查，否则会出现假阴性。90%的MG患者低频刺激时为阳性，且与病情轻重有关	

【诊断要点】

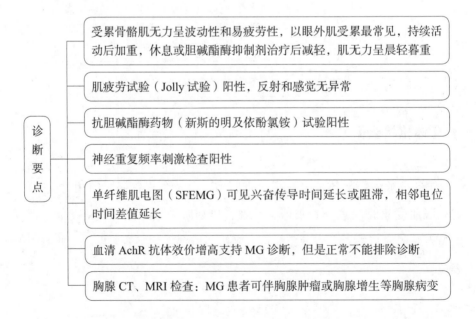

诊断要点

- 受累骨骼肌无力呈波动性和易疲劳性，以眼外肌受累最常见，持续活动后加重，休息或胆碱酯酶抑制剂治疗后减轻，肌无力呈晨轻暮重
- 肌疲劳试验（Jolly试验）阳性，反射和感觉无异常
- 抗胆碱酯酶药物（新斯的明及依酚氯铵）试验阳性
- 神经重复频率刺激检查阳性
- 单纤维肌电图（SFEMG）可见兴奋传导时间延长或阻滞，相邻电位时间差值延长
- 血清AchR抗体效价增高支持MG诊断，但是正常不能排除诊断
- 胸腺CT、MRI检查：MG患者可伴胸腺肿瘤或胸腺增生等胸腺病变

在重症肌无力临床特征的基础上，具备以上药理学特征和（或）神经电生理学特征，及血清学特征，可明确诊断。

【鉴别诊断】

MG 需要与 Lambert-Eaton 肌无力综合征、肉毒杆菌毒素中毒、进行性肌营养不良、延髓麻痹、多发性肌炎、肌萎缩侧索硬化症、神经症或甲状腺功能亢进引起的肌无力、有机磷农药中毒、毒蛇咬伤等相鉴别。

【治疗措施】

1. 药物治疗

（1）胆碱酯酶抑制剂

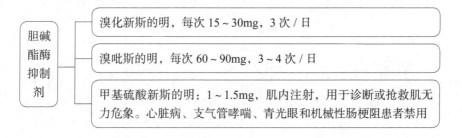

胆碱酯酶抑制剂	溴化新斯的明，每次 15~30mg，3 次 / 日
	溴吡斯的明，每次 60~90mg，3~4 次 / 日
	甲基硫酸新斯的明：1~1.5mg，肌内注射，用于诊断或抢救肌无力危象。心脏病、支气管哮喘、青光眼和机械性肠梗阻患者禁用

（2）肾上腺皮质激素

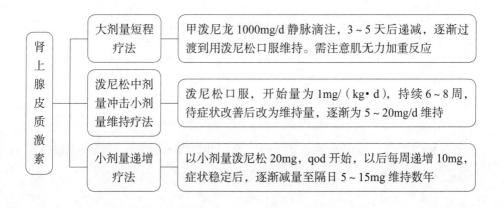

肾上腺皮质激素	大剂量短程疗法	甲泼尼龙 1000mg/d 静脉滴注，3~5 天后递减，逐渐过渡到用泼尼松口服维持。需注意肌无力加重反应
	泼尼松中剂量冲击小剂量维持疗法	泼尼松口服，开始量为 1mg/（kg•d），持续 6~8 周，待症状改善后改为维持量，逐渐为 5~20mg/d 维持
	小剂量递增疗法	以小剂量泼尼松 20mg，qod 开始，以后每周递增 10mg，症状稳定后，逐渐减量至隔日 5~15mg 维持数年

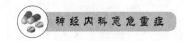
神经内科急危重症

（3）免疫抑制剂

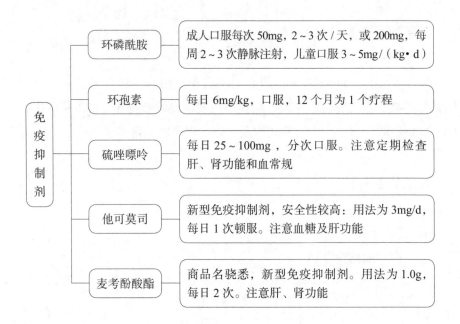

免疫抑制剂
- 环磷酰胺 —— 成人口服每次 50mg，2～3 次/天，或 200mg，每周 2～3 次静脉注射，儿童口服 3～5mg/（kg·d）
- 环孢素 —— 每日 6mg/kg，口服，12 个月为 1 个疗程
- 硫唑嘌呤 —— 每日 25～100mg ，分次口服。注意定期检查肝、肾功能和血常规
- 他可莫司 —— 新型免疫抑制剂，安全性较高：用法为 3mg/d，每日 1 次顿服。注意血糖及肝功能
- 麦考酚酸酯 —— 商品名骁悉，新型免疫抑制剂。用法为 1.0g，每日 2 次。注意肝、肾功能

2. 胸腺治疗

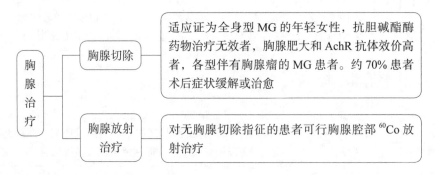

胸腺治疗
- 胸腺切除 —— 适应证为全身型 MG 的年轻女性，抗胆碱酯酶药物治疗无效者，胸腺肥大和 AchR 抗体效价高者，各型伴有胸腺瘤的 MG 患者。约 70% 患者术后症状缓解或治愈
- 胸腺放射治疗 —— 对无胸腺切除指征的患者可行胸腺腔部 ^{60}Co 放射治疗

3. 危象的处理

危象指 MG 患者突然发生严重呼吸困难，甚至危及生命，须马上抢救。处理原则为维持呼吸道通畅，必要时气管切开，人工通气；吸氧，积极控制感染，皮质类固醇激素冲击疗法，血浆置换。

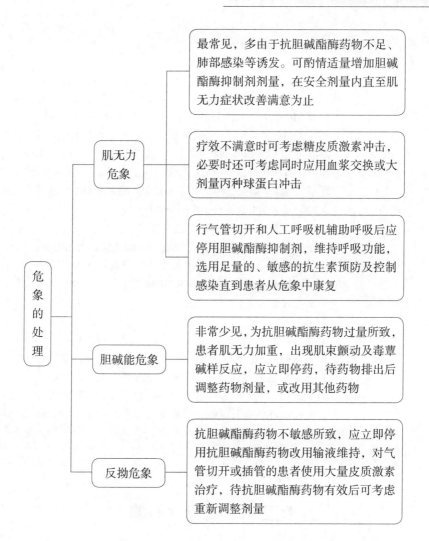

危象的处理
├─ 肌无力危象
│ ├─ 最常见，多由于抗胆碱酯酶药物不足、肺部感染等诱发。可酌情适量增加胆碱酯酶抑制剂剂量，在安全剂量内直至肌无力症状改善满意为止
│ ├─ 疗效不满意时可考虑糖皮质激素冲击，必要时还可考虑同时应用血浆交换或大剂量丙种球蛋白冲击
│ └─ 行气管切开和人工呼吸机辅助呼吸后应停用胆碱酯酶抑制剂，维持呼吸功能，选用足量的、敏感的抗生素预防及控制感染直到患者从危象中康复
├─ 胆碱能危象
│ └─ 非常少见，为抗胆碱酯酶药物过量所致，患者肌无力加重，出现肌束颤动及毒蕈碱样反应，应立即停药，待药物排出后调整药物剂量，或改用其他药物
└─ 反拗危象
   └─ 抗胆碱酯酶药物不敏感所致，应立即停用抗胆碱酯酶药物改用输液维持，对气管切开或插管的患者使用大量皮质激素治疗，待抗胆碱酯酶药物有效后可考虑重新调整剂量

在危象的处理中应严格执行气管切开护理的无菌操作，及时吸痰，保持呼吸道通畅，防止肺不张、肺部感染等并发症是抢救的关键因素。

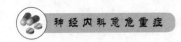
【预后】

预后

多数 MG 患者病程迁延数年至数十年，需药物治疗维持，病程中症状常波动，个别患者暴发起病，少数病例起病后 2~3 年自然缓解。症状可从一组肌群迅速扩展到另一组肌群，有些病情进展前可数月无变化，有时发生不明原因缓解。MG 早期发生缓解可能性较大，病情缓解 1 年或更长时间又重新发病，提示疾病呈进展趋势

根据受累肌肉及程度不同，预测个体病例预后仍然很难。单纯眼肌无力时间愈长，后期发生全身性肌无力风险愈低，发病年龄愈大，呼吸衰竭发病率愈高，发病愈年轻愈呈良性病程

男性患者症状进展通常较快。MG 患儿预后通常较好，期望寿命略缩短。MG 发病后第 1 年死亡率最高，发病后 4~7 年是进展性病例第 2 个死亡危险期，此期过后病程趋于稳定，严重复发风险减少。后期死亡主要与呼吸系统并发症如肺感染及误吸、延髓支配肌及呼吸肌功能障碍有关

第二节　周期性瘫痪

一、低钾型周期性瘫痪

低钾型周期性瘫痪为常染色体显性遗传或散发的疾病，我国以散发多见。临床表现为发作性肌无力、血清钾降低、补钾后能迅速缓解；为周期性瘫痪中最常见的类型。

【临床表现】

临床表现

低钾型周期性瘫痪在任何年龄均可发病，以20～40岁男性多见，随年龄增长发作次数减少

常见的诱因有疲劳、饱餐、寒冷、酗酒、精神刺激等。发病前可有肢体疼痛、感觉异常、口渴、多汗、少尿、潮红、嗜睡、恶心等表现

常于饱餐后夜间睡眠或清晨起床时发现肢体肌肉对称性不同程度的无力或完全瘫痪，下肢重于上肢、近端重于远端；也可从下肢逐渐累及上肢。瘫痪肢体肌张力低，腱反射减弱或消失。可伴有肢体酸胀、针刺感

脑神经支配肌肉，一般不受累，膀胱直肠括约肌功能也很少受累、少数严重病例可发生呼吸肌麻痹、尿便潴留、心动过速或过缓、心律失常、血压下降等情况甚至危及生命

本病的发作持续时间自数小时至数日不等，最先受累的肌肉最先恢复，发作频率也不尽相同，一般数周或数月1次，个别病例每天均有发作，也有数年1次甚至终身仅发作1次者。发作间期一切正常。伴发甲状腺功能亢进者发作频率较高，每次持续时间短，常在数小时至1天之内。甲亢控制后，发作频率减少

【病史采集】

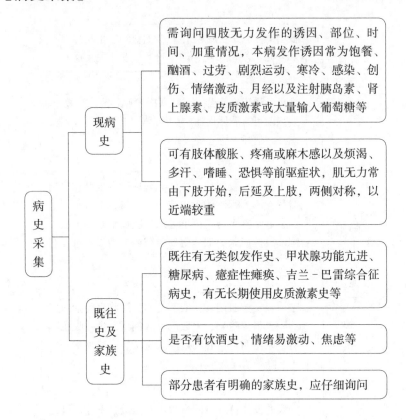

| | | 需询问四肢无力发作的诱因、部位、时间、加重情况，本病发作诱因常为饱餐、酗酒、过劳、剧烈运动、寒冷、感染、创伤、情绪激动、月经以及注射胰岛素、肾上腺素、皮质激素或大量输入葡萄糖等 |
| 现病史 | | 可有肢体酸胀、疼痛或麻木感以及烦渴、多汗、嗜睡、恐惧等前驱症状，肌无力常由下肢开始，后延及上肢，两侧对称，以近端较重 |

现病史：
- 需询问四肢无力发作的诱因、部位、时间、加重情况，本病发作诱因常为饱餐、酗酒、过劳、剧烈运动、寒冷、感染、创伤、情绪激动、月经以及注射胰岛素、肾上腺素、皮质激素或大量输入葡萄糖等
- 可有肢体酸胀、疼痛或麻木感以及烦渴、多汗、嗜睡、恐惧等前驱症状，肌无力常由下肢开始，后延及上肢，两侧对称，以近端较重

既往史及家族史：
- 既往有无类似发作史、甲状腺功能亢进、糖尿病、癔症性瘫痪、吉兰-巴雷综合征病史，有无长期使用皮质激素史等
- 是否有饮酒史、情绪易激动、焦虑等
- 部分患者有明确的家族史，应仔细询问

【体格检查】

四肢呈对称性弛缓性瘫痪，肌张力降低、腱反射减弱或消失，发作期间部分病例可见心率缓慢、室性期前收缩和血压增高。

【辅助检查】

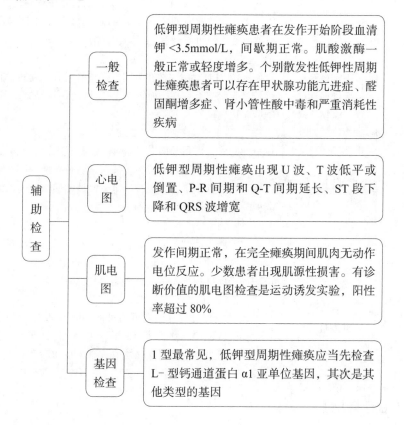

辅助检查

一般检查
低钾型周期性瘫痪患者在发作开始阶段血清钾 <3.5mmol/L，间歇期正常。肌酸激酶一般正常或轻度增多。个别散发性低钾性周期性瘫痪患者可以存在甲状腺功能亢进症、醛固酮增多症、肾小管性酸中毒和严重消耗性疾病

心电图
低钾型周期性瘫痪出现 U 波、T 波低平或倒置、P-R 间期和 Q-T 间期延长、ST 段下降和 QRS 波增宽

肌电图
发作间期正常，在完全瘫痪期间肌肉无动作电位反应。少数患者出现肌源性损害。有诊断价值的肌电图检查是运动诱发实验，阳性率超过 80%

基因检查
1 型最常见，低钾型周期性瘫痪应当先检查 L- 型钙通道蛋白 α1 亚单位基因，其次是其他类型的基因

【诊断要点】

根据常染色体显性遗传或散发，突发四肢弛缓性瘫痪，近端为主，无脑神经支配肌肉损害，无意识障碍和感觉障碍，数小时至一日内达高峰，结合检查发现血钾降低，心电图低钾性改变，经补钾治疗肌无力迅速缓解等不难诊断。

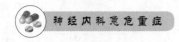

【鉴别诊断】

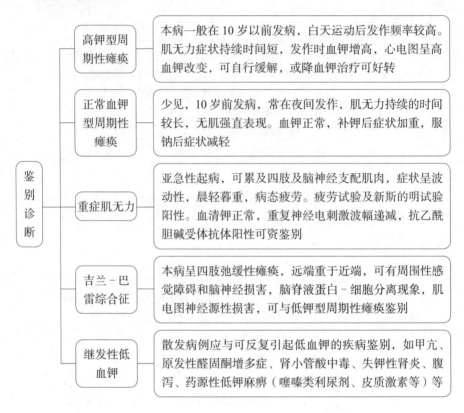

鉴别诊断

高钾型周期性瘫痪
本病一般在 10 岁以前发病，白天运动后发作频率较高。肌无力症状持续时间短，发作时血钾增高，心电图呈高血钾改变，可自行缓解，或降血钾治疗可好转

正常血钾型周期性瘫痪
少见，10 岁前发病，常在夜间发作，肌无力持续的时间较长，无肌强直表现。血钾正常，补钾后症状加重，服钠后症状减轻

重症肌无力
亚急性起病，可累及四肢及脑神经支配肌肉，症状呈波动性、晨轻暮重，病态疲劳。疲劳试验及新斯的明试验阳性。血清钾正常，重复神经电刺激波幅递减，抗乙酰胆碱受体抗体阳性可资鉴别

吉兰-巴雷综合征
本病呈四肢弛缓性瘫痪，远端重于近端，可有周围性感觉障碍和脑神经损害，脑脊液蛋白-细胞分离现象，肌电图神经源性损害，可与低钾型周期性瘫痪鉴别

继发性低血钾
散发病例应与可反复引起低血钾的疾病鉴别，如甲亢、原发性醛固酮增多症、肾小管酸中毒、失钾性肾炎、腹泻、药源性低钾麻痹（噻嗪类利尿剂、皮质激素等）等

【治疗措施】

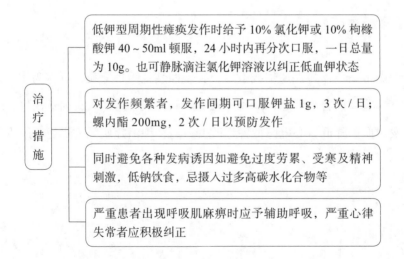

治疗措施

低钾型周期性瘫痪发作时给予 10% 氯化钾或 10% 枸橼酸钾 40~50ml 顿服，24 小时内再分次口服，一日总量为 10g。也可静脉滴注氯化钾溶液以纠正低血钾状态

对发作频繁者，发作间期可口服钾盐 1g，3 次/日；螺内酯 200mg，2 次/日以预防发作

同时避免各种发病诱因如避免过度劳累、受寒及精神刺激，低钠饮食，忌摄入过多高碳水化合物等

严重患者出现呼吸肌麻痹时应予辅助呼吸，严重心律失常者应积极纠正

二、高钾型周期性瘫痪

高钾型周期性瘫痪又称强直性周期性瘫痪，较少见。1951 年由 Tyler 首先报道，呈常染色体显性遗传。

【临床表现】

临床表现

高钾型周期性瘫痪多在 10 岁前起病，男性居多，饥饿、寒冷、剧烈运动和钾盐摄入可诱发肌无力发作。肌无力从下肢近端开始，然后影响到上肢、甚至颈部肌肉，脑神经支配肌肉和呼吸肌偶可累及，瘫痪程度一般较轻，但常伴有肌肉痛性痉挛

部分患者伴有手肌、舌肌强直发作，肢体放入冷水中易出现肌肉僵硬，肌电图可见强直电位。发作时血清钾和尿钾含量升高，血清钙降低，心电图 T 波高尖

每次发作持续时间短，约数分钟到 1 小时。发作频率为每天数次到每年数次，多数病例在 30 岁左右趋于好转，逐渐停止发作

【病史采集】

同 "低钾型周期性瘫痪"。

【体格检查】

同 "低钾型周期性瘫痪"。

【辅助检查】

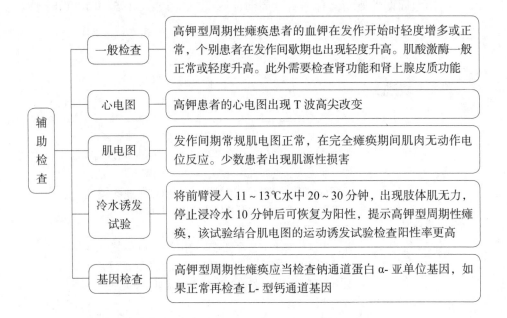

辅助检查

一般检查：高钾型周期性瘫痪患者的血钾在发作开始时轻度增多或正常，个别患者在发作间歇期也出现轻度升高。肌酸激酶一般正常或轻度升高。此外需要检查肾功能和肾上腺皮质功能

心电图：高钾患者的心电图出现 T 波高尖改变

肌电图：发作间期常规肌电图正常，在完全瘫痪期间肌肉无动作电位反应。少数患者出现肌源性损害

冷水诱发试验：将前臂浸入 11～13℃水中 20～30 分钟，出现肢体肌无力，停止浸冷水 10 分钟后可恢复为阳性，提示高钾型周期性瘫痪，该试验结合肌电图的运动诱发试验检查阳性率更高

基因检查：高钾型周期性瘫痪应当检查钠通道蛋白 α- 亚单位基因，如果正常再检查 L- 型钙通道基因

【诊断要点】

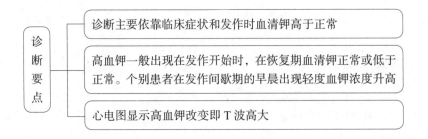

诊断要点

诊断主要依靠临床症状和发作时血清钾高于正常

高血钾一般出现在发作开始时，在恢复期血清钾正常或低于正常。个别患者在发作间歇期的早晨出现轻度血钾浓度升高

心电图显示高血钾改变即 T 波高大

【鉴别诊断】

主要与低钾型周期性瘫痪鉴别。此外还需要排除 Andersen-Tawil 综合征，后者是家族型周期型瘫痪的一个罕见类型，出现周期性肢体无力、严重的心律失常以及骨骼畸形是该病的三大特点。

【治疗措施】

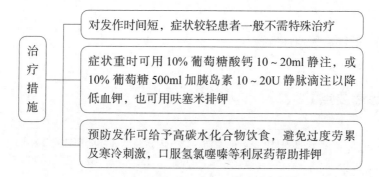

治疗措施

- 对发作时间短，症状较轻患者一般不需特殊治疗
- 症状重时可用 10% 葡萄糖酸钙 10～20ml 静注，或 10% 葡萄糖 500ml 加胰岛素 10～20U 静脉滴注以降低血钾，也可用呋塞米排钾
- 预防发作可给予高碳水化合物饮食，避免过度劳累及寒冷刺激，口服氢氯噻嗪等利尿药帮助排钾

三、正常钾型周期性瘫痪

正常钾型周期性瘫痪又称钠反应性正常血钾型周期性瘫痪，为常染色体显性遗传，较罕见。病理改变与低钾型周期性瘫痪相似。

【临床表现】

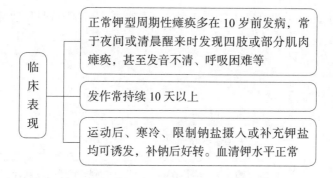

临床表现

- 正常钾型周期性瘫痪多在 10 岁前发病，常于夜间或清晨醒来时发现四肢或部分肌肉瘫痪，甚至发音不清、呼吸困难等
- 发作常持续 10 天以上
- 运动后、寒冷、限制钠盐摄入或补充钾盐均可诱发，补钠后好转。血清钾水平正常

【病史采集】

同"低钾型周期性瘫痪"。

【体格检查】

同"低钾型周期性瘫痪"。

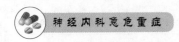
【辅助检查】

同"低钾型周期性瘫痪"。

【诊断要点】

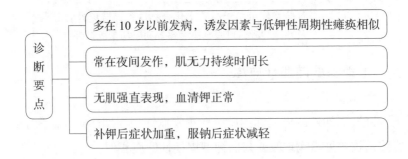

诊断要点

- 多在 10 岁以前发病，诱发因素与低钾性周期性瘫痪相似
- 常在夜间发作，肌无力持续时间长
- 无肌强直表现，血清钾正常
- 补钾后症状加重，服钠后症状减轻

【鉴别诊断】

正常钾型周期性瘫痪主要与吉兰－巴雷综合征、高钾型和低钾型周期性瘫痪鉴别。

【治疗措施】

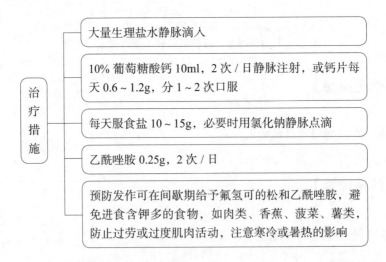

治疗措施

- 大量生理盐水静脉滴入
- 10% 葡萄糖酸钙 10ml，2 次 / 日静脉注射，或钙片每天 0.6～1.2g，分 1～2 次口服
- 每天服食盐 10～15g，必要时用氯化钠静脉点滴
- 乙酰唑胺 0.25g，2 次 / 日
- 预防发作可在间歇期给予氟氢可的松和乙酰唑胺，避免进食含钾多的食物，如肉类、香蕉、菠菜、薯类，防止过劳或过度肌肉活动，注意寒冷或暑热的影响

第三节　多发性肌炎和皮肌炎

多发性肌炎（PM）和皮肌炎（DM）是一组多种病因引起的弥漫性骨骼肌炎症性疾病，发病与细胞和体液免疫异常有关。PM 病变仅限于骨骼肌，DM 则同时累及骨骼肌和皮肤。主要病理特征是骨骼肌变性、坏死及淋巴细胞浸润，临床表现为急性或亚急性起病，对称性四肢近端为主的肌肉无力伴压痛，血清肌酶增高，血沉增快，肌电图呈肌源性损害，用糖皮质激素治疗效果好等特点。

【病因】

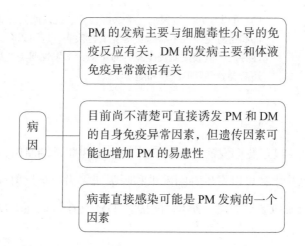

病因

- PM 的发病主要与细胞毒性介导的免疫反应有关，DM 的发病主要和体液免疫异常激活有关
- 目前尚不清楚可直接诱发 PM 和 DM 的自身免疫异常因素，但遗传因素可能也增加 PM 的易患性
- 病毒直接感染可能是 PM 发病的一个因素

【临床表现】

1. PM 的临床表现

PM 多为 >20 岁的成年人发病，儿童罕见。本病呈急性或亚急性发病，在几周和几个月内迅速发展的肌无力，肌无力双侧对称，近端重于远端，如骨盆带、肩带肌、上肢或前臂肌肉

肌肉无力还可以累及躯干肌颈部肌肉和吞咽肌，个别患者呼吸肌受累可以作为首发症状。少数患者出现面肩肱型分布，大约 1/3 的患者开始表现为远端肌肉受累。20%～30% 的患者出现肌肉持续性钝痛和一过性肌肉疼痛，极个别患者肌肉疼痛作为首发症状出现。合并结缔组织病患者更容易出现肌痛

PM 患者可以合并其他系统性损害，心肌受累可以出现心律失常、心肌炎；呼吸系统表现为呼吸肌力弱或肺间质纤维化；消化系统损害导致胃肠道症状和食管运动下降以及吞咽困难

PM 可以合并红斑狼疮、干燥综合征、抗磷脂抗体综合征和自身免疫性甲状腺炎等免疫性疾病，也可以合并恶性肿瘤，但较皮肌炎少见。对于拟诊多发性肌炎的患者还需要做必要的筛查和随诊观察

PM 的临床表现

2. DM 的临床表现

DM 为急性或亚急性发病。常呈对称性损害四肢近端肌肉，四肢远端肌肉力量晚期也受累，可以发生吞咽困难和呼吸肌无力。腱反射存在，但有些严重的肌无力或肌萎缩患者，腱反射消失。DM 存在特征性的皮疹，肌痛不常见。

（1）皮疹部位

睑淡紫色皮疹，一侧或双侧眼睑出现，常伴发眼睑或面部水肿

Gottron 征，位于关节伸面，多见于肘、掌指、近端指间关节处，慢性期表现为伴有鳞屑的红斑，皮肤萎缩，色素减退

暴露部位有皮疹，面、颈、前胸（V 字区）或背、肩（披肩征）存在红斑，暴露在太阳下红斑加重，伴随瘙痒

技工手，手指的侧面、掌面皮肤过度角化、变厚、脱屑、粗糙伴皲裂，类似技术工人的手

甲周毛细血管扩张和甲周红斑，常见于成年人 DM

皮肤异色病样改变，可能是淡紫色红斑区皮肤慢性活动性的结果，导致花斑状的低色素、高色素、毛细血管扩张和萎缩，伴或不伴鳞屑

皮疹部位

（2）皮疹的特殊情况

罕见的皮肤改变包括获得性鱼鳞病，手掌黏蛋白样丘疹和斑块、手指掌面的皱褶、全身性水肿

不常见的皮肤损害表现包括萎缩性头皮的皮肤病伴非瘢痕性脱发、脂膜炎和网状青斑

38% 的儿童存在瘙痒。瘙痒有助于鉴别 DM 和系统性红斑狼疮，后者罕见瘙痒

皮下钙化出现在长期没有治疗的患者，一些病例出现皮肤溃疡、感染和疼痛，特别在受压部位

皮疹的特殊情况

（3）相关并发症

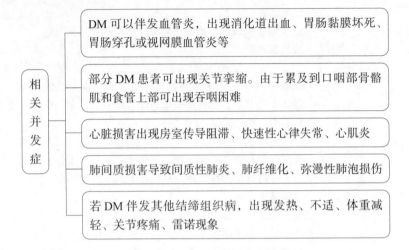

相关并发症

- DM 可以伴发血管炎，出现消化道出血、胃肠黏膜坏死、胃肠穿孔或视网膜血管炎等
- 部分 DM 患者可出现关节挛缩。由于累及到口咽部骨骼肌和食管上部可出现吞咽困难
- 心脏损害出现房室传导阻滞、快速性心律失常、心肌炎
- 肺间质损害导致间质性肺炎、肺纤维化、弥漫性肺泡损伤
- 若 DM 伴发其他结缔组织病，出现发热、不适、体重减轻、关节疼痛、雷诺现象

【病史采集】

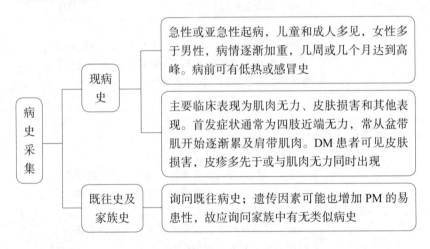

病史采集

- 现病史
  - 急性或亚急性起病，儿童和成人多见，女性多于男性，病情逐渐加重，几周或几个月达到高峰。病前可有低热或感冒史
  - 主要临床表现为肌肉无力、皮肤损害和其他表现。首发症状通常为四肢近端无力，常从盆带肌开始逐渐累及肩带肌肉。DM 患者可见皮肤损害，皮疹多先于或与肌肉无力同时出现
- 既往史及家族史
  - 询问既往病史；遗传因素可能也增加 PM 的易患性，故应询问家族中有无类似病史

【体格检查】

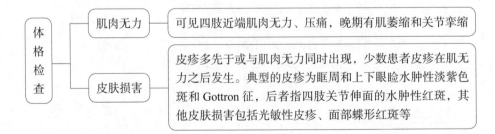

体格检查

- 肌肉无力
  - 可见四肢近端肌肉无力、压痛，晚期有肌萎缩和关节挛缩
- 皮肤损害
  - 皮疹多先于或与肌肉无力同时出现，少数患者皮疹在肌无力之后发生。典型的皮疹为眶周和上下眼睑水肿性淡紫色斑和 Gottron 征，后者指四肢关节伸面的水肿性红斑，其他皮肤损害包括光敏性皮疹、面部蝶形红斑等

【辅助检查】

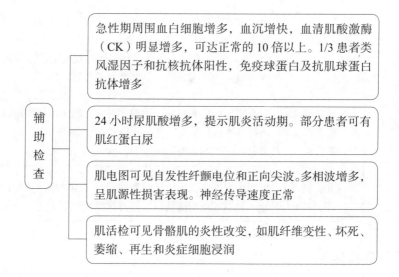

辅助检查

- 急性期周围血白细胞增多，血沉增快，血清肌酸激酶（CK）明显增多，可达正常的 10 倍以上。1/3 患者类风湿因子和抗核抗体阳性，免疫球蛋白及抗肌球蛋白抗体增多
- 24 小时尿肌酸增多，提示肌炎活动期。部分患者可有肌红蛋白尿
- 肌电图可见自发性纤颤电位和正向尖波。多相波增多，呈肌源性损害表现。神经传导速度正常
- 肌活检可见骨骼肌的炎性改变，如肌纤维变性、坏死、萎缩、再生和炎症细胞浸润

【诊断要点】

具有下述前 4 条者诊断为 PM，前 4 条标准具有 3 条以上并且同时具有第 5 条者为 DM。免疫抑制剂治疗有效支持诊断。40 岁以上患者应除外恶性肿瘤。

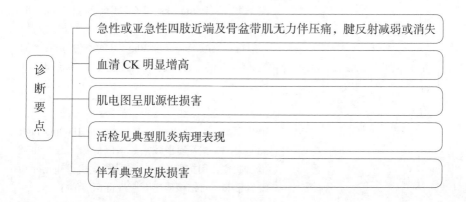

诊断要点

- 急性或亚急性四肢近端及骨盆带肌无力伴压痛，腱反射减弱或消失
- 血清 CK 明显增高
- 肌电图呈肌源性损害
- 活检见典型肌炎病理表现
- 伴有典型皮肤损害

【鉴别诊断】

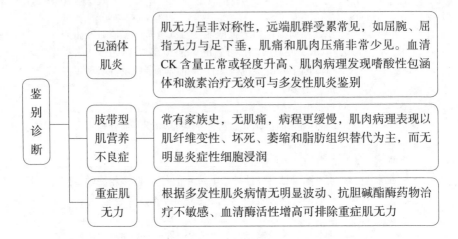

鉴别诊断

- 包涵体肌炎：肌无力呈非对称性，远端肌群受累常见，如屈腕、屈指无力与足下垂，肌痛和肌肉压痛非常少见。血清CK含量正常或轻度升高、肌肉病理发现嗜酸性包涵体和激素治疗无效可与多发性肌炎鉴别
- 肢带型肌营养不良症：常有家族史，无肌痛，病程更缓慢，肌肉病理表现以肌纤维变性、坏死、萎缩和脂肪组织替代为主，而无明显炎症性细胞浸润
- 重症肌无力：根据多发性肌炎病情无明显波动、抗胆碱酯酶药物治疗不敏感、血清酶活性增高可排除重症肌无力

【治疗措施】

1. 治疗原则

急性期患者应卧床休息，适当理疗以保持肌肉功能和避免挛缩，注意防止肺炎等并发症。

2. 药物治疗

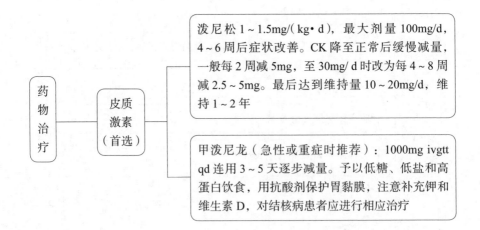

药物治疗 — 皮质激素（首选）

- 泼尼松 1~1.5mg/（kg·d），最大剂量 100mg/d，4~6 周后症状改善。CK 降至正常后缓慢减量，一般每 2 周减 5mg，至 30mg/d 时改为每 4~8 周减 2.5~5mg。最后达到维持量 10~20mg/d，维持 1~2 年
- 甲泼尼龙（急性或重症时推荐）：1000mg ivgtt qd 连用 3~5 天逐步减量。予以低糖、低盐和高蛋白饮食，用抗酸剂保护胃黏膜，注意补充钾和维生素 D，对结核病患者应进行相应治疗

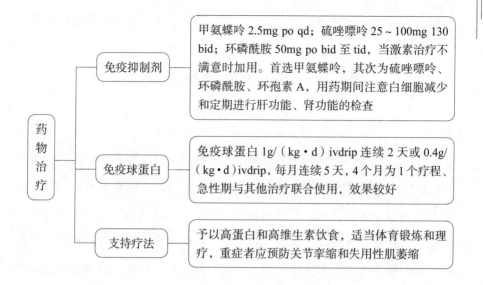

药物治疗

免疫抑制剂 —— 甲氨蝶呤 2.5mg po qd；硫唑嘌呤 25～100mg 130 bid；环磷酰胺 50mg po bid 至 tid，当激素治疗不满意时加用。首选甲氨蝶呤，其次为硫唑嘌呤、环磷酰胺、环孢素 A，用药期间注意白细胞减少和定期进行肝功能、肾功能的检查

免疫球蛋白 —— 免疫球蛋白 1g/（kg·d）ivdrip 连续 2 天或 0.4g/（kg·d）ivdrip，每月连续 5 天，4 个月为 1 个疗程、急性期与其他治疗联合使用，效果较好

支持疗法 —— 予以高蛋白和高维生素饮食，适当体育锻炼和理疗，重症者应预防关节挛缩和失用性肌萎缩

【预后】

预后

PM 和 DM 一般预后尚好，伴恶性肿瘤例外

成人及儿童的病程明显不同，大多数病例经皮质类固醇治疗后症状改善，也有许多患者遗留不同程度的肩部、臀部肌无力

急性或亚急性 PM 起病即开始治疗预后最好，合并恶性肿瘤者用皮质激素治疗可减轻肌无力和降低血清酶水平，但数月后可复发，继续用药无效，如成功切除肿瘤可不再复发

儿童型 DM、PM 合并结缔组织病及恶性肿瘤病死率高

对于中、老年患者，应每 3～6 个月随访 1 次，详细地检查有无肿瘤伴发

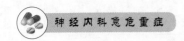

第四节　进行性肌营养不良症

　　进行性肌营养不良症（PMD）是一组以缓慢进行性对称性肌无力和肌萎缩为特点的遗传性肌肉疾病。多数病例有明确家族史。病变累及肢体肌、躯干肌和头面肌，少数累及心肌。根据遗传方式、发病年龄、受累肌肉分布、伴假肥大、病程及预后等分为不同的类型。治疗方面主要为对症治疗，目前尚无有效的根治方法。本病遗传方式不同，发病机制复杂，细胞膜学说得到多数学者的认同。

【临床表现】

　　1. 假肥大型

　　（1）Duchenne 型肌营养不良症（DMD）

Duchenne 型肌营养不良症（DMD）	具有 X 连锁隐性遗传的肌病，通常 3～5 岁隐匿起病，呈典型的摇摆步态（俗称鸭步），有 Gowers 征、"翼状肩胛"
	绝大多数患儿有假性肌肉肥大，触之坚韧，多为首发症状之一，以腓肠肌最为明显。三角肌、臀肌、股四头肌、冈下肌和肱三头肌等也可发生
	大多数患者伴心肌损害，如心律不齐。多数患者在 20～30 岁因呼吸道感染、心力衰竭而死亡
	患儿 12 岁不能行走，需坐轮椅，这是鉴别 DMD 和 BMD 的主要依据
	晚期患者的下肢、躯干、上肢、髋和肩部肌肉均明显萎缩，腱反射消失

（2）Becker 型肌营养不良症（BMD）

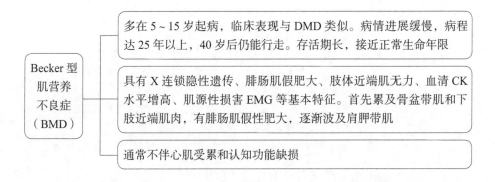

Becker 型肌营养不良症（BMD）

- 多在 5～15 岁起病，临床表现与 DMD 类似。病情进展缓慢，病程达 25 年以上，40 岁后仍能行走。存活期长，接近正常生命年限
- 具有 X 连锁隐性遗传、腓肠肌假肥大、肢体近端肌无力、血清 CK 水平增高、肌源性损害 EMG 等基本特征。首先累及骨盆带肌和下肢近端肌肉，有腓肠肌假性肥大，逐渐波及肩胛带肌
- 通常不伴心肌受累和认知功能缺损

DMD 和 BMD 均有血清酶 CK 和 LDH 含量显著增高。肌电图为肌源性损害，尿中肌酸增多，肌酐减少，肌肉 MRI 检查示病变性肌肉呈"虫蚀现象"。

2. 面肩肱型肌营养不良症（FSHD）

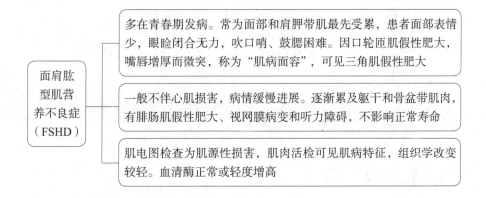

面肩肱型肌营养不良症（FSHD）

- 多在青春期发病。常为面部和肩胛带肌最先受累，患者面部表情少，眼睑闭合无力，吹口哨、鼓腮困难。因口轮匝肌假性肥大，嘴唇增厚而微突，称为"肌病面容"，可见三角肌假性肥大
- 一般不伴心肌损害，病情缓慢进展。逐渐累及躯干和骨盆带肌肉，有腓肠肌假性肥大、视网膜病变和听力障碍，不影响正常寿命
- 肌电图检查为肌源性损害，肌肉活检可见肌病特征，组织学改变较轻。血清酶正常或轻度增高

3. 肢带型肌营养不良症

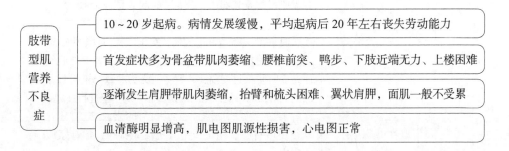

肢带型肌营养不良症

- 10～20 岁起病。病情发展缓慢，平均起病后 20 年左右丧失劳动能力
- 首发症状多为骨盆带肌肉萎缩、腰椎前突、鸭步、下肢近端无力、上楼困难
- 逐渐发生肩胛带肌肉萎缩，抬臂和梳头困难、翼状肩胛，面肌一般不受累
- 血清酶明显增高，肌电图肌源性损害，心电图正常

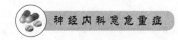

4. 眼咽肌型肌营养不良症

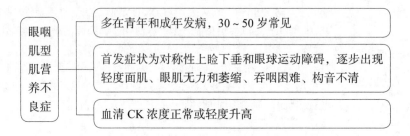

眼咽肌型肌营养不良症
- 多在青年和成年发病，30～50岁常见
- 首发症状为对称性上睑下垂和眼球运动障碍，逐步出现轻度面肌、眼肌无力和萎缩、吞咽困难、构音不清
- 血清CK浓度正常或轻度升高

5. Emery-Dreifuss 型肌营养不良症（EDMD）

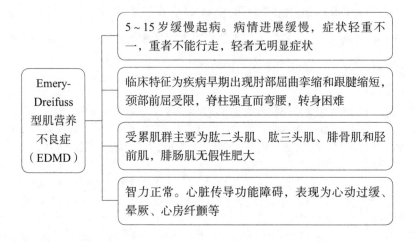

Emery-Dreifuss型肌营养不良症（EDMD）
- 5～15岁缓慢起病。病情进展缓慢，症状轻重不一，重者不能行走，轻者无明显症状
- 临床特征为疾病早期出现肘部屈曲挛缩和跟腱缩短，颈部前屈受限，脊柱强直而弯腰，转身困难
- 受累肌群主要为肱二头肌、肱三头肌、腓骨肌和胫前肌，腓肠肌无假性肥大
- 智力正常。心脏传导功能障碍，表现为心动过缓、晕厥、心房纤颤等

【病史采集】

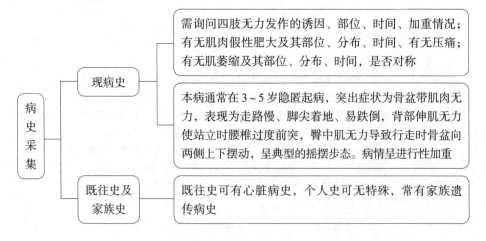

病史采集
- 现病史
  - 需询问四肢无力发作的诱因、部位、时间、加重情况；有无肌肉假性肥大及其部位、分布、时间、有无压痛；有无肌萎缩及其部位、分布、时间，是否对称
  - 本病通常在3～5岁隐匿起病，突出症状为骨盆带肌肉无力，表现为走路慢、脚尖着地、易跌倒，背部伸肌无力使站立时腰椎过度前突，臀中肌无力导致行走时骨盆向两侧上下摆动，呈典型的摇摆步态。病情呈进行性加重
- 既往史及家族史
  - 既往史可有心脏病史，个人史可无特殊，常有家族遗传病史

【体格检查】

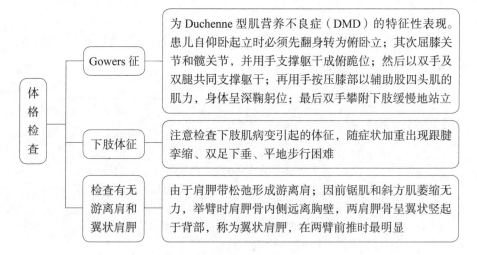

体格检查
- Gowers 征：为 Duchenne 型肌营养不良症（DMD）的特征性表现。患儿自仰卧起立时必须先翻身转为俯卧立；其次屈膝关节和髋关节，并用手支撑躯干成俯跪位；然后以双手及双腿共同支撑躯干；再用手按压膝部以辅助股四头肌的肌力，身体呈深鞠躬位；最后双手攀附下肢缓慢地站立
- 下肢体征：注意检查下肢肌病变引起的体征，随症状加重出现跟腱挛缩、双足下垂、平地步行困难
- 检查有无游离肩和翼状肩胛：由于肩胛带松弛形成游离肩；因前锯肌和斜方肌萎缩无力，举臂时肩胛骨内侧远离胸壁，两肩胛骨呈翼状竖起于背部，称为翼状肩胛，在两臂前推时最明显

【辅助检查】

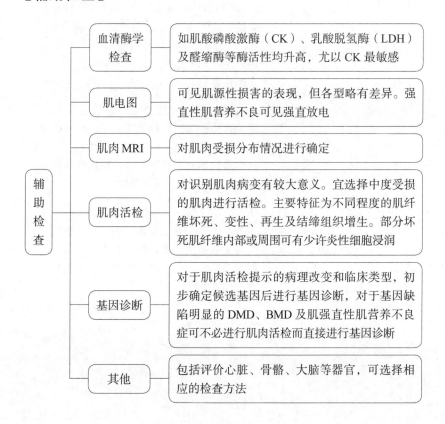

辅助检查
- 血清酶学检查：如肌酸磷酸激酶（CK）、乳酸脱氢酶（LDH）及醛缩酶等酶活性均升高，尤以 CK 最敏感
- 肌电图：可见肌源性损害的表现，但各型略有差异。强直性肌营养不良可见强直放电
- 肌肉 MRI：对肌肉受损分布情况进行确定
- 肌肉活检：对识别肌肉病变有较大意义。宜选择中度受损的肌肉进行活检。主要特征为不同程度的肌纤维坏死、变性、再生及结缔组织增生。部分坏死肌纤维内部或周围可有少许炎性细胞浸润
- 基因诊断：对于肌肉活检提示的病理改变和临床类型，初步确定候选基因后进行基因诊断，对于基因缺陷明显的 DMD、BMD 及肌强直性肌营养不良症可不必进行肌肉活检而直接进行基因诊断
- 其他：包括评价心脏、骨骼、大脑等器官，可选择相应的检查方法

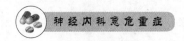

【诊断要点】

本病根据临床表现和遗传方式，特别是基因检测，配合肌酶、肌电图以及肌肉活检，一般均能确诊。

【鉴别诊断】

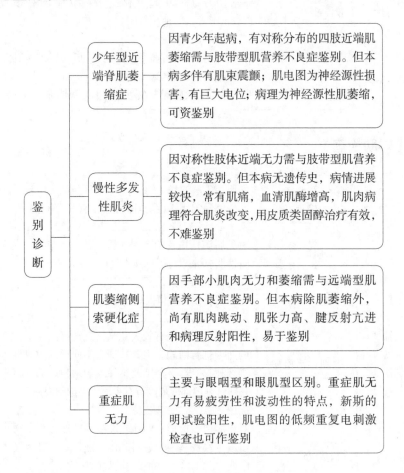

	少年型近端脊肌萎缩症	因青少年起病，有对称分布的四肢近端肌萎缩需与肢带型肌营养不良症鉴别。但本病多伴有肌束震颤；肌电图为神经源性损害，有巨大电位；病理为神经源性肌萎缩，可资鉴别
鉴别诊断	慢性多发性肌炎	因对称性肢体近端无力需与肢带型肌营养不良症鉴别。但本病无遗传史，病情进展较快，常有肌痛，血清肌酶增高，肌肉病理符合肌炎改变，用皮质类固醇治疗有效，不难鉴别
	肌萎缩侧索硬化症	因手部小肌肉无力和萎缩需与远端型肌营养不良症鉴别。但本病除肌萎缩外，尚有肌肉跳动、肌张力高、腱反射亢进和病理反射阳性，易于鉴别
	重症肌无力	主要与眼咽型和眼肌型区别。重症肌无力有易疲劳性和波动性的特点，新斯的明试验阳性，肌电图的低频重复电刺激检查也可作鉴别

【治疗措施】

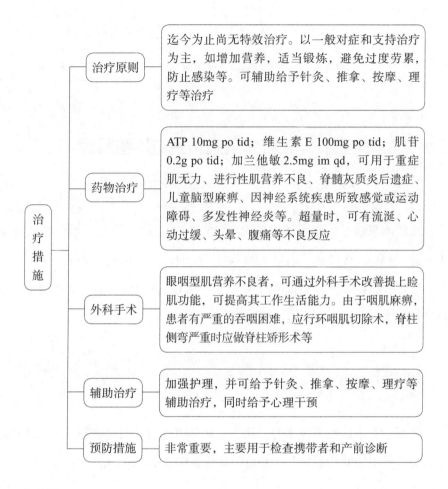

治疗措施

治疗原则：迄今为止尚无特效治疗。以一般对症和支持治疗为主，如增加营养，适当锻炼，避免过度劳累，防止感染等。可辅助给予针灸、推拿、按摩、理疗等治疗

药物治疗：ATP 10mg po tid；维生素 E 100mg po tid；肌苷 0.2g po tid；加兰他敏 2.5mg im qd，可用于重症肌无力、进行性肌营养不良、脊髓灰质炎后遗症、儿童脑型麻痹、因神经系统疾患所致感觉或运动障碍、多发性神经炎等。超量时，可有流涎、心动过缓、头晕、腹痛等不良反应

外科手术：眼咽型肌营养不良者，可通过外科手术改善提上睑肌功能，可提高其工作生活能力。由于咽肌麻痹，患者有严重的吞咽困难，应行环咽肌切除术，脊柱侧弯严重时应做脊柱矫形术等

辅助治疗：加强护理，并可给予针灸、推拿、按摩、理疗等辅助治疗，同时给予心理干预

预防措施：非常重要，主要用于检查携带者和产前诊断

【预后】

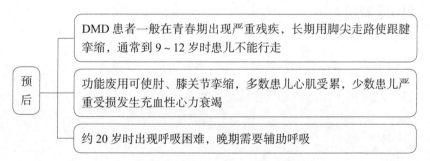

预后

DMD 患者一般在青春期出现严重残疾，长期用脚尖走路使跟腱挛缩，通常到 9 ~ 12 岁时患儿不能行走

功能废用可使肘、膝关节挛缩，多数患儿心肌受累，少数患儿严重受损发生充血性心力衰竭

约 20 岁时出现呼吸困难，晚期需要辅助呼吸

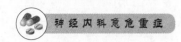
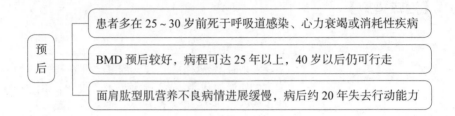

预后	患者多在 25～30 岁前死于呼吸道感染、心力衰竭或消耗性疾病
	BMD 预后较好，病程可达 25 年以上，40 岁以后仍可行走
	面肩肱型肌营养不良病情进展缓慢，病后约 20 年失去行动能力

第五节　线粒体肌病和线粒体脑肌病

线粒体肌病是一组由线粒体 DNA 或核 DNA 缺陷导致线粒体结构和功能障碍、ATP 合成障碍、能量来源不足所致的多系统疾病，从而产生复杂的临床症状。病变如以侵犯骨骼肌为主，称为线粒体肌病；如病变以侵犯中枢神经系统为主，则称为线粒体脑肌病。

【病因】

从目前对本病的研究来看，认为本病是因遗传基因的缺陷，患者线粒体上有着各种不同的功能异常，并由此导致临床表现多样性。

【临床表现】

本病可发生于任何年龄阶段，多呈慢性进展，可累及多个系统，临床表现复杂。临床按受累组织不同主要分为以下类型。

线粒体肌病 —— 多在 20 岁左右起病，也有儿童及中年起病者，男女均可受累。临床以肌无力和不能耐受疲劳为主要特征，往往轻度活动后即感疲乏，休息后好转，常伴有肌肉酸痛，无"晨轻暮重"现象，肌萎缩少见

临床表现

线粒体脑肌病

慢性进行性眼外肌麻痹（CPEO）：可为家族性（母性遗传），或多在儿童期起病。首发症状为上睑下垂缓慢进展为全眼外肌瘫痪，眼球运动障碍；部分患者可有咽部肌肉和四肢无力。对新斯的明不敏感

Kearns-Sayre 综合征（KSS）：多在 20 岁前起病，表现为三联征，即慢性进行性眼外肌麻痹（CPEO）、视网膜色素变性、心脏传导阻滞。其他神经系统异常包括小脑性共济失调、脑脊液蛋白质增多、神经性耳聋和智能减退等。病情进展较快，多在 20 岁前死于心脏病

线粒体脑肌病伴高乳酸血症和卒中样发作综合征（MEIAS）：40 岁前起病，儿童期起病更多见，临床表现为卒中样发作伴偏瘫、偏盲或皮质盲、偏头痛、恶心、呕吐、反复癫痫发作、智力低下、身体矮小、神经性耳聋等，病情逐渐加重

肌阵挛性癫痫伴肌肉破碎红纤维（MERRF）综合征：主要特征为肌阵挛性癫痫发作、小脑性共济失调，常合并智力低下、听力障碍和四肢近端无力，多在儿童期发病，有明显的家族史，有的家系伴发多发性对称性脂肪瘤

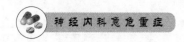

【病史采集】

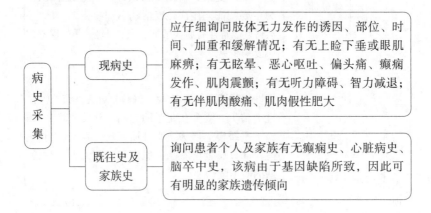

病史采集
- 现病史：应仔细询问肢体无力发作的诱因、部位、时间、加重和缓解情况；有无上睑下垂或眼肌麻痹；有无眩晕、恶心呕吐、偏头痛、癫痫发作、肌肉震颤；有无听力障碍、智力减退；有无伴肌肉酸痛、肌肉假性肥大
- 既往史及家族史：询问患者个人及家族有无癫痫史、心脏病史、脑卒中史，该病由于基因缺陷所致，因此可有明显的家族遗传倾向

【体格检查】

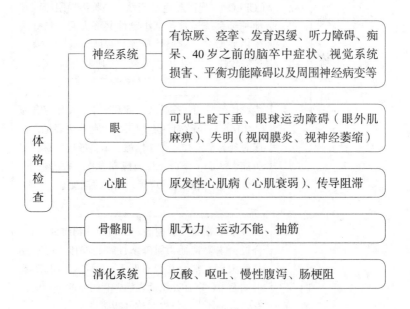

体格检查
- 神经系统：有惊厥、痉挛、发育迟缓、听力障碍、痴呆、40岁之前的脑卒中症状、视觉系统损害、平衡功能障碍以及周围神经病变等
- 眼：可见上睑下垂、眼球运动障碍（眼外肌麻痹）、失明（视网膜炎、视神经萎缩）
- 心脏：原发性心肌病（心肌衰弱）、传导阻滞
- 骨骼肌：肌无力、运动不能、抽筋
- 消化系统：反酸、呕吐、慢性腹泻、肠梗阻

【辅助检查】

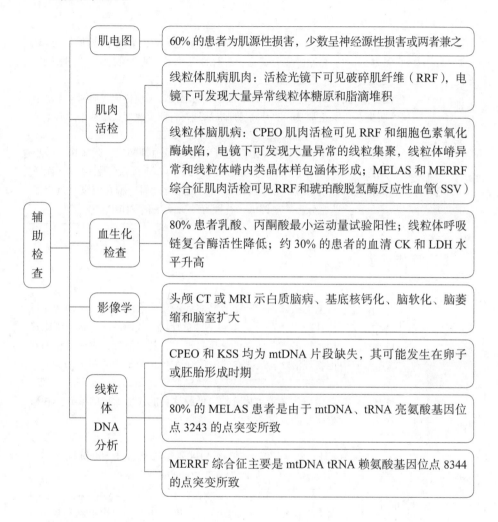

辅助检查

肌电图：60%的患者为肌源性损害，少数呈神经源性损害或两者兼之

肌肉活检：
线粒体肌病肌肉：活检光镜下可见破碎肌纤维（RRF），电镜下可发现大量异常线粒体糖原和脂滴堆积

线粒体脑肌病：CPEO 肌肉活检可见 RRF 和细胞色素氧化酶缺陷，电镜下可发现大量异常的线粒集聚，线粒体嵴异常和线粒体嵴内类晶体样包涵体形成；MELAS 和 MERRF 综合征肌肉活检可见 RRF 和琥珀酸脱氢酶反应性血管（SSV）

血生化检查：80%患者乳酸、丙酮酸最小运动量试验阳性；线粒体呼吸链复合酶活性降低；约 30%的患者的血清 CK 和 LDH 水平升高

影像学：头颅 CT 或 MRI 示白质脑病、基底核钙化、脑软化、脑萎缩和脑室扩大

线粒体 DNA 分析：
CPEO 和 KSS 均为 mtDNA 片段缺失，其可能发生在卵子或胚胎形成时期

80% 的 MELAS 患者是由于 mtDNA、tRNA 亮氨酸基因位点 3243 的点突变所致

MERRF 综合征主要是 mtDNA tRNA 赖氨酸基因位点 8344 的点突变所致

【诊断要点】

根据影响骨骼肌和神经系统的临床表现如四肢近端极度不能耐受疲劳，以及各亚型的临床特征。血乳酸、丙酮酸最小运动量实验，肌肉活检发现细胞内线粒体大量堆积和 mtDNA 缺失和点突变，一般均能确诊。

【鉴别诊断】

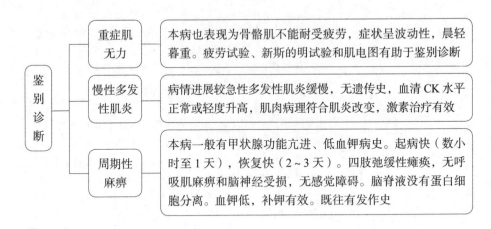

鉴别诊断

- 重症肌无力：本病也表现为骨骼肌不能耐受疲劳，症状呈波动性，晨轻暮重。疲劳试验、新斯的明试验和肌电图有助于鉴别诊断
- 慢性多发性肌炎：病情进展较急性多发性肌炎缓慢，无遗传史，血清 CK 水平正常或轻度升高，肌肉病理符合肌炎改变，激素治疗有效
- 周期性麻痹：本病一般有甲状腺功能亢进、低血钾病史。起病快（数小时至 1 天），恢复快（2～3 天）。四肢弛缓性瘫痪，无呼吸肌麻痹和脑神经受损，无感觉障碍。脑脊液没有蛋白细胞分离。血钾低，补钾有效。既往有发作史

【治疗措施】

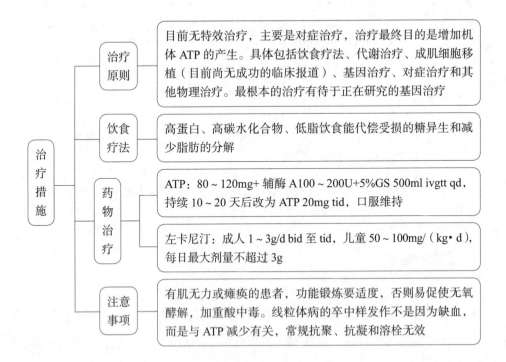

治疗措施

- 治疗原则：目前无特效治疗，主要是对症治疗，治疗最终目的是增加机体 ATP 的产生。具体包括饮食疗法、代谢治疗、成肌细胞移植（目前尚无成功的临床报道）、基因治疗、对症治疗和其他物理治疗。最根本的治疗有待于正在研究的基因治疗
- 饮食疗法：高蛋白、高碳水化合物、低脂饮食能代偿受损的糖异生和减少脂肪的分解
- 药物治疗：
  - ATP：80～120mg+ 辅酶 A100～200U+5%GS 500ml ivgtt qd，持续 10～20 天后改为 ATP 20mg tid，口服维持
  - 左卡尼汀：成人 1～3g/d bid 至 tid，儿童 50～100mg/（kg·d），每日最大剂量不超过 3g
- 注意事项：有肌无力或瘫痪的患者，功能锻炼要适度，否则易促使无氧酵解，加重酸中毒。线粒体病的卒中样发作不是因为缺血，而是与 ATP 减少有关，常规抗聚、抗凝和溶栓无效

【预后】

预后与发病年龄、症状多少以及严重程度有关，发病年龄越早，临床症状越多，预后越差。以眼部症状为主对生命影响不大，有心脏症状者可导致猝死，脑部病变较多者，可导致残疾、昏迷或死亡。

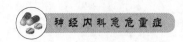
第十二章　神经系统变性疾病

第一节　阿尔茨海默病

阿尔茨海默病（AD）是一种起病隐匿的进行性发展的神经系统退行性疾病。临床上表现为记忆障碍、失语、失用、失认、视空间技能损害、抽象思维和计算力损害、人格和行为改变等。AD 是老年期最常见的痴呆类型。病因迄今未明。65 岁以前发病者，称早老性痴呆；65 岁以后发病者称老年性痴呆。

【病因】

AD 可能是一组异质性疾病，在多种因素（包括生物和社会心理因素）的作用下发病。从目前研究来看，该病的可能因素和假说多达 30 余种，如家族史、女性、头部外伤、低教育水平、甲状腺病、母育龄过高或过低、病毒感染等。

【临床表现】

临床表现
- AD 是一种隐匿发生、缓慢进展、以痴呆为主要症状的疾病
- 首发症状常为记忆力（尤其是近事记忆）减退，随后所有的皮质功能均可受损，引起定向力障碍、判断力障碍及注意力不集中，出现失语、失用、失认、失写，情绪改变呈抑郁、淡漠、易激惹、多疑，在疾病早期人格相对保持完好，至疾病晚期，生活完全不能自理，智能达到丧失的地步，因合并吸入性肺炎和感染而死亡
- 整个病期一般在 5 年以上
- 疾病早期神经系统检查无异常发现，疾病进展到一定时期，易引出抓握反射和吸吮反射，活动明显减少或缄默，步履不稳与步幅减小，可查及强直（肌张力增高）、运动减少等锥体外系受累的征象，偶见肌阵挛和舞蹈指痉样多动，晚期患者立行不能，四肢蜷曲，卧床不起

【病史采集】

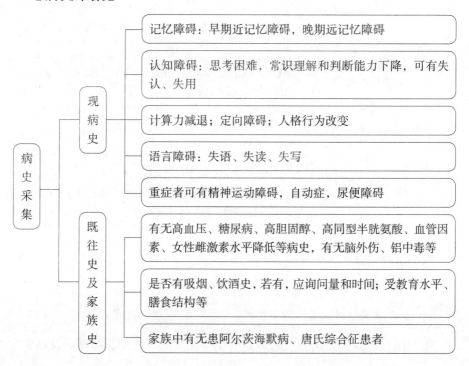

病史采集
- 现病史
  - 记忆障碍：早期近记忆障碍，晚期远记忆障碍
  - 认知障碍：思考困难，常识理解和判断能力下降，可有失认、失用
  - 计算力减退；定向障碍；人格行为改变
  - 语言障碍：失语、失读、失写
  - 重症者可有精神运动障碍，自动症，尿便障碍
- 既往史及家族史
  - 有无高血压、糖尿病、高胆固醇、高同型半胱氨酸、血管因素、女性雌激素水平降低等病史，有无脑外伤、铝中毒等
  - 是否有吸烟、饮酒史，若有，应询问量和时间；受教育水平、膳食结构等
  - 家族中有无患阿尔茨海默病、唐氏综合征患者

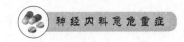

【体格检查】

AD 一般主要为定向力、记忆力、计算力、理解判断能力下降以及言语障碍等。

【辅助检查】

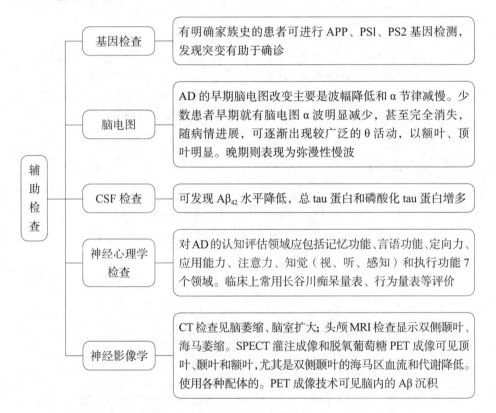

辅助检查	基因检查	有明确家族史的患者可进行 APP、PS1、PS2 基因检测，发现突变有助于确诊
	脑电图	AD 的早期脑电图改变主要是波幅降低和 α 节律减慢。少数患者早期就有脑电图 α 波明显减少，甚至完全消失，随病情进展，可逐渐出现较广泛的 θ 活动，以额叶、顶叶明显。晚期则表现为弥漫性慢波
	CSF 检查	可发现 Aβ_{42} 水平降低，总 tau 蛋白和磷酸化 tau 蛋白增多
	神经心理学检查	对 AD 的认知评估领域应包括记忆功能、言语功能、定向力、应用能力、注意力、知觉（视、听、感知）和执行功能 7 个领域。临床上常用长谷川痴呆量表、行为量表等评价
	神经影像学	CT 检查见脑萎缩、脑室扩大；头颅 MRI 检查显示双侧颞叶、海马萎缩。SPECT 灌注成像和脱氧葡萄糖 PET 成像可见顶叶、颞叶和额叶，尤其是双侧颞叶的海马区血流和代谢降低。使用各种配体的。PET 成像技术可见脑内的 Aβ 沉积

【诊断标准】

1. 很可能的 AD 痴呆

美国国立神经病、语言交流障碍和卒中研究所 - 阿尔茨海默病及相关疾病协会（NINCDS-ADRDA）的标准中，很可能为 AD 的临床诊断标准为：

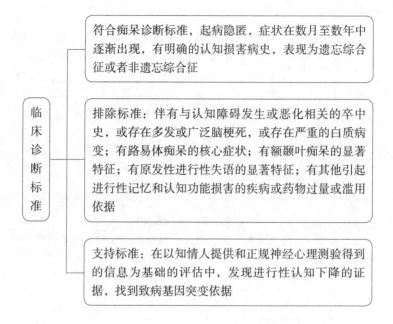

临床诊断标准

符合痴呆诊断标准，起病隐匿，症状在数月至数年中逐渐出现，有明确的认知损害病史，表现为遗忘综合征或者非遗忘综合征

排除标准：伴有与认知障碍发生或恶化相关的卒中史，或存在多发或广泛脑梗死，或存在严重的白质病变；有路易体痴呆的核心症状；有额颞叶痴呆的显著特征；有原发性进行性失语的显著特征；有其他引起进行性记忆和认知功能损害的疾病或药物过量或滥用依据

支持标准：在以知情人提供和正规神经心理测验得到的信息为基础的评估中，发现进行性认知下降的证据，找到致病基因突变依据

2. 可能的 AD 痴呆

美国国立神经病、语言交流障碍和卒中研究所 - 阿尔茨海默病及相关疾病协会（NINCDS-ADRDA）的标准中，可能是 AD 诊断的支持点有：

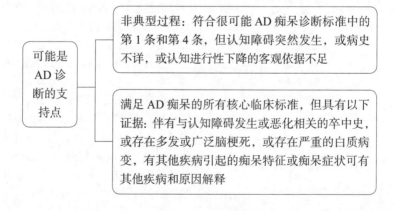

可能是 AD 诊断的支持点

非典型过程：符合很可能 AD 痴呆诊断标准中的第 1 条和第 4 条，但认知障碍突然发生，或病史不详，或认知进行性下降的客观依据不足

满足 AD 痴呆的所有核心临床标准，但具有以下证据：伴有与认知障碍发生或恶化相关的卒中史，或存在多发或广泛脑梗死，或存在严重的白质病变，有其他疾病引起的痴呆特征或痴呆症状可有其他疾病和原因解释

【鉴别诊断】

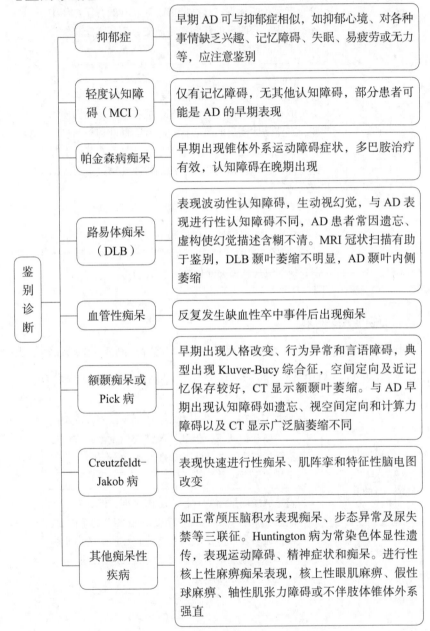

鉴别诊断		
	抑郁症	早期 AD 可与抑郁症相似，如抑郁心境、对各种事情缺乏兴趣、记忆障碍、失眠、易疲劳或无力等，应注意鉴别
	轻度认知障碍（MCI）	仅有记忆障碍，无其他认知障碍，部分患者可能是 AD 的早期表现
	帕金森病痴呆	早期出现锥体外系运动障碍症状，多巴胺治疗有效，认知障碍在晚期出现
	路易体痴呆（DLB）	表现波动性认知障碍，生动视幻觉，与 AD 表现进行性认知障碍不同，AD 患者常因遗忘、虚构使幻觉描述含糊不清。MRI 冠状扫描有助于鉴别，DLB 颞叶萎缩不明显，AD 颞叶内侧萎缩
	血管性痴呆	反复发生缺血性卒中事件后出现痴呆
	额颞痴呆或 Pick 病	早期出现人格改变、行为异常和言语障碍，典型出现 Kluver-Bucy 综合征，空间定向及近记忆保存较好，CT 显示额颞叶萎缩。与 AD 早期出现认知障碍如遗忘、视空间定向和计算力障碍以及 CT 显示广泛脑萎缩不同
	Creutzfeldt-Jakob 病	表现快速进行性痴呆、肌阵挛和特征性脑电图改变
	其他痴呆性疾病	如正常颅压脑积水表现痴呆、步态异常及尿失禁等三联征。Huntington 病为常染色体显性遗传，表现运动障碍、精神症状和痴呆。进行性核上性麻痹痴呆表现，核上性眼肌麻痹、假性球麻痹、轴性肌张力障碍或不伴肢体锥体外系强直

【治疗措施】

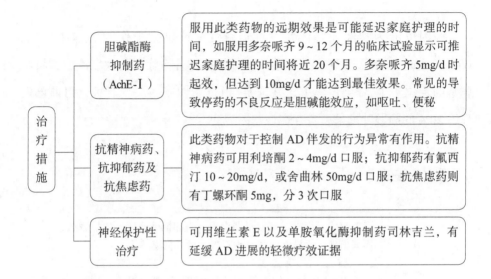

【预后】

预后较差，病程 5～12 年，多死于肺部感染、泌尿系统感染及压疮等并发症。

第二节　额颞叶痴呆

额颞叶痴呆（FTD）是以额颞叶萎缩为特征的痴呆综合征，是神经变性痴呆较常见的病因。临床表现和病理学特征具有明显的异质性。目前认为，额颞叶痴呆包括病理上存在 Pick 小体的 Pick 病，以及具有类似临床表现却无 Pick 小体的额叶痴呆和原发性进行性失语。

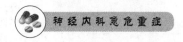

【病因】

病因可能为神经元胞体特发性退行性变或轴索损伤继发胞体变化。Wilhelmsen（1994）等在一个额颞叶痴呆伴锥体外系症状的大家族中，将本病基因定位于 17 号染色体上，并证实与 tau 蛋白基因突变有关，目前已发现约 20% 的额颞叶痴呆患者存在该基因突变。

【临床表现】

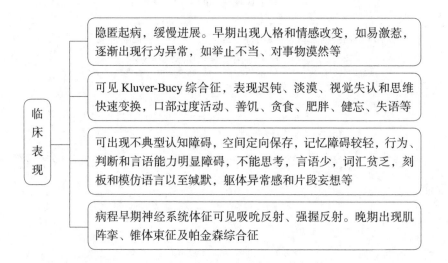

临床表现

- 隐匿起病，缓慢进展。早期出现人格和情感改变，如易激惹，逐渐出现行为异常，如举止不当、对事物漠然等
- 可见 Kluver-Bucy 综合征，表现迟钝、淡漠、视觉失认和思维快速变换，口部过度活动、善饥、贪食、肥胖、健忘、失语等
- 可出现不典型认知障碍，空间定向保存，记忆障碍较轻，行为、判断和言语能力明显障碍，不能思考，言语少，词汇贫乏，刻板和模仿语言以至缄默，躯体异常感和片段妄想等
- 病程早期神经系统体征可见吸吮反射、强握反射。晚期出现肌阵挛、锥体束征及帕金森综合征

【病史采集】

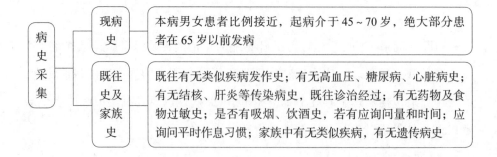

病史采集

- 现病史：本病男女患者比例接近，起病介于 45～70 岁，绝大部分患者在 65 岁以前发病
- 既往史及家族史：既往有无类似疾病发作史；有无高血压、糖尿病、心脏病史；有无结核、肝炎等传染病史，既往诊治经过；有无药物及食物过敏史；是否有吸烟、饮酒史，若有应询问量和时间；应询问平时作息习惯；家族中有无类似疾病，有无遗传病史

【体格检查】

一般主要为人格改变、情感改变、行为改变和语言功能隐匿性下降。

【辅助检查】

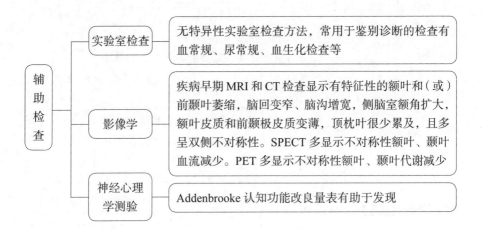

辅助检查	实验室检查	无特异性实验室检查方法，常用于鉴别诊断的检查有血常规、尿常规、血生化检查等
	影像学	疾病早期 MRI 和 CT 检查显示有特征性的额叶和（或）前颞叶萎缩，脑回变窄、脑沟增宽，侧脑室额角扩大，额叶皮质和前颞极皮质变薄，顶枕叶很少累及，且多呈双侧不对称性。SPECT 多显示不对称性额叶、颞叶血流减少。PET 多显示不对称性额叶、颞叶代谢减少
	神经心理学测验	Addenbrooke 认知功能改良量表有助于发现

【诊断要点】

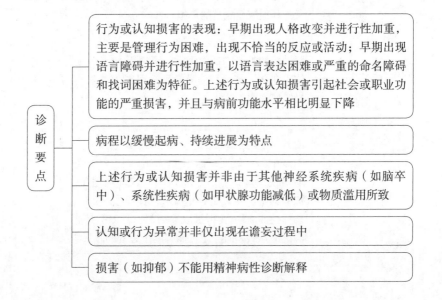

诊断要点	行为或认知损害的表现：早期出现人格改变并进行性加重，主要是管理行为困难，出现不恰当的反应或活动；早期出现语言障碍并进行性加重，以语言表达困难或严重的命名障碍和找词困难为特征。上述行为或认知损害引起社会或职业功能的严重损害，并且与病前功能水平相比明显下降
	病程以缓慢起病、持续进展为特点
	上述行为或认知损害并非由于其他神经系统疾病（如脑卒中）、系统性疾病（如甲状腺功能减低）或物质滥用所致
	认知或行为异常并非仅出现在谵妄过程中
	损害（如抑郁）不能用精神病性诊断解释

【鉴别诊断】

鉴别诊断

FTD 主要应与 AD 进行鉴别，两者均发病隐匿，进展缓慢，临床上有许多共同点。但具体的认知功能改变差异，是两者最重要的鉴别要点

AD 早期出现遗忘、视空间定向力和计算力受损等认知障碍，社交能力和个人礼节相对保留

FTD 早期表现为人格改变、言语障碍和行为障碍，空间定向力和记忆力保存较好，晚期才出现智能衰退和遗忘等

【治疗措施】

治疗措施

社会干预、咨询及语言、认知疗法可提高患者保留功能的使用率，从而减轻患者、照料者和其他家庭成员的负担

胆碱酯酶抑制剂通常无效，可选用 NMDA 受体阻滞剂，精神行为异常可选用 5- 羟色胺再摄取抑制剂

治疗 AD 的胆碱酯酶抑制药或美金刚，在 FTD 中的疗效证据尚不足。临床根据经验可酌情使用多奈哌齐、利斯的明或加兰他敏。抗抑郁药可能对额颞叶痴呆患者有益，其中，选择性 5- 羟色胺再摄取抑制剂（SSRI）是被广泛推荐的。曲唑酮可能有助于患者的睡眠

【预后】

预后较差，病程 5～12 年，多死于并发症，如肺部及泌尿系统感染、压疮等。

第三节 路易体痴呆

路易体痴呆（DLB）是以波动性认知障碍、视幻觉和帕金森综合征为临床特点，以路易小体（Lewy body）为病理特征的神经变性病。DLB 的发病仅次于 AD，在神经变性病所致的痴呆中居第二位。

【病因】

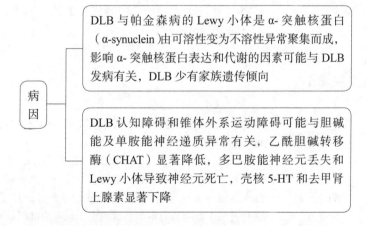

病因

DLB 与帕金森病的 Lewy 小体是 α- 突触核蛋白（α-synuclein）由可溶性变为不溶性异常聚集而成，影响 α- 突触核蛋白表达和代谢的因素可能与 DLB 发病有关，DLB 少有家族遗传倾向

DLB 认知障碍和锥体外系运动障碍可能与胆碱能及单胺能神经递质异常有关，乙酰胆碱转移酶（CHAT）显著降低，多巴胺能神经元丢失和 Lewy 小体导致神经元死亡，壳核 5-HT 和去甲肾上腺素显著下降

【临床表现】

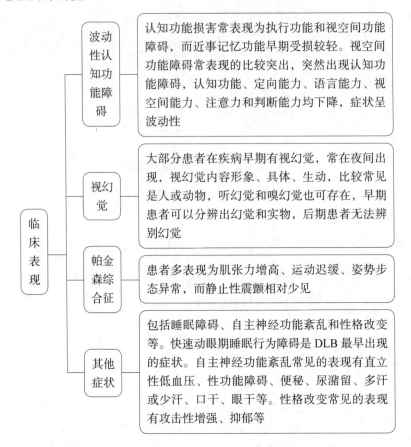

临床表现

- 波动性认知功能障碍：认知功能损害常表现为执行功能和视空间功能障碍，而近事记忆功能早期受损较轻。视空间功能障碍常表现的比较突出，突然出现认知功能障碍，认知功能、定向能力、语言能力、视空间能力、注意力和判断能力均下降，症状呈波动性

- 视幻觉：大部分患者在疾病早期有视幻觉，常在夜间出现，视幻觉内容形象、具体、生动，比较常见是人或动物，听幻觉和嗅幻觉也可存在，早期患者可以分辨出幻觉和实物，后期患者无法辨别幻觉

- 帕金森综合征：患者多表现为肌张力增高、运动迟缓、姿势步态异常，而静止性震颤相对少见

- 其他症状：包括睡眠障碍、自主神经功能紊乱和性格改变等。快速动眼期睡眠行为障碍是 DLB 最早出现的症状。自主神经功能紊乱常见的表现有直立性低血压、性功能障碍、便秘、尿潴留、多汗或少汗、口干、眼干等。性格改变常见的表现有攻击性增强、抑郁等

【病史采集】

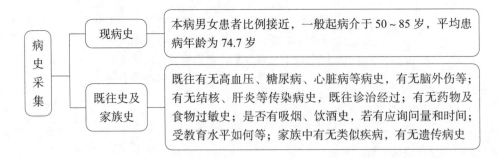

病史采集

- 现病史：本病男女患者比例接近，一般起病介于 50～85 岁，平均患病年龄为 74.7 岁

- 既往史及家族史：既往有无高血压、糖尿病、心脏病等病史，有无脑外伤等；有无结核、肝炎等传染病史，既往诊治经过；有无药物及食物过敏史；是否有吸烟、饮酒史，若有应询问量和时间；受教育水平如何等；家族中有无类似疾病，有无遗传病史

【体格检查】

应检查患者认知功能、视幻觉、肌力、肌张力、睡眠、性格等。

【辅助检查】

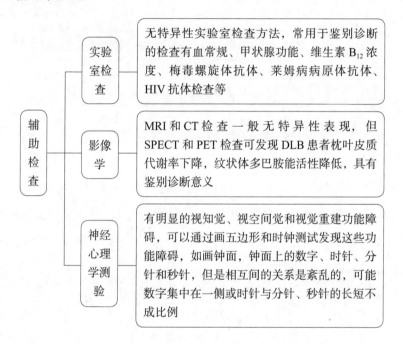

【诊断要点】

根据 2005 年 McKeith 等对 DLB 诊断标准的修订。

1. 诊断 DLB 必须具备的症状

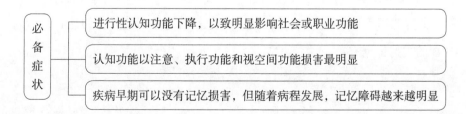

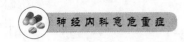

2. 核心症状

2005 年 McKeith 等对 DLB 诊断标准中，如果同时具备以下 3 个核心症状特点的 2 项则诊断为很可能的 DLB，如只具备 1 项，则诊断为可能的 DLB。

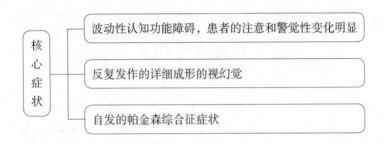

核心症状

- 波动性认知功能障碍，患者的注意和警觉性变化明显
- 反复发作的详细成形的视幻觉
- 自发的帕金森综合征症状

3. 提示性症状

具备 1 项或 1 项以上的核心症状，同时还具备 1 项或 1 项以上的提示性症状，则诊断为很可能的 DLB；无核心症状，但具备 1 项或 1 项以上的提示性症状可诊断为可能的 DLB。

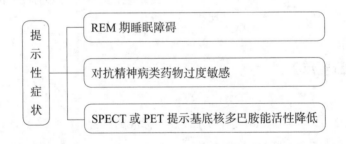

提示性症状

- REM 期睡眠障碍
- 对抗精神病类药物过度敏感
- SPECT 或 PET 提示基底核多巴胺能活性降低

4. 支持证据

支持证据为 DLB 患者经常出现，但是不具有诊断特异性的症状，诊断 DLB 的支持证据有：

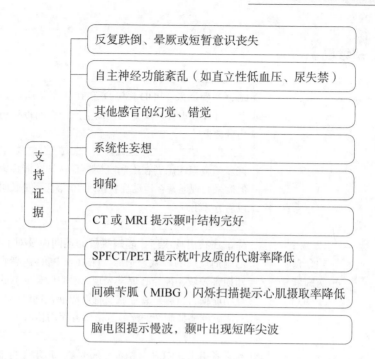

反复跌倒、晕厥或短暂意识丧失

自主神经功能紊乱（如直立性低血压、尿失禁）

其他感官的幻觉、错觉

系统性妄想

支持证据

抑郁

CT 或 MRI 提示颞叶结构完好

SPFCT/PET 提示枕叶皮质的代谢率降低

间碘苄胍（MIBG）闪烁扫描提示心肌摄取率降低

脑电图提示慢波，颞叶出现短阵尖波

5. 不支持 DLB 诊断的条件

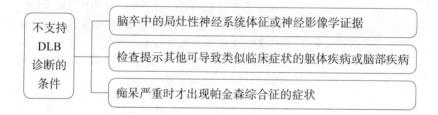

不支持 DLB 诊断的条件

脑卒中的局灶性神经系统体征或神经影像学证据

检查提示其他可导致类似临床症状的躯体疾病或脑部疾病

痴呆严重时才出现帕金森综合征的症状

6. 对症状发生顺序的要求

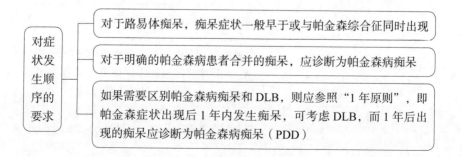

对症状发生顺序的要求

对于路易体痴呆，痴呆症状一般早于或与帕金森综合征同时出现

对于明确的帕金森病患者合并的痴呆，应诊断为帕金森病痴呆

如果需要区别帕金森病痴呆和 DLB，则应参照"1 年原则"，即帕金森症状出现后 1 年内发生痴呆，可考虑 DLB，而 1 年后出现的痴呆应诊断为帕金森病痴呆（PDD）

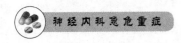
【鉴别诊断】

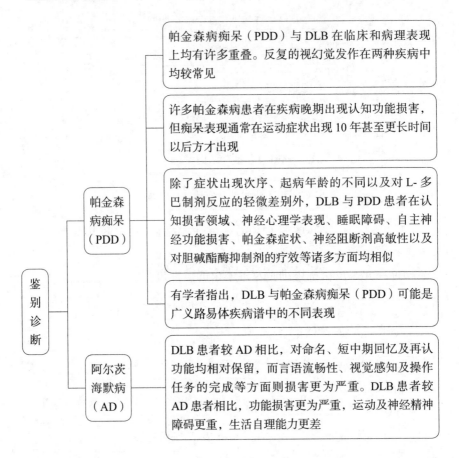

鉴别诊断 —— 帕金森病痴呆（PDD）—— 帕金森病痴呆（PDD）与 DLB 在临床和病理表现上均有许多重叠。反复的视幻觉发作在两种疾病中均较常见

许多帕金森病患者在疾病晚期出现认知功能损害，但痴呆表现通常在运动症状出现 10 年甚至更长时间以后方才出现

除了症状出现次序、起病年龄的不同以及对 L- 多巴制剂反应的轻微差别外，DLB 与 PDD 患者在认知损害领域、神经心理学表现、睡眠障碍、自主神经功能损害、帕金森症状、神经阻断剂高敏性以及对胆碱酯酶抑制剂的疗效等诸多方面均相似

有学者指出，DLB 与帕金森病痴呆（PDD）可能是广义路易体疾病谱中的不同表现

阿尔茨海默病（AD）—— DLB 患者较 AD 相比，对命名、短中期回忆及再认功能均相对保留，而言语流畅性、视觉感知及操作任务的完成等方面则损害更为严重。DLB 患者较 AD 患者相比，功能损害更为严重，运动及神经精神障碍更重，生活自理能力更差

【治疗措施】

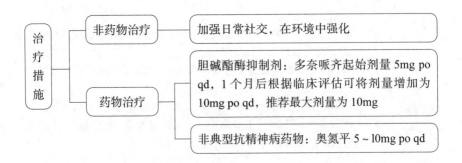

治疗措施 —— 非药物治疗 —— 加强日常社交，在环境中强化

药物治疗 —— 胆碱酯酶抑制剂：多奈哌齐起始剂量 5mg po qd，1 个月后根据临床评估可将剂量增加为 10mg po qd，推荐最大剂量为 10mg

非典型抗精神病药物：奥氮平 5～10mg po qd

【预后】

预后较差，病程 5～10 年，多死于并发症，如肺部感染、压疮、深静脉血栓形成等。

第四节　运动神经元病

运动神经元病（MND）是一组病因未明的选择性侵犯脊髓前角细胞、脑干运动神经元、皮层锥体细胞及锥体束的慢性进行性神经变性疾病。临床表现为上、下运动神经元损害的不同组合，特征为肌无力和萎缩、延髓麻痹与锥体束征，而感觉和括约肌功能一般不受影响。多数患者于出现症状后 3～5 年内死亡，因此该病的患病率与发病率较为接近。

MND 可分为肌萎缩侧索硬化（ALS）、进行性肌萎缩（PMA）、进行性延髓麻痹（PBP）和原发性侧索硬化（PLS）4 种类型。不管最初的起病形式如何，ALS、PMA、PBP 和 PLS 现在都被认为是相关的疾病实体。PMA 和 PBP 通常都会最终进展为 ALS。

【病因】

MND 病因尚不清楚，一般认为是随着年龄增长，由遗传易感个体暴露于不利环境所造成的，即遗传因素和环境因素共同导致了运动神经元病的发生。

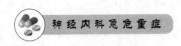

【临床表现】

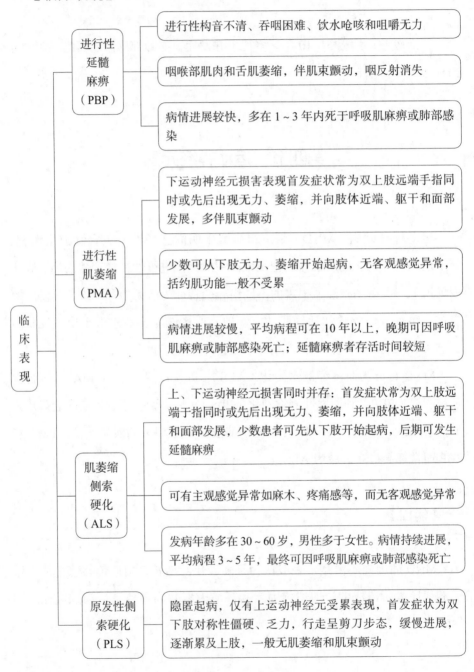

临床表现

- 进行性延髓麻痹（PBP）
  - 进行性构音不清、吞咽困难、饮水呛咳和咀嚼无力
  - 咽喉部肌肉和舌肌萎缩，伴肌束颤动，咽反射消失
  - 病情进展较快，多在 1~3 年内死于呼吸肌麻痹或肺部感染

- 进行性肌萎缩（PMA）
  - 下运动神经元损害表现首发症状常为双上肢远端手指同时或先后出现无力、萎缩，并向肢体近端、躯干和面部发展，多伴肌束颤动
  - 少数可从下肢无力、萎缩开始起病，无客观感觉异常，括约肌功能一般不受累
  - 病情进展较慢，平均病程可在 10 年以上，晚期可因呼吸肌麻痹或肺部感染死亡；延髓麻痹者存活时间较短

- 肌萎缩侧索硬化（ALS）
  - 上、下运动神经元损害同时并存：首发症状常为双上肢远端于指同时或先后出现无力、萎缩，并向肢体近端、躯干和面部发展，少数患者可先从下肢开始起病，后期可发生延髓麻痹
  - 可有主观感觉异常如麻木、疼痛感等，而无客观感觉异常
  - 发病年龄多在 30~60 岁，男性多于女性。病情持续进展，平均病程 3~5 年，最终可因呼吸肌麻痹或肺部感染死亡

- 原发性侧索硬化（PLS）
  - 隐匿起病，仅有上运动神经元受累表现，首发症状为双下肢对称性僵硬、乏力，行走呈剪刀步态，缓慢进展，逐渐累及上肢，一般无肌萎缩和肌束颤动

【病史采集】

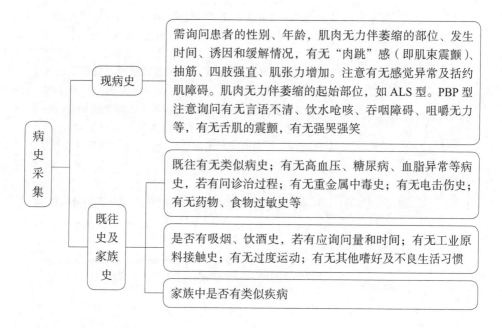

【体格检查】

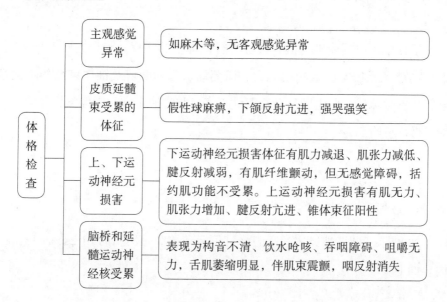

【辅助检查】

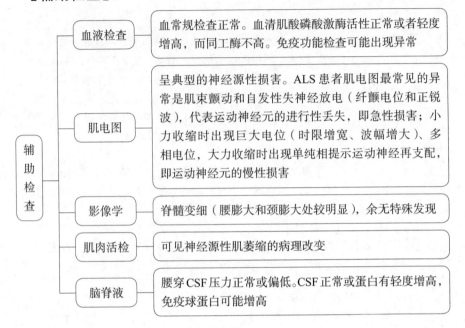

血液检查	血常规检查正常。血清肌酸磷酸激酶活性正常或者轻度增高，而同工酶不高。免疫功能检查可能出现异常
肌电图	呈典型的神经源性损害。ALS 患者肌电图最常见的异常是肌束颤动和自发性失神经放电（纤颤电位和正锐波），代表运动神经元的进行性丢失，即急性损害；小力收缩时出现巨大电位（时限增宽、波幅增大）、多相电位，大力收缩时出现单纯相提示运动神经再支配，即运动神经元的慢性损害
影像学	脊髓变细（腰膨大和颈膨大处较明显），余无特殊发现
肌肉活检	可见神经源性肌萎缩的病理改变
脑脊液	腰穿CSF压力正常或偏低。CSF正常或蛋白有轻度增高，免疫球蛋白可能增高

【诊断要点】

根据中年以后隐匿起病，慢性进行性加重的病程，临床主要表现为上、下运动神经元损害所致的肌无力、肌萎缩、延髓麻痹及锥体束征的不同组合，无感觉障碍，肌电图呈神经源性损害，脑脊液正常，影像学无异常，一般可做出诊断。

【诊断标准】

2000 年，世界神经病学联盟修订了运动神经元疾病的 EI Escorial 标准，内容如下。

诊断标准（ALS）

须符合的条件
- 临床、电生理或病理检查显示下运动神经元病变证据
- 临床检查显示上运动神经元病变证据
- 病史或者检查显示上述症状或体征在一个部位内扩展或者从一个部位扩展到其他部位

须排除的条件
- 电生理或病理检查提示患者有可能存在导致上、下神经元病变的其他疾病
- 神经影像学提示患者可能存在导致上述临床或电生理变化的其他疾病

分级诊断
- 确诊 ALS：至少有 3 个部位的上、下运动神经元病变的体征
- 很可能 ALS：至少有 2 个部位的上、下运动神经元病变的体征，而且某些上运动神经元体征必须位于下运动神经元体征近端（之上）
- 实验室支持很可能 ALS：只有 1 个部位的上、下运动神经元病变的体征，或 1 个部位的上运动神经元病变的体征，加肌电图显示的至少 2 个肢体的下运动神经元损害证据
- 可能 ALS：只有 1 个部位的上、下运动神经元病变的体征，或有 2 处或以上的上运动神经元病变的体征，或者下运动神经元体征位于上运动神经元体征近端（之上）

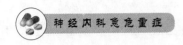

【鉴别诊断】

鉴别诊断

目前，ALS 尚无有效的早期诊断手段，亦无有效的治疗手段，故鉴别诊断就显得尤为重要。若将其他可治性疾病误诊为 ALS，不仅会延误治疗，还会对患者家庭带来严重的精神负担；相反，若将 ALS 误诊为其他疾病而给予不恰当的治疗（如手术），则有可能加重病情

需要与 ALS 进行鉴别的主要疾病有肯尼迪病、脊肌萎缩症、遗传性痉挛性截瘫、颈椎病性脊髓病、多灶性运动神经病、平山病、脊髓灰质炎后综合征、副肿瘤性运动神经元综合征、单克隆丙种球蛋白血症等

其他需鉴别的疾病包括脊髓空洞症、脊髓蛛网膜炎、多发性硬化、重症肌无力、糖尿病性肌萎缩、甲状腺功能亢进、甲状旁腺功能亢进、重金属中毒等

【治疗措施】

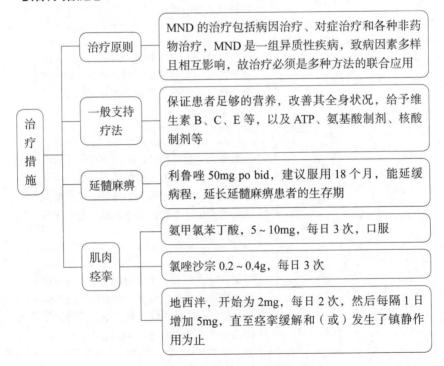

治疗措施

治疗原则

MND 的治疗包括病因治疗、对症治疗和各种非药物治疗，MND 是一组异质性疾病，致病因素多样且相互影响，故治疗必须是多种方法的联合应用

一般支持疗法

保证患者足够的营养，改善其全身状况，给予维生素 B、C、E 等，以及 ATP、氨基酸制剂、核酸制剂等

延髓麻痹

利鲁唑 50mg po bid，建议服用 18 个月，能延缓病程，延长延髓麻痹患者的生存期

肌肉痉挛

氨甲氯苯丁酸，5～10mg，每日 3 次，口服

氯唑沙宗 0.2～0.4g，每日 3 次

地西泮，开始为 2mg，每日 2 次，然后每隔 1 日增加 5mg，直至痉挛缓解和（或）发生了镇静作用为止

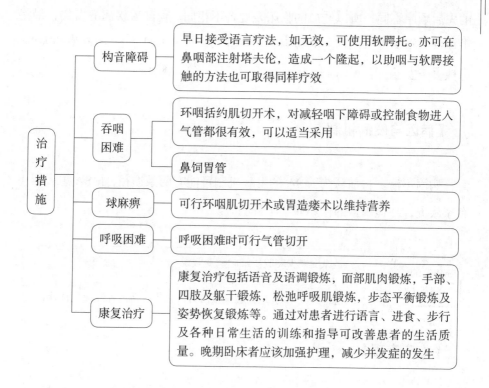

【预后】

ALS 是一类慢性进行性致死性疾病，目前尚无有效的治疗方法，一般生存期为 3~5 年，但患者实际生存期与多种因素有关。

第五节 多系统萎缩

多系统萎缩（MSA）是成年期发病、散发性的神经系统变性疾病，临床表现为不同程度的自主神经功能障碍、对左旋多巴类药物反应不良的帕金森综合征、小脑性共济失调和锥体束征等症状。由于在起病时累及这三个系统

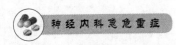

的先后顺序不同，所以造成的临床表现各不相同。但随着疾病的发展，最终出现这三个系统全部损害的病理表现和临床表现。多见于 50～60 岁的人群，男性多于女性。

【病因与发病机制】

病因不清。目前认为 MSA 的发病机制可能有两条途径，MSA 患者很少有家族史，环境因素的作用尚不十分明确。

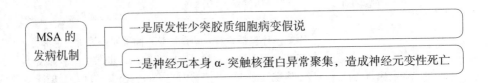

MSA 的发病机制
- 一是原发性少突胶质细胞病变假说
- 二是神经元本身 α- 突触核蛋白异常聚集，造成神经元变性死亡

【临床表现】

MSA 缓慢起病，逐渐进展。主要包括以下综合征。

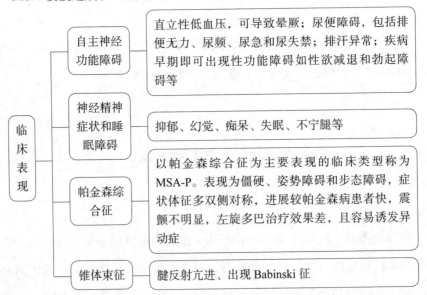

临床表现
- 自主神经功能障碍：直立性低血压，可导致晕厥；尿便障碍，包括排便无力、尿频、尿急和尿失禁；排汗异常；疾病早期即可出现性功能障碍如性欲减退和勃起障碍等
- 神经精神症状和睡眠障碍：抑郁、幻觉、痴呆、失眠、不宁腿等
- 帕金森综合征：以帕金森综合征为主要表现的临床类型称为 MSA-P。表现为僵硬、姿势障碍和步态障碍，症状体征多双侧对称，进展较帕金森病患者快，震颤不明显，左旋多巴治疗效果差，且容易诱发异动症
- 锥体束征：腱反射亢进、出现 Babinski 征

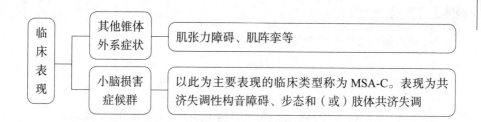

临床表现 — 其他锥体外系症状 — 肌张力障碍、肌阵挛等

临床表现 — 小脑损害症候群 — 以此为主要表现的临床类型称为 MSA-C。表现为共济失调性构音障碍、步态和（或）肢体共济失调

【病史采集】

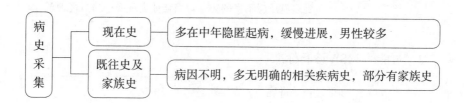

病史采集 — 现在史 — 多在中年隐匿起病，缓慢进展，男性较多

病史采集 — 既往史及家族史 — 病因不明，多无明确的相关疾病史，部分有家族史

【体格检查】

自主神经功能检查异常：皮肤划痕试验减弱或消失、Valsalva 试验无反应、皮肤发汗试验减弱或消失等；可伴有锥体束征、锥体外系征、小脑体征、视网膜色素变性、腭痉挛或痴呆等。

【诊断要点】

诊断主要依靠病史和临床表现，并结合 CT、MRI 等影像学检查。

【诊断标准】

1. 确定的 MSA 诊断标准

2008 年更新的 MSA 诊断标准中，确定的 MSA 诊断标准为：神经病理检查见纹状体黑质或橄榄脑桥小脑结构中出现 α- 共核蛋白阳性的胞质内包

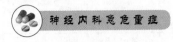

涵体，伴有神经元变性。

2．很可能的 MSA 诊断标准

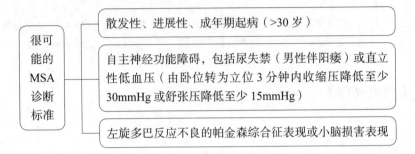

很可能的 MSA 诊断标准
- 散发性、进展性、成年期起病（>30 岁）
- 自主神经功能障碍，包括尿失禁（男性伴阳痿）或直立性低血压（由卧位转为立位 3 分钟内收缩压降低至少 30mmHg 或舒张压降低至少 15mmHg）
- 左旋多巴反应不良的帕金森综合征表现或小脑损害表现

3．可能的 MSA 诊断标准

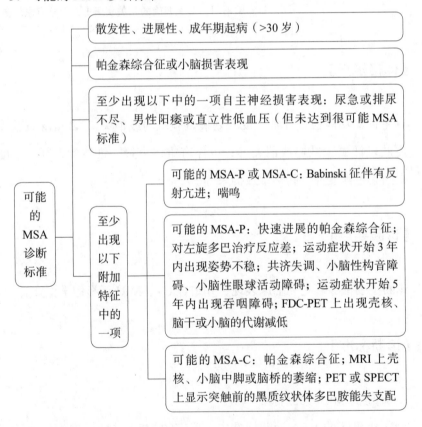

可能的 MSA 诊断标准
- 散发性、进展性、成年期起病（>30 岁）
- 帕金森综合征或小脑损害表现
- 至少出现以下中的一项自主神经损害表现：尿急或排尿不尽、男性阳痿或直立性低血压（但未达到很可能 MSA 标准）
- 至少出现以下附加特征中的一项
  - 可能的 MSA-P 或 MSA-C：Babinski 征伴有反射亢进；喘鸣
  - 可能的 MSA-P：快速进展的帕金森综合征；对左旋多巴治疗反应差；运动症状开始 3 年内出现姿势不稳；共济失调、小脑性构音障碍、小脑性眼球活动障碍；运动症状开始 5 年内出现吞咽障碍；FDC-PET 上出现壳核、脑干或小脑的代谢减低
  - 可能的 MSA-C：帕金森综合征；MRI 上壳核、小脑中脚或脑桥的萎缩；PET 或 SPECT 上显示突触前的黑质纹状体多巴胺能失支配

【鉴别诊断】

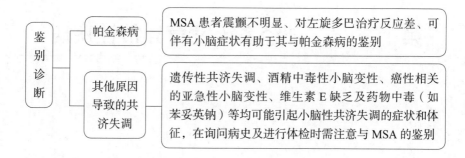

鉴别诊断
- 帕金森病：MSA 患者震颤不明显、对左旋多巴治疗反应差、可伴有小脑症状有助于其与帕金森病的鉴别
- 其他原因导致的共济失调：遗传性共济失调、酒精中毒性小脑变性、癌性相关的亚急性小脑变性、维生素 E 缺乏及药物中毒（如苯妥英钠）等均可能引起小脑性共济失调的症状和体征，在询问病史及进行体检时需注意与 MSA 的鉴别

【治疗措施】

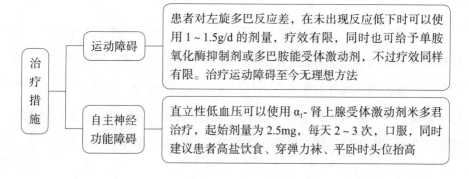

治疗措施
- 运动障碍：患者对左旋多巴反应差，在未出现反应低下时可以使用 1~1.5g/d 的剂量，疗效有限，同时也可给予单胺氧化酶抑制剂或多巴胺能受体激动剂，不过疗效同样有限。治疗运动障碍至今无理想方法
- 自主神经功能障碍：直立性低血压可以使用 α_1- 肾上腺受体激动剂米多君治疗，起始剂量为 2.5mg，每天 2~3 次，口服，同时建议患者高盐饮食、穿弹力袜、平卧时头位抬高

【预后】

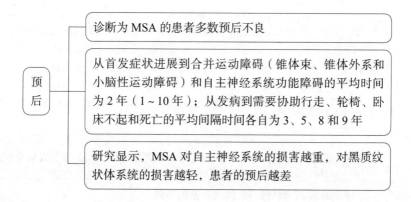

预后
- 诊断为 MSA 的患者多数预后不良
- 从首发症状进展到合并运动障碍（锥体束、锥体外系和小脑性运动障碍）和自主神经系统功能障碍的平均时间为 2 年（1~10 年）；从发病到需要协助行走、轮椅、卧床不起和死亡的平均间隔时间各自为 3、5、8 和 9 年
- 研究显示，MSA 对自主神经系统的损害越重，对黑质纹状体系统的损害越轻，患者的预后越差

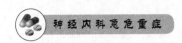

第十三章　神经系统发育异常性疾病

第一节　脑性瘫痪

　　脑性瘫痪指婴儿出生前到出生后 1 个月内，由于各种原因导致的非进行性脑损害综合征，又称为 Little 病。临床表现复杂多样，严重者生后即有征象，多数病例在数月后家人试图扶起病儿站立时发现。主要表现为先天性运动障碍及姿势异常，包括痉挛性双侧瘫、手足徐动等锥体束与锥体外系症状，可伴有不同程度的智力低下、语言障碍及癫痫发作等。

【病因】

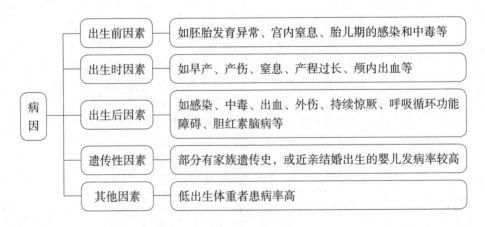

病因		
	出生前因素	如胚胎发育异常、宫内窒息、胎儿期的感染和中毒等
	出生时因素	如早产、产伤、窒息、产程过长、颅内出血等
	出生后因素	如感染、中毒、出血、外伤、持续惊厥、呼吸循环功能障碍、胆红素脑病等
	遗传性因素	部分有家族遗传史，或近亲结婚出生的婴儿发病率较高
	其他因素	低出生体重者患病率高

【临床分型与表现】

脑性瘫痪起病于婴幼儿期，严重者出生后数日即被发现肌肉强直、角弓反张。大多在数个月后家人试图扶起时发现异常，主要为运动发育迟缓。该病常伴智力低下、癫痫发作、精神和行为异常、视听及言语障碍等，这些症状随年龄增长有所改善。临床分型与表现有：

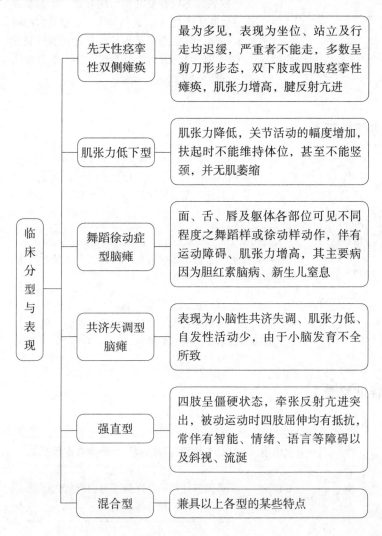

临床分型与表现

- 先天性痉挛性双侧瘫痪：最为多见，表现为坐位、站立及行走均迟缓，严重者不能走，多数呈剪刀形步态，双下肢或四肢痉挛性瘫痪，肌张力增高，腱反射亢进
- 肌张力低下型：肌张力降低，关节活动的幅度增加，扶起时不能维持体位，甚至不能竖颈，并无肌萎缩
- 舞蹈徐动症型脑瘫：面、舌、唇及躯体各部位可见不同程度之舞蹈样或徐动样动作，伴有运动障碍、肌张力增高，其主要病因为胆红素脑病、新生儿窒息
- 共济失调型脑瘫：表现为小脑性共济失调、肌张力低、自发性活动少，由于小脑发育不全所致
- 强直型：四肢呈僵硬状态，牵张反射亢进突出，被动运动时四肢屈伸均有抵抗，常伴有智能、情绪、语言等障碍以及斜视、流涎
- 混合型：兼具以上各型的某些特点

【病史采集】

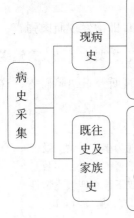

病史采集	现病史	询问患儿发育过程，特别是运动发育有无落后。要注意了解发病的时间及病情的进展情况。引起脑瘫的病变不呈进行性。脑瘫小儿常合并智力低下、癫痫等，但智力正常或不合并癫痫，不能除外脑瘫
	既往史及家族史	脑瘫的患儿都应在婴儿期出现症状（运动发育落后也属症状之一），病情越重，出现异常的时间就越早。要熟悉正常小儿发育过程的里程碑（如3个月会抬头、6个月会坐、7~8个月会爬等）。家族中有无类似病史

【体格检查】

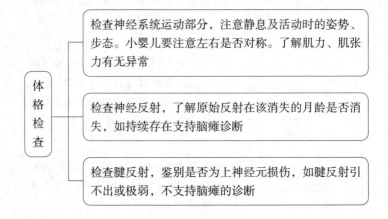

体格检查	检查神经系统运动部分，注意静息及活动时的姿势、步态。小婴儿要注意左右是否对称。了解肌力、肌张力有无异常
	检查神经反射，了解原始反射在该消失的月龄是否消失，如持续存在支持脑瘫诊断
	检查腱反射，鉴别是否为上神经元损伤，如腱反射引不出或极弱，不支持脑瘫的诊断

【辅助检查】

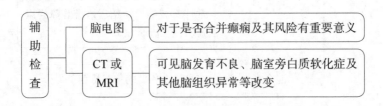

辅助检查	脑电图	对于是否合并癫痫及其风险有重要意义
	CT或MRI	可见脑发育不良、脑室旁白质软化症及其他脑组织异常等改变

【诊断标准】

中国（1988年）小儿脑性瘫痪会议拟定的诊断标准

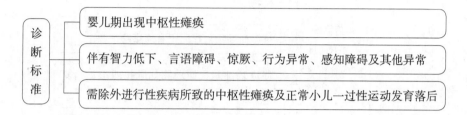

诊断标准
- 婴儿期出现中枢性瘫痪
- 伴有智力低下、言语障碍、惊厥、行为异常、感知障碍及其他异常
- 需除外进行性疾病所致的中枢性瘫痪及正常小儿一过性运动发育落后

有以下情况应高度警惕脑性瘫痪发生的可能。

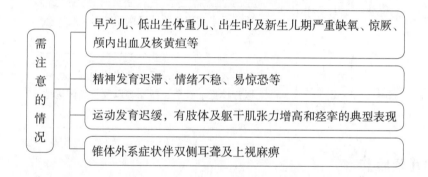

需注意的情况
- 早产儿、低出生体重儿、出生时及新生儿期严重缺氧、惊厥、颅内出血及核黄疸等
- 精神发育迟滞、情绪不稳、易惊恐等
- 运动发育迟缓，有肢体及躯干肌张力增高和痉挛的典型表现
- 锥体外系症状伴双侧耳聋及上视麻痹

【鉴别诊断】

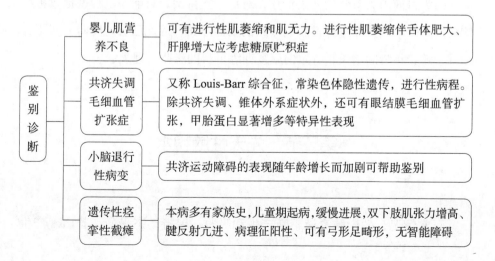

鉴别诊断
- 婴儿肌营养不良：可有进行性肌萎缩和肌无力。进行性肌萎缩伴舌体肥大、肝脾增大应考虑糖原贮积症
- 共济失调毛细血管扩张症：又称 Louis-Barr 综合征，常染色体隐性遗传，进行性病程。除共济失调、锥体外系症状外，还可有眼结膜毛细血管扩张，甲胎蛋白显著增多等特异性表现
- 小脑退行性病变：共济运动障碍的表现随年龄增长而加剧可帮助鉴别
- 遗传性痉挛性截瘫：本病多有家族史，儿童期起病，缓慢进展，双下肢肌张力增高、腱反射亢进、病理征阳性、可有弓形足畸形，无智能障碍

【治疗措施】

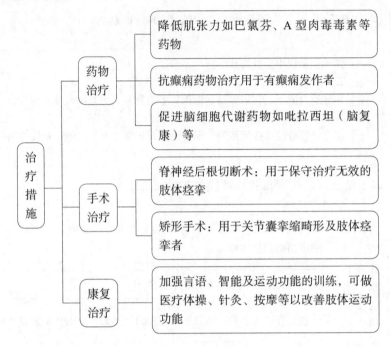

治疗措施
- 药物治疗
  - 降低肌张力如巴氯芬、A型肉毒毒素等药物
  - 抗癫痫药物治疗用于有癫痫发作者
  - 促进脑细胞代谢药物如吡拉西坦（脑复康）等
- 手术治疗
  - 脊神经后根切断术：用于保守治疗无效的肢体痉挛
  - 矫形手术：用于关节囊挛缩畸形及肢体痉挛者
- 康复治疗
  - 加强言语、智能及运动功能的训练，可做医疗体操、针灸、按摩等以改善肢体运动功能

【预后】

因为目前尚无有效的病因治疗，对症、支持治疗只能一定程度地改善肢体功能。但本病是非进行性脑病导致的功能障碍，因此已有的障碍一般不会加重，随着年龄的增长，有效的康复训练可帮助患儿自理生活。

第二节　先天性脑积水

正常情况，颅内脑脊液不断产生和吸收，保持动态平衡；若出现产生过多和（或）吸收回流障碍，则脑室系统和（或）蛛网膜下腔将积聚大量脑脊液而扩大，形成脑积水。先天性脑积水是脑脊液分泌过多、循环受阻或吸收障碍而致脑脊液在脑室系统及蛛网膜下腔积聚过多并不断增长，继发脑室扩大、颅内压增高和脑实质萎缩。在婴幼儿，由于颅缝未闭，头颅因颅内压增高而明显增大。早期对智力没有影响，晚期病例可出现表情呆滞、智力迟钝、视力减退、肢体瘫痪。最后多因营养不良，发生压疮及呼吸道感染等并发症而死亡。也有少数病例，病情会自行缓解或停止发展。

【病因】

先天性脑积水的常见病因是多方面的，常见的有 Chiari 畸形 Ⅱ 型、遗传性导水管狭窄畸形、胎内已形成的后颅窝肿瘤与脉络丛乳头状瘤及产后感染如弓形虫病等。

【临床表现】

1. 症状

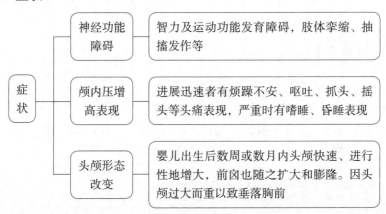

症状	神经功能障碍	智力及运动功能发育障碍，肢体挛缩、抽搐发作等
	颅内压增高表现	进展迅速者有烦躁不安、呕吐、抓头、摇头等头痛表现，严重时有嗜睡、昏睡表现
	头颅形态改变	婴儿出生后数周或数月内头颅快速、进行性地增大，前囟也随之扩大和膨隆。因头颅过大而重以致垂落胸前

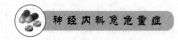

2. 体征

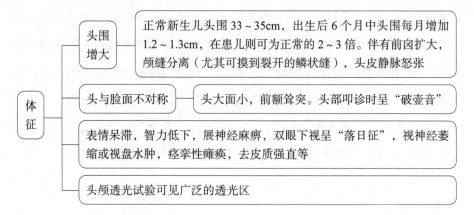

体征 ┬ 头围增大 ── 正常新生儿头围33~35cm，出生后6个月中头围每月增加1.2~1.3cm，在患儿则可为正常的2~3倍。伴有前囟扩大，颅缝分离（尤其可摸到裂开的鳞状缝），头皮静脉怒张

├ 头与脸面不对称 ── 头大面小，前额耸突。头部叩诊时呈"破壶音"

├ 表情呆滞，智力低下，展神经麻痹，双眼下视呈"落日征"，视神经萎缩或视盘水肿，痉挛性瘫痪，去皮质强直等

└ 头颅透光试验可见广泛的透光区

【辅助检查】

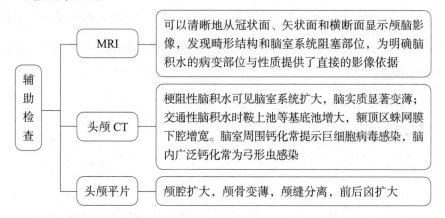

辅助检查 ┬ MRI ── 可以清晰地从冠状面、矢状面和横断面显示颅脑影像，发现畸形结构和脑室系统阻塞部位，为明确脑积水的病变部位与性质提供了直接的影像依据

├ 头颅CT ── 梗阻性脑积水可见脑室系统扩大，脑实质显著变薄；交通性脑积水时鞍上池等基底池增大，额顶区蛛网膜下腔增宽。脑室周围钙化常提示巨细胞病毒感染，脑内广泛钙化常为弓形虫感染

└ 头颅平片 ── 颅腔扩大，颅骨变薄，颅缝分离，前后囟扩大

【诊断要点】

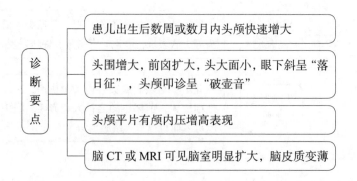

诊断要点 ┬ 患儿出生后数周或数月内头颅快速增大

├ 头围增大，前囟扩大，头大面小，眼下斜呈"落日征"，头颅叩诊呈"破壶音"

├ 头颅平片有颅内压增高表现

└ 脑CT或MRI可见脑室明显扩大，脑皮质变薄

【鉴别诊断】

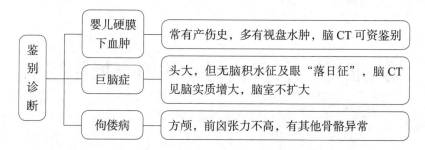

鉴别诊断
- 婴儿硬膜下血肿 —— 常有产伤史，多有视盘水肿，脑 CT 可资鉴别
- 巨脑症 —— 头大，但无脑积水征及眼"落日征"，脑 CT 见脑实质增大，脑室不扩大
- 佝偻病 —— 方颅，前囟张力不高，有其他骨骼异常

【治疗措施】

1. 药物治疗

仅用于症状较轻且稳定者，也可作为手术的辅助治疗。

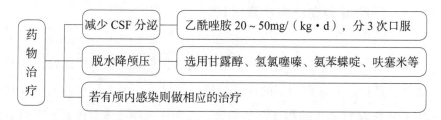

药物治疗
- 减少 CSF 分泌 —— 乙酰唑胺 20 ~ 50mg/（kg·d），分 3 次口服
- 脱水降颅压 —— 选用甘露醇、氢氯噻嗪、氨苯蝶啶、呋塞米等
- 若有颅内感染则做相应的治疗

2. 手术治疗

本病应以手术治疗为主，尤其是进展性的脑积水更应手术治疗。

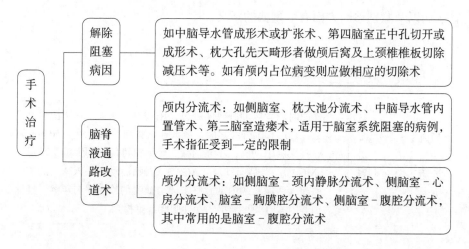

手术治疗
- 解除阻塞病因 —— 如中脑导水管成形术或扩张术、第四脑室正中孔切开或成形术、枕大孔先天畸形者做颅后窝及上颈椎椎板切除减压术等。如有颅内占位病变则应做相应的切除术
- 脑脊液通路改道术
  - 颅内分流术：如侧脑室、枕大池分流术、中脑导水管内置管术、第三脑室造瘘术，适用于脑室系统阻塞的病例，手术指征受到一定的限制
  - 颅外分流术：如侧脑室 - 颈内静脉分流术、侧脑室 - 心房分流术、脑室 - 胸膜腔分流术、侧脑室 - 腹腔分流术，其中常用的是脑室 - 腹腔分流术

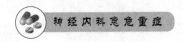

第十四章 神经内科常用检查操作技术

第一节 神经系统超声检查

一、经颅多普勒超声检查（TCD）

TCD 是利用超声反射的频移信号组成的灰阶频谱提供脑血管系统的血流动力学资料，为脑血管病的诊断、科研提供了一个无创伤性的、客观的工具。由于 TCD 能无创伤地穿透颅骨，其操作简便、重复性好，可以对患者进行连续、长期的动态观察，更重要的是它可以提供 MRI、DSA、PET、SPECT 等影像技术所测不到的重要血流动力学资料。因此，它在评价脑血管疾病以及鉴别诊断方面有着重要的意义。

【颅内动脉检测方法】

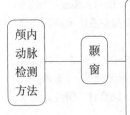

颅内动脉检测方法 —— 颞窗：探测时患者取仰卧或侧卧位，用 2MHz 探头，置于颞弓之上、耳屏和眶外缘之间，成人通常将起始深度调至 50mm，寻找大脑中动脉，小儿酌减。经颞窗可探测到大脑中动脉（MCA），大脑前动脉（ACA），大脑后动脉（PCA）的交通前、后段及颈内动脉终末段。颞窗的检出率与年龄、性别等因素有关，老年、女性肥胖者难检测

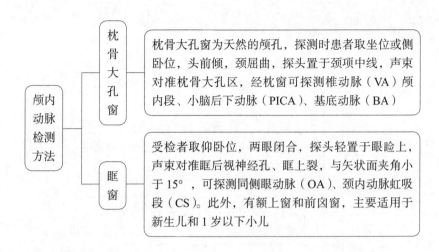

颅内动脉检测方法

枕骨大孔窗：枕骨大孔窗为天然的颅孔，探测时患者取坐位或侧卧位，头前倾，颈屈曲，探头置于颈项中线，声束对准枕骨大孔区，经枕窗可探测椎动脉（VA）颅内段、小脑后下动脉（PICA）、基底动脉（BA）

眶窗：受检者取仰卧位，两眼闭合，探头轻置于眼睑上，声束对准眶后视神经孔、眶上裂，与矢状面夹角小于 15°，可探测同侧眼动脉（OA）、颈内动脉虹吸段（CS）。此外，有额上窗和前囟窗，主要适用于新生儿和 1 岁以下小儿

【颅外动脉检测方法】

颈总动脉搏动处检测颈总动脉，在下颌角处检测颈内动脉起始段和颈外动脉起始段，在锁骨上窝检测锁骨下动脉和椎动脉起始段。

【TCD 检测参数与临床意义】

1. 频谱形态

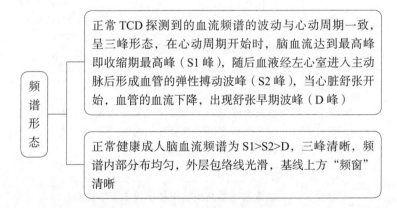

频谱形态

正常 TCD 探测到的血流频谱的波动与心动周期一致，呈三峰形态，在心动周期开始时，脑血流达到最高峰即收缩期最高峰（S1 峰），随后血液经左心室进入主动脉后形成血管的弹性搏动波峰（S2 峰），当心脏舒张开始，血管的血流下降，出现舒张早期波峰（D 峰）

正常健康成人脑血流频谱为 S1>S2>D，三峰清晰，频谱内部分布均匀，外层包络线光滑，基线上方"频窗"清晰

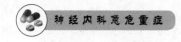

（2）血流方向

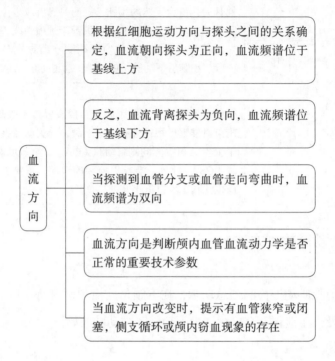

血
流
方
向

根据红细胞运动方向与探头之间的关系确定，血流朝向探头为正向，血流频谱位于基线上方

反之，血流背离探头为负向，血流频谱位于基线下方

当探测到血管分支或血管走向弯曲时，血流频谱为双向

血流方向是判断颅内血管血流动力学是否正常的重要技术参数

当血流方向改变时，提示有血管狭窄或闭塞，侧支循环或颅内窃血现象的存在

3．血流速度

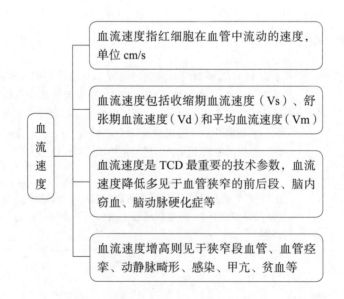

血
流
速
度

血流速度指红细胞在血管中流动的速度，单位 cm/s

血流速度包括收缩期血流速度（Vs）、舒张期血流速度（Vd）和平均血流速度（Vm）

血流速度是 TCD 最重要的技术参数，血流速度降低多见于血管狭窄的前后段、脑内窃血、脑动脉硬化症等

血流速度增高则见于狭窄段血管、血管痉挛、动静脉畸形、感染、甲亢、贫血等

4. 搏动指数和阻力指数

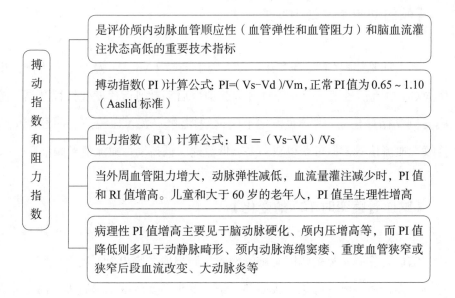

搏动指数和阻力指数

- 是评价颅内动脉血管顺应性（血管弹性和血管阻力）和脑血流灌注状态高低的重要技术指标

- 搏动指数(PI)计算公式: PI=(Vs-Vd)/Vm, 正常PI值为0.65 ~ 1.10（Aaslid 标准）

- 阻力指数（RI）计算公式：RI =（ Vs-Vd ）/Vs

- 当外周血管阻力增大，动脉弹性减低，血流量灌注减少时，PI 值和 RI 值增高。儿童和大于 60 岁的老年人，PI 值呈生理性增高

- 病理性 PI 值增高主要见于脑动脉硬化、颅内压增高等，而 PI 值降低则多见于动静脉畸形、颈内动脉海绵窦瘘、重度血管狭窄或狭窄后段血流改变、大动脉炎等

5. 声频信号

正常血液在血管内以层流形式流动，其声频信号呈平滑柔和的声音，当血管狭窄时、动静脉畸形或动静脉瘘时，将导致血流紊乱，产生粗糙的血管杂音。

【颅内动脉狭窄的 TCD 变化】

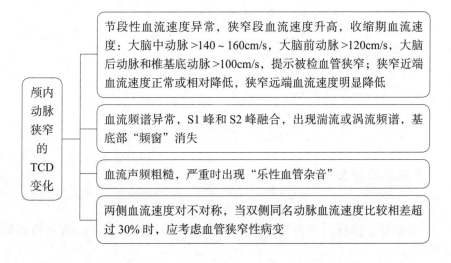

颅内动脉狭窄的 TCD 变化

- 节段性血流速度异常，狭窄段血流速度升高，收缩期血流速度：大脑中动脉 >140 ~ 160cm/s，大脑前动脉 >120cm/s，大脑后动脉和椎基底动脉 >100cm/s，提示被检血管狭窄；狭窄近端血流速度正常或相对降低，狭窄远端血流速度明显降低

- 血流频谱异常，S1 峰和 S2 峰融合，出现湍流或涡流频谱，基底部"频窗"消失

- 血流声频粗糙，严重时出现"乐性血管杂音"

- 两侧血流速度对不对称，当双侧同名动脉血流速度比较相差超过 30% 时，应考虑血管狭窄性病变

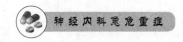

【颅内动脉闭塞的 TCD 变化】

颅内动脉闭塞的 TCD 变化：以大脑中动脉（MCA）慢性闭塞为例，患侧 MCA 血流信号消失，相邻动脉大脑前、后动脉血流速度代偿性升高，脑膜支侧支循环建立，沿 MCA 主干向远端探测，MCA 血流速度明显减低无连续性血流信号，但可获得双向多支低流速、低搏动性血流信号频谱。

【脑血管痉挛时 TCD 的变化】

脑血管痉挛常见的病因有脑蛛网膜下腔出血、脑出血、高血压脑病、重症颅脑损伤后、颅内感染、头面部感染、偏头痛及颅脑手术后等。由于血管管腔截面积与血流速度成反比，故用 TCD 技术测量血流速度，可间接测定血管痉挛的范围及其程度，TCD 表现为：

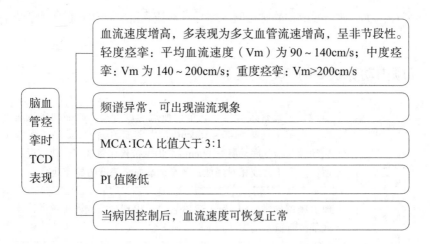

脑血管痉挛时 TCD 表现

- 血流速度增高，多表现为多支血管流速增高，呈非节段性。轻度痉挛：平均血流速度（Vm）为 90～140cm/s；中度痉挛：Vm 为 140～200cm/s；重度痉挛：Vm>200cm/s
- 频谱异常，可出现湍流现象
- MCA:ICA 比值大于 3:1
- PI 值降低
- 当病因控制后，血流速度可恢复正常

【脑动静脉畸形的 TCD 变化】

由于动-静脉直接短路，供血动脉管腔内压力降低，血流阻力降低，

TCD 的变化为：

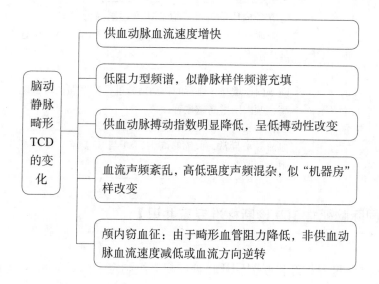

【偏头痛的 TCD 表现】

偏头痛为周期性发作性神经，血管功能障碍，以反复发作的偏侧或双侧头痛为特征，间歇期正常。TCD 表现为：

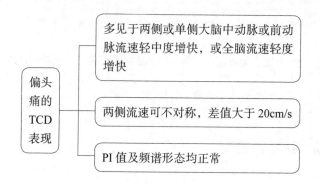

【颅内压升高的 TCD 表现】

持续颅内压高，导致脑血流动力学变化的 TCD 表现为：

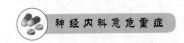

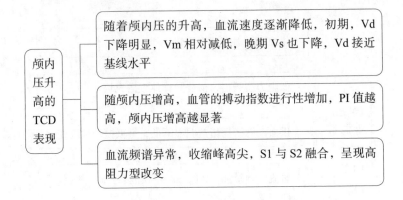

颅内压升高的TCD表现	随着颅内压的升高，血流速度逐渐降低，初期，Vd下降明显，Vm相对减低，晚期 Vs 也下降，Vd 接近基线水平
	随颅内压增高，血管的搏动指数进行性增加，PI 值越高，颅内压增高越显著
	血流频谱异常，收缩峰高尖，S1 与 S2 融合，呈现高阻力型改变

【国际脑死亡 TCD 诊断标准专家共识】

1998 年世界神经科联盟脑死亡神经超声组制定了国际脑死亡 TCD 诊断标准专家共识。

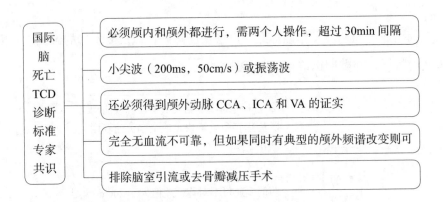

国际脑死亡TCD诊断标准专家共识	必须颅内和颅外都进行，需两个人操作，超过 30min 间隔
	小尖波（200ms，50cm/s）或振荡波
	还必须得到颅外动脉 CCA、ICA 和 VA 的证实
	完全无血流不可靠，但如果同时有典型的颅外频谱改变则可
	排除脑室引流或去骨瓣减压手术

二、颈动脉超声检查

颈动脉超声检查是广泛应用于临床的一项无创性检测手段，可客观检测和评价颈部动脉的结构、功能状态或血流动力学的改变。对头颈部血管病变，特别是缺血性脑血管疾病的诊断具有重要的意义。

【二维图像的检测指标】

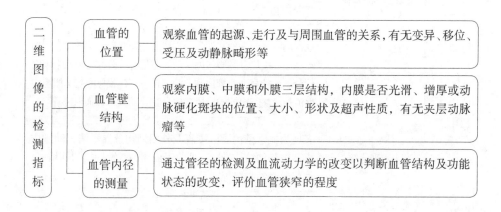

二维图像的检测指标

血管的位置	观察血管的起源、走行及与周围血管的关系,有无变异、移位、受压及动静脉畸形等
血管壁结构	观察内膜、中膜和外膜三层结构,内膜是否光滑、增厚或动脉硬化斑块的位置、大小、形状及超声性质,有无夹层动脉瘤等
血管内径的测量	通过管径的检测及血流动力学的改变以判断血管结构及功能状态的改变,评价血管狭窄的程度

【彩色多普勒血流显像检测指标】

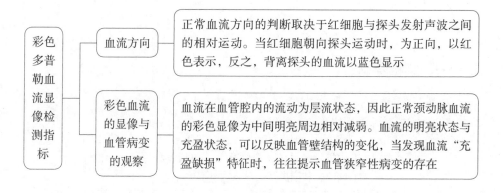

彩色多普勒血流显像检测指标

| 血流方向 | 正常血流方向的判断取决于红细胞与探头发射声波之间的相对运动。当红细胞朝向探头运动时,为正向,以红色表示,反之,背离探头的血流以蓝色显示 |
| 彩色血流的显像与血管病变的观察 | 血流在血管腔内的流动为层流状态,因此正常颈动脉血流的彩色显像为中间明亮周边相对减弱。血流的明亮状态与充盈状态,可以反映血管壁结构的变化,当发现血流"充盈缺损"特征时,往往提示血管狭窄性病变的存在 |

【颈动脉超声检查的临床应用】

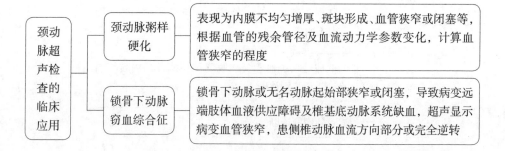

颈动脉超声检查的临床应用

| 颈动脉粥样硬化 | 表现为内膜不均匀增厚、斑块形成、血管狭窄或闭塞等,根据血管的残余管径及血流动力学参数变化,计算血管狭窄的程度 |
| 锁骨下动脉窃血综合征 | 锁骨下动脉或无名动脉起始部狭窄或闭塞,导致病变远端肢体血液供应障碍及椎基底动脉系统缺血,超声显示病变血管狭窄,患侧椎动脉血流方向部分或完全逆转 |

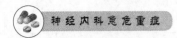

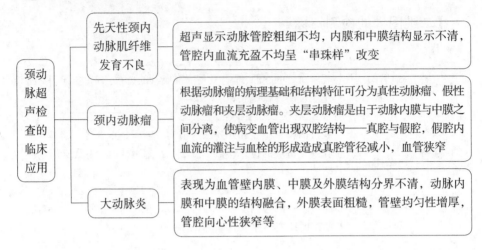

颈动脉超声检查的临床应用	先天性颈内动脉肌纤维发育不良	超声显示动脉管腔粗细不均，内膜和中膜结构显示不清，管腔内血流充盈不均呈"串珠样"改变
	颈内动脉瘤	根据动脉瘤的病理基础和结构特征可分为真性动脉瘤、假性动脉瘤和夹层动脉瘤。夹层动脉瘤是由于动脉内膜与中膜之间分离，使病变血管出现双腔结构——真腔与假腔，假腔内血流的灌注与血栓的形成造成真腔管径减小，血管狭窄
	大动脉炎	表现为血管壁内膜、中膜及外膜结构分界不清，动脉内膜和中膜的结构融合，外膜表面粗糙，管壁均匀性增厚，管腔向心性狭窄等

第二节　腰椎穿刺和脑脊液检查

一、腰椎穿刺

【适应证】

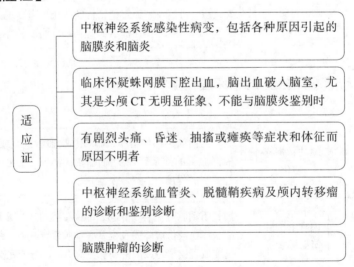

适应证	中枢神经系统感染性病变，包括各种原因引起的脑膜炎和脑炎
	临床怀疑蛛网膜下腔出血，脑出血破入脑室，尤其是头颅 CT 无明显征象、不能与脑膜炎鉴别时
	有剧烈头痛、昏迷、抽搐或瘫痪等症状和体征而原因不明者
	中枢神经系统血管炎、脱髓鞘疾病及颅内转移瘤的诊断和鉴别诊断
	脑膜肿瘤的诊断

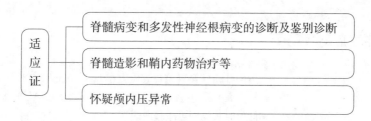

适应证
- 脊髓病变和多发性神经根病变的诊断及鉴别诊断
- 脊髓造影和鞘内药物治疗等
- 怀疑颅内压异常

【禁忌证】

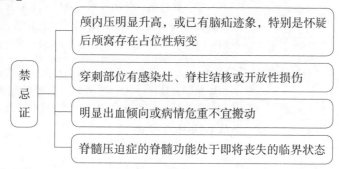

禁忌证
- 颅内压明显升高，或已有脑疝迹象，特别是怀疑后颅窝存在占位性病变
- 穿刺部位有感染灶、脊柱结核或开放性损伤
- 明显出血倾向或病情危重不宜搬动
- 脊髓压迫症的脊髓功能处于即将丧失的临界状态

【腰椎穿刺的操作】

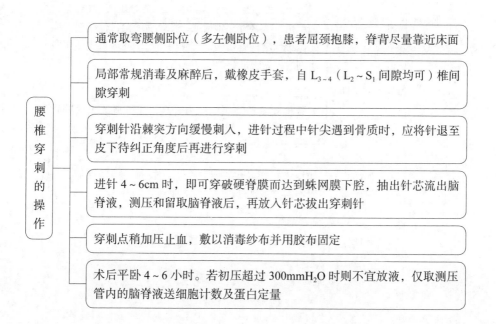

腰椎穿刺的操作
- 通常取弯腰侧卧位（多左侧卧位），患者屈颈抱膝，脊背尽量靠近床面
- 局部常规消毒及麻醉后，戴橡皮手套，自 $L_{3~4}$（$L_2 ~ S_1$ 间隙均可）椎间隙穿刺
- 穿刺针沿棘突方向缓慢刺入，进针过程中针尖遇到骨质时，应将针退至皮下待纠正角度后再进行穿刺
- 进针 4 ~ 6cm 时，即可穿破硬脊膜而达到蛛网膜下腔，抽出针芯流出脑脊液，测压和留取脑脊液后，再放入针芯拔出穿刺针
- 穿刺点稍加压止血，敷以消毒纱布并用胶布固定
- 术后平卧 4 ~ 6 小时。若初压超过 300mmH₂O 时则不宜放液，仅取测压管内的脑脊液送细胞计数及蛋白定量

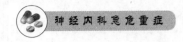

【并发症与预防】

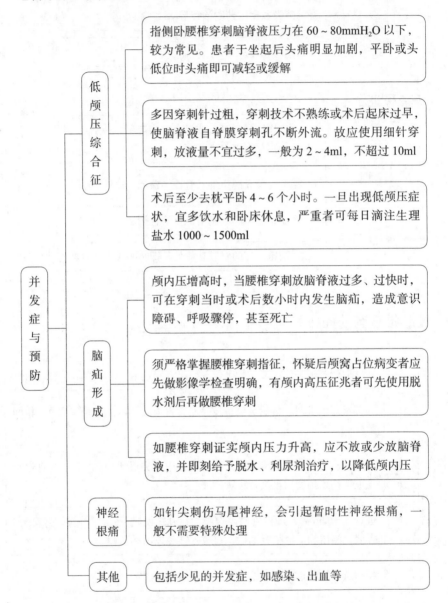

并发症与预防

低颅压综合征
- 指侧卧腰椎穿刺脑脊液压力在 60～80mmH₂O 以下，较为常见。患者于坐起后头痛明显加剧，平卧或头低位时头痛即可减轻或缓解
- 多因穿刺针过粗，穿刺技术不熟练或术后起床过早，使脑脊液自脊膜穿刺孔不断外流。故应使用细针穿刺，放液量不宜过多，一般为 2～4ml，不超过 10ml
- 术后至少去枕平卧 4～6 个小时。一旦出现低颅压症状，宜多饮水和卧床休息，严重者可每日滴注生理盐水 1000～1500ml

脑疝形成
- 颅内压增高时，当腰椎穿刺放脑脊液过多、过快时，可在穿刺当时或术后数小时内发生脑疝，造成意识障碍、呼吸骤停，甚至死亡
- 须严格掌握腰椎穿刺指征，怀疑后颅窝占位病变者应先做影像学检查明确，有颅内高压征兆者可先使用脱水剂后再做腰椎穿刺
- 如腰椎穿刺证实颅内压力升高，应不放或少放脑脊液，并即刻给予脱水、利尿剂治疗，以降低颅内压

神经根痛
- 如针尖刺伤马尾神经，会引起暂时性神经根痛，一般不需要特殊处理

其他
- 包括少见的并发症，如感染、出血等

二、脑脊液检查

【常规压力测定】

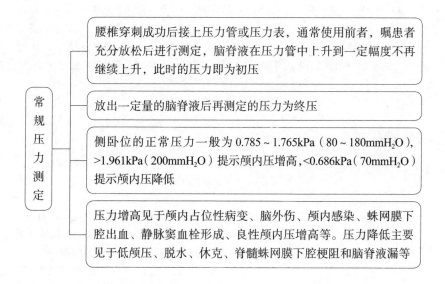

常
规
压
力
测
定

- 腰椎穿刺成功后接上压力管或压力表，通常使用前者，嘱患者充分放松后进行测定，脑脊液在压力管中上升到一定幅度不再继续上升，此时的压力即为初压

- 放出一定量的脑脊液后再测定的压力为终压

- 侧卧位的正常压力一般为 0.785 ~ 1.765kPa（80 ~ 180mmH$_2$O），>1.961kPa（200mmH$_2$O）提示颅内压增高，<0.686kPa（70mmH$_2$O）提示颅内压降低

- 压力增高见于颅内占位性病变、脑外伤、颅内感染、蛛网膜下腔出血、静脉窦血栓形成、良性颅内压增高等。压力降低主要见于低颅压、脱水、休克、脊髓蛛网膜下腔梗阻和脑脊液漏等

【特殊压力动力学检查】

脊髓病变疑有椎管阻塞可选用压力动力学检查，包括压颈试验和压腹试验。

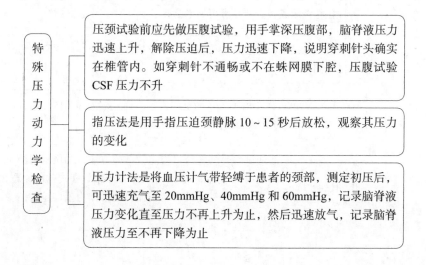

特
殊
压
力
动
力
学
检
查

- 压颈试验前应先做压腹试验，用手掌深压腹部，脑脊液压力迅速上升，解除压迫后，压力迅速下降，说明穿刺针头确实在椎管内。如穿刺针不通畅或不在蛛网膜下腔，压腹试验 CSF 压力不升

- 指压法是用手指压迫颈静脉 10 ~ 15 秒后放松，观察其压力的变化

- 压力计法是将血压计气带轻缚于患者的颈部，测定初压后，可迅速充气至 20mmHg、40mmHg 和 60mmHg，记录脑脊液压力变化直至压力不再上升为止，然后迅速放气，记录脑脊液压力至不再下降为止

特殊压力动力学检查
- 正常情况下压颈后脑脊液压力迅速上升至 0.981~1.961kPa（100~200mmH₂O）或以上，解除压颈后，压力迅速下降至初压水平
- 如在穿刺部位以上有椎管梗阻，压颈时脑脊液压力不上升（完全梗阻），或上升、下降缓慢（部分梗阻），称为压颈试验阳性
- 如压迫一侧颈静脉，脑脊液压力不上升，但压迫对侧上升正常，常指示梗阻侧的横窦闭塞。如有颅内压升高或怀疑后颅窝肿瘤，禁行压颈试验，以免发生脑疝

【常规检查】

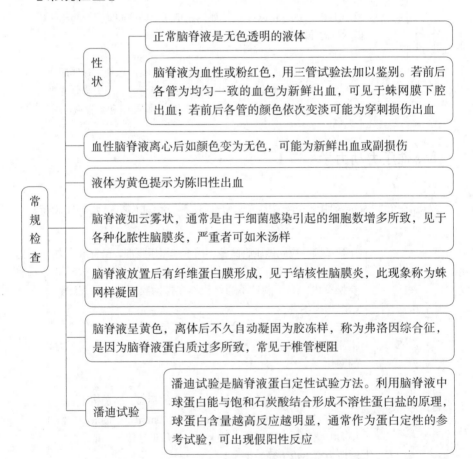

常规检查
- 性状
  - 正常脑脊液是无色透明的液体
  - 脑脊液为血性或粉红色，用三管试验法加以鉴别。若前后各管为均匀一致的血色为新鲜出血，可见于蛛网膜下腔出血；若前后各管的颜色依次变淡可能为穿刺损伤出血
- 血性脑脊液离心后如颜色变为无色，可能为新鲜出血或副损伤
- 液体为黄色提示为陈旧性出血
- 脑脊液如云雾状，通常是由于细菌感染引起的细胞数增多所致，见于各种化脓性脑膜炎，严重者可如米汤样
- 脑脊液放置后有纤维蛋白膜形成，见于结核性脑膜炎，此现象称为蛛网样凝固
- 脑脊液呈黄色，离体后不久自动凝固为胶冻样，称为弗洛因综合征，是因为脑脊液蛋白质过多所致，常见于椎管梗阻
- 潘迪试验
  - 潘迪试验是脑脊液蛋白定性试验方法。利用脑脊液中球蛋白能与饱和石炭酸结合形成不溶性蛋白盐的原理，球蛋白含量越高反应越明显，通常作为蛋白定性的参考试验，可出现假阳性反应

【生化检查】

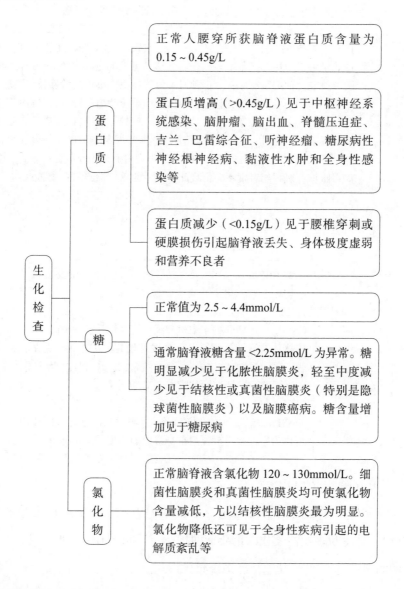

生化检查

蛋白质
- 正常人腰穿所获脑脊液蛋白质含量为 0.15 ~ 0.45g/L
- 蛋白质增高（>0.45g/L）见于中枢神经系统感染、脑肿瘤、脑出血、脊髓压迫症、吉兰 - 巴雷综合征、听神经瘤、糖尿病性神经根神经病、黏液性水肿和全身性感染等
- 蛋白质减少（<0.15g/L）见于腰椎穿刺或硬膜损伤引起脑脊液丢失、身体极度虚弱和营养不良者

糖
- 正常值为 2.5 ~ 4.4mmol/L
- 通常脑脊液糖含量 <2.25mmol/L 为异常。糖明显减少见于化脓性脑膜炎，轻至中度减少见于结核性或真菌性脑膜炎（特别是隐球菌性脑膜炎）以及脑膜癌病。糖含量增加见于糖尿病

氯化物
- 正常脑脊液含氯化物 120 ~ 130mmol/L。细菌性脑膜炎和真菌性脑膜炎均可使氯化物含量减低，尤以结核性脑膜炎最为明显。氯化物降低还可见于全身性疾病引起的电解质紊乱等

【特殊检查】

1. 细胞学检查

细胞学检查

通常采用玻片离心法收集脑脊液细胞，经瑞－吉常规染色后可在光学油镜下进行逐个细胞的辨认和分类，还可根据需要进行有关的特殊染色，为多种中枢神经系统疾病的病理、病因诊断提供客观依据

正常脑脊液白细胞计数为（0~5）× 10^6/L，多为单核细胞。CSF 化脓性感染可见中性粒细胞增多；病毒性感染可见淋巴细胞增多；结核性脑膜炎呈混合性细胞反应；中枢神经系统寄生虫感染以嗜酸性粒细胞增多为主。CSF 中发现肿瘤细胞对于中枢神经系统肿瘤和转移瘤有确诊价值

蛛网膜下腔出血时，如在吞噬细胞胞质内同时见到被吞噬的新鲜红细胞、褪色的红细胞、含铁血黄素和胆红素，则为出血未止或复发出血的征象。如系腰椎穿刺损伤者则不会出现此类激活的单核细胞和吞噬细胞

2. 免疫球蛋白（Ig）

免疫球蛋白（Ig）

正常 CSF-Ig 含量低，IgG 平均含量为 10~40mg/L，IgA 平均为 1~6mg/L，IgM 含量极微

CSF-Ig 含量增高见于中枢神经系统炎性反应（细菌、病毒、螺旋体及真菌等感染）、多发性硬化、中枢神经系统血管炎等。结核性脑膜炎和化脓性脑膜炎 IgG 和 IgA 均上升，前者更明显，结核性脑膜炎 IgM 也升高

CSF-IgG 指数及中枢神经系统 24 小时 IgG 合成率的测定，可作为中枢神经系统内自身合成的免疫球蛋白标志

3. 寡克隆区带（OB）

CSF OB 测定也是检测鞘内 Ig 合成的重要方法。一般临床上检测的是 IgG OB，是诊断多发性硬化的重要辅助指标。但 OB 阳性并非多发性硬化的特异性改变，也可见于其他神经系统感染疾病。

4. 病原学检查

腰椎穿刺脑脊液检查是诊断中枢神经系统感染最为重要的检查手段，病原学检查可以确定中枢神经系统感染的类型。

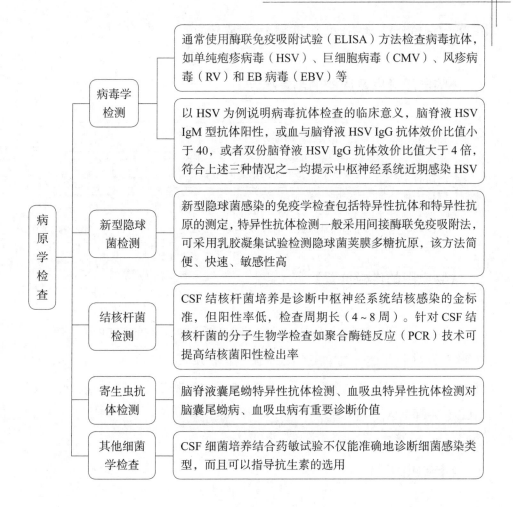

- 病原学检查
  - 病毒学检测
    - 通常使用酶联免疫吸附试验（ELISA）方法检查病毒抗体，如单纯疱疹病毒（HSV）、巨细胞病毒（CMV）、风疹病毒（RV）和 EB 病毒（EBV）等
    - 以 HSV 为例说明病毒抗体检查的临床意义，脑脊液 HSV IgM 型抗体阳性，或血与脑脊液 HSV IgG 抗体效价比值小于 40，或者双份脑脊液 HSV IgG 抗体效价比值大于 4 倍，符合上述三种情况之一均提示中枢神经系统近期感染 HSV
  - 新型隐球菌检测
    - 新型隐球菌感染的免疫学检查包括特异性抗体和特异性抗原的测定，特异性抗体检测一般采用间接酶联免疫吸附法，可采用乳胶凝集试验检测隐球菌荚膜多糖抗原，该方法简便、快速、敏感性高
  - 结核杆菌检测
    - CSF 结核杆菌培养是诊断中枢神经系统结核感染的金标准，但阳性率低，检查周期长（4～8 周）。针对 CSF 结核杆菌的分子生物学检查如聚合酶链反应（PCR）技术可提高结核菌阳性检出率
  - 寄生虫抗体检测
    - 脑脊液囊尾蚴特异性抗体检测、血吸虫特异性抗体检测对脑囊尾蚴病、血吸虫病有重要诊断价值
  - 其他细菌学检查
    - CSF 细菌培养结合药敏试验不仅能准确地诊断细菌感染类型，而且可以指导抗生素的选用

第三节　神经系统电生理检查

一、脑电图

脑电图（EEG）是脑组织生物电活动通过脑电图仪放大（约放大 100 万倍）记录下来的曲线，由不同的脑波活动组成。脑波与其他任何波如光波、

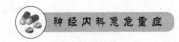

电波一样有频率、波幅、位相和波形 4 个基本成分。

【脑电图频率及周期的测量标准】

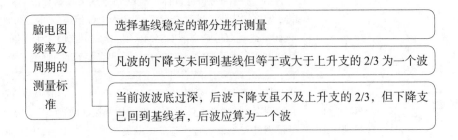

脑电图频率及周期的测量标准 —— 选择基线稳定的部分进行测量

凡波的下降支未回到基线但等于或大于上升支的 2/3 为一个波

当前波波底过深，后波下降支虽不及上升支的 2/3，但下降支已回到基线者，后波应算为一个波

【脑电图的电极位置】

脑电图常用的电极位置有 19 个，即左前额 FP_1、右前额 FP_2、左额 F_3、右额 F_4、左中央 C_3、右中央 C_4、左顶 P_3、右顶 P_4、左枕 O_1、右枕 O_2、左前颞 F_7、右前颞 F_8、左中颞 T_3、右中颞 T_4、左后颞 T_5、右后颞 T_6、头顶正中 C_z、左耳垂 A_1、右耳垂 A_2。

【特殊电极】

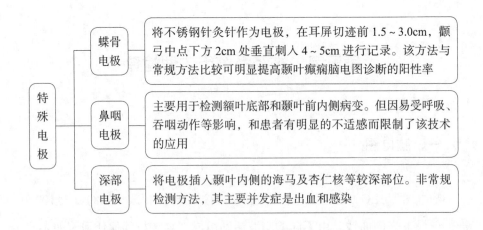

特殊电极

蝶骨电极：将不锈钢针灸针作为电极，在耳屏切迹前 1.5～3.0cm，颧弓中点下方 2cm 处垂直刺入 4～5cm 进行记录。该方法与常规方法比较可明显提高颞叶癫痫脑电图诊断的阳性率

鼻咽电极：主要用于检测额叶底部和颞叶前内侧病变。但因易受呼吸、吞咽动作等影响，和患者有明显的不适感而限制了该技术的应用

深部电极：将电极插入颞叶内侧的海马及杏仁核等较深部位。非常规检测方法，其主要并发症是出血和感染

【脑电图的描记程序】

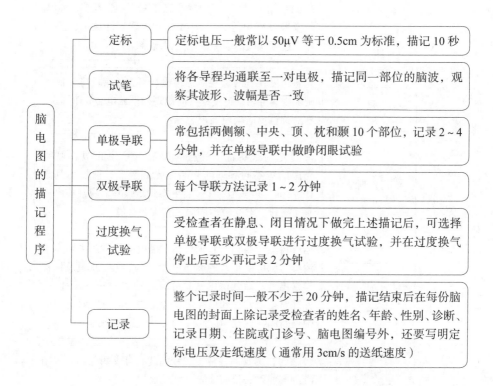

脑电图的描记程序

定标	定标电压一般常以 50μV 等于 0.5cm 为标准，描记 10 秒
试笔	将各导程均通联至一对电极，描记同一部位的脑波，观察其波形、波幅是否一致
单极导联	常包括两侧额、中央、顶、枕和颞 10 个部位，记录 2~4 分钟，并在单极导联中做睁闭眼试验
双极导联	每个导联方法记录 1~2 分钟
过度换气试验	受检查者在静息、闭目情况下做完上述描记后，可选择单极导联或双极导联进行过度换气试验，并在过度换气停止后至少再记录 2 分钟
记录	整个记录时间一般不少于 20 分钟，描记结束后在每份脑电图的封面上除记录受检查者的姓名、年龄、性别、诊断、记录日期、住院或门诊号、脑电图编号外，还要写明定标电压及走纸速度（通常用 3cm/s 的送纸速度）

【诱发试验方法】

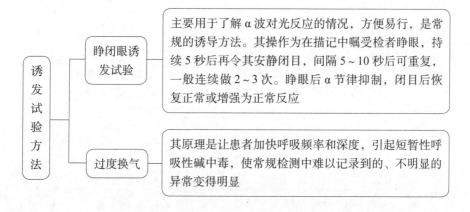

诱发试验方法

睁闭眼诱发试验	主要用于了解 α 波对光反应的情况，方便易行，是常规的诱导方法。其操作为在描记中嘱受检者睁眼，持续 5 秒后再令其安静闭目，间隔 5~10 秒后可重复，一般连续做 2~3 次。睁眼后 α 节律抑制，闭目后恢复正常或增强为正常反应
过度换气	其原理是让患者加快呼吸频率和深度，引起短暂性呼吸性碱中毒，使常规检测中难以记录到的、不明显的异常变得明显

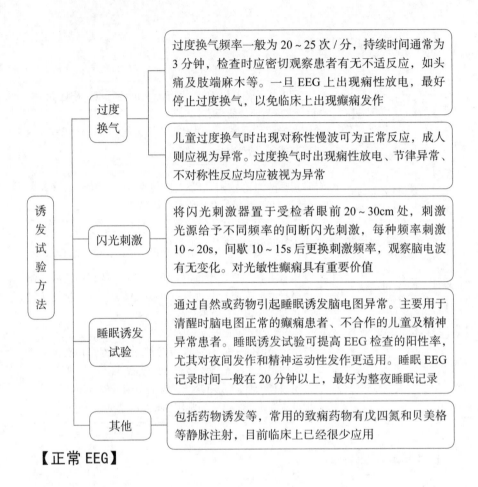

诱发试验方法

过度换气

过度换气频率一般为 20~25 次 / 分，持续时间通常为 3 分钟，检查时应密切观察患者有无不适反应，如头痛及肢端麻木等。一旦 EEG 上出现痫性放电，最好停止过度换气，以免临床上出现癫痫发作

儿童过度换气时出现对称性慢波可为正常反应，成人则应视为异常。过度换气时出现痫性放电、节律异常、不对称性反应均应被视为异常

闪光刺激

将闪光刺激器置于受检者眼前 20~30cm 处，刺激光源给予不同频率的间断闪光刺激，每种频率刺激 10~20s，间歇 10~15s 后更换刺激频率，观察脑电波有无变化。对光敏性癫痫具有重要价值

睡眠诱发试验

通过自然或药物引起睡眠诱发脑电图异常。主要用于清醒时脑电图正常的癫痫患者、不合作的儿童及精神异常患者。睡眠诱发试验可提高 EEG 检查的阳性率，尤其对夜间发作和精神运动性发作更适用。睡眠 EEG 记录时间一般在 20 分钟以上，最好为整夜睡眠记录

其他

包括药物诱发等，常用的致痫药物有戊四氮和贝美格等静脉注射，目前临床上已经很少应用

【正常 EEG】

1. 正常成人 EEG

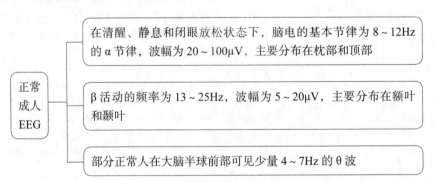

正常成人 EEG

在清醒、静息和闭眼放松状态下，脑电的基本节律为 8~12Hz 的 α 节律，波幅为 20~100μV，主要分布在枕部和顶部

β 活动的频率为 13~25Hz，波幅为 5~20μV，主要分布在额叶和颞叶

部分正常人在大脑半球前部可见少量 4~7Hz 的 θ 波

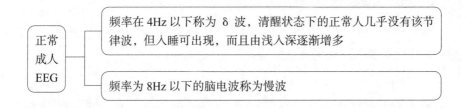

正常成人 EEG
- 频率在 4Hz 以下称为 δ 波，清醒状态下的正常人几乎没有该节律波，但入睡可出现，而且由浅入深逐渐增多
- 频率为 8Hz 以下的脑电波称为慢波

2. 儿童 EEG

与成人不同的是以慢波为主，随着年龄的增加，慢波逐渐减少，而 α 波逐渐增多，14~18 岁接近于成人脑电波。

3. 睡眠 EEG

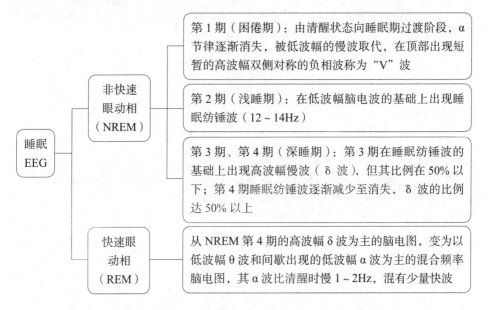

睡眠 EEG
- 非快速眼动相（NREM）
  - 第 1 期（困倦期）：由清醒状态向睡眠期过渡阶段，α 节律逐渐消失，被低波幅的慢波取代，在顶部出现短暂的高波幅双侧对称的负相波称为 "V" 波
  - 第 2 期（浅睡期）：在低波幅脑电波的基础上出现睡眠纺锤波（12~14Hz）
  - 第 3 期、第 4 期（深睡期）：第 3 期在睡眠纺锤波的基础上出现高波幅慢波（δ 波），但其比例在 50% 以下；第 4 期睡眠纺锤波逐渐减少至消失，δ 波的比例达 50% 以上
- 快速眼动相（REM）
  - 从 NREM 第 4 期的高波幅 δ 波为主的脑电图，变为以低波幅 θ 波和间歇出现的低波幅 α 波为主的混合频率脑电图，其 α 波比清醒时慢 1~2Hz，混有少量快波

【常见的异常 EEG】

1. 弥漫性慢波

背景活动为弥漫性漫波，是常见的异常表现，无特异性。见于各种原因所致的弥漫性脑损害、缺氧性脑病、脑膜炎、中枢神经系统变性病、脱髓鞘性脑病等。

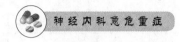

2. 局灶性慢波

是局部脑实质功能障碍所致。见于局灶性癫痫、单纯疱疹脑炎、脑脓肿、局灶性硬膜下或硬膜外血肿等。

3. 三相波

通常为中至高波幅、频率为 1.3～2.6Hz 的负－正－负或正－负－正波。主要见于 Creutzfeldt-Jakob 病（CJD）、肝性脑病和其他原因所致的中毒代谢性脑病。

4. 癫痫样放电

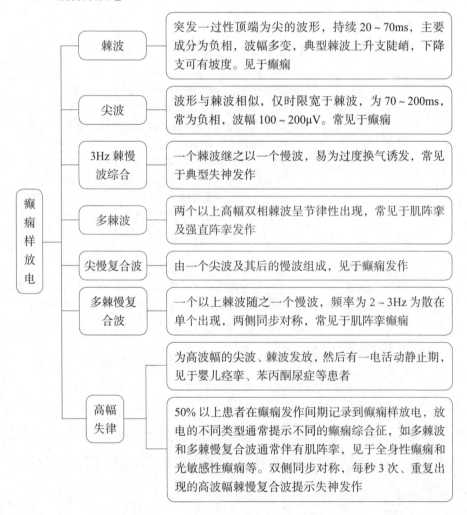

【EEG 的临床应用】

EEG 检查主要用于癫痫的诊断、分类和病灶定位；对区别脑部器质性或功能性病变和弥漫性或局限性损害以及脑炎、中毒性和代谢性等各种原因引起脑病等的诊断均有辅助诊断价值。

二、脑磁图

脑
磁
图

> 脑磁图（MEG）是对脑组织自发的神经磁场记录。用声音、光和电刺激后探测和描记的脑组织神经磁场称为诱发脑磁场

> 该技术始于 20 世纪 70 年代，随着计算机技术和影像学信息处理技术的进展，特别是超导量子干涉装置（SQUID）的应用，脑磁图仪的设计和性能方面发生了根本的改变，20 世纪 90 年代开始用于临床研究，但因价格昂贵等原因尚未作为常规辅助检查手段应用于临床

> MEG 的工作原理是使用 SQUID 多通道传感探测系统，探测神经元兴奋性突触后电位产生的电流形成的生物电磁场

> 与 EEG 比较，MEG 有良好的空间分辨能力，可检测出直径小于 3.0mm 的癫痫灶，定位误差小，灵敏度高，而且可与 MRI 和 CT 等解剖学影像信息结合进行脑功能区定位和癫痫放电的病灶定位，有助于难治性癫痫的外科治疗

三、诱发电位

诱发电位（EP）是神经系统在感受外来或内在刺激时产生的生物电活动。绝大多数诱发电位的波幅很小，仅 $0.1 \sim 20\mu V$，湮没在自发脑电活动（波幅 $25 \sim 80\mu V$）或各种伪迹（统称噪声）之中，必须采用平均技术与叠加技术，即给予重复多次同样刺激，使与刺激有固定时间关系（锁时）的诱发电活动逐渐增大而显露。目前能对躯体感觉、视觉和听觉等感觉通路以及运

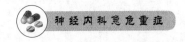

动通路、认知功能进行检测。

【躯体感觉诱发电位】

躯体感觉诱发电位（SEP）是指刺激肢体末端粗大感觉纤维，在躯体感觉上行通路不同部位记录的电位，主要反映周围神经、脊髓后束和有关神经核、脑干、丘脑、丘脑放射及皮质感觉区的功能。SEP 可测定感觉输入神经的全长，除可测定中枢段传导时间外，对周围神经尤其是近段的传导也是有价值的。

1. SEP 的检测方法

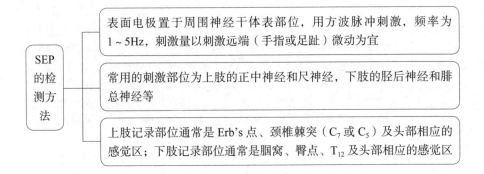

2. SEP 异常的判断标准和影响因素

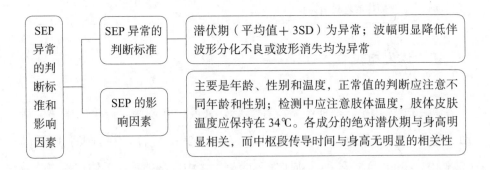

3. SEP 的临床应用

SEP 临床上用于检测周围神经、神经根、脊髓、脑干、丘脑及大脑的功能状态。主要临床应用于吉兰-巴雷综合征（GBS）、颈椎病、后侧索硬化综合征、多发性硬化（MS）及脑血管病等感觉通路受累的诊断和客观评价。还可用于脑死亡的判断和脊髓手术的监护等。

【视觉诱发电位】

视觉诱发电位（VEP）是经头皮记录的枕叶皮质对视觉刺激产生的电活动。

1. 检测方法

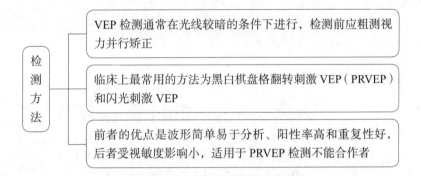

检测方法

- VEP检测通常在光线较暗的条件下进行，检测前应粗测视力并行矫正
- 临床上最常用的方法为黑白棋盘格翻转刺激VEP（PRVEP）和闪光刺激VEP
- 前者的优点是波形简单易于分析、阳性率高和重复性好，后者受视敏度影响小，适用于PRVEP检测不能合作者

2. VEP异常的判断标准和影响因素

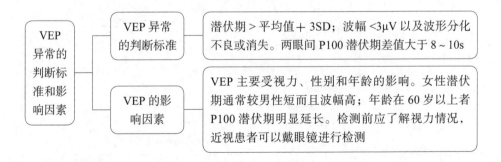

VEP异常的判断标准和影响因素

- VEP异常的判断标准：潜伏期＞平均值＋3SD；波幅<3μV以及波形分化不良或消失。两眼间P100潜伏期差值大于8～10s
- VEP的影响因素：VEP主要受视力、性别和年龄的影响。女性潜伏期通常较男性短而且波幅高；年龄在60岁以上者P100潜伏期明显延长。检测前应了解视力情况，近视患者可以戴眼镜进行检测

3. 临床应用

对视通路病变，特别对多发性硬化（MS）患者可提供早期视神经损害的客观依据。

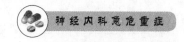

【脑干听觉诱发电位】

脑干听觉诱发电位（BAEP）指耳机传出的短声刺激听神经，经头皮记录的电位。BEAP 不受受试者意识状态的影响。

1. BAEP 的检测方法

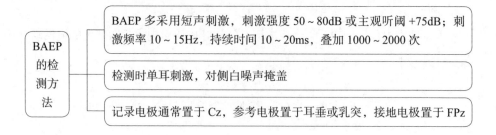

BAEP 的检测方法：

- BAEP 多采用短声刺激，刺激强度 50 ~ 80dB 或主观听阈 +75dB；刺激频率 10 ~ 15Hz，持续时间 10 ~ 20ms，叠加 1000 ~ 2000 次
- 检测时单耳刺激，对侧白噪声掩盖
- 记录电极通常置于 Cz，参考电极置于耳垂或乳突，接地电极置于 FPz

2. 组成波

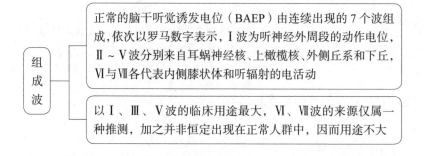

组成波：

- 正常的脑干听觉诱发电位（BAEP）由连续出现的 7 个波组成，依次以罗马数字表示，Ⅰ 波为听神经外周段的动作电位，Ⅱ ~ Ⅴ 波分别来自耳蜗神经核、上橄榄核、外侧丘系和下丘，Ⅵ 与 Ⅶ 各代表内侧膝状体和听辐射的电活动
- 以 Ⅰ、Ⅲ、Ⅴ 波的临床用途最大，Ⅵ、Ⅶ 波的来源仅属一种推测，加之并非恒定出现在正常人群中，因而用途不大

3. 判断 BAEP 异常的主要根据

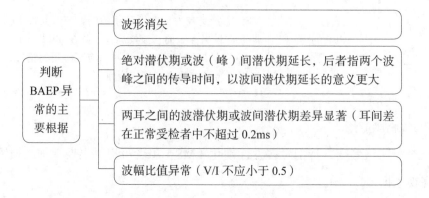

判断 BAEP 异常的主要根据：

- 波形消失
- 绝对潜伏期或波（峰）间潜伏期延长，后者指两个波峰之间的传导时间，以波间潜伏期延长的意义更大
- 两耳之间的波潜伏期或波间潜伏期差异显著（耳间差在正常受检者中不超过 0.2ms）
- 波幅比值异常（V/I 不应小于 0.5）

4. 临床应用

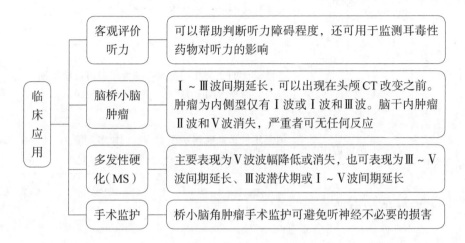

临床应用	客观评价听力	可以帮助判断听力障碍程度，还可用于监测耳毒性药物对听力的影响
	脑桥小脑肿瘤	Ⅰ～Ⅲ波间期延长，可以出现在头颅CT改变之前。肿瘤为内侧型仅有Ⅰ波或Ⅰ波和Ⅲ波。脑干内肿瘤Ⅱ波和Ⅴ波消失，严重者可无任何反应
	多发性硬化（MS）	主要表现为Ⅴ波波幅降低或消失，也可表现为Ⅲ～Ⅴ波间期延长、Ⅲ波潜伏期或Ⅰ～Ⅴ波间期延长
	手术监护	桥小脑角肿瘤手术监护可避免听神经不必要的损害

【运动诱发电位】

运动诱发电位（MEP），包括电刺激以及磁刺激。磁刺激近年来被广泛应用于临床，经颅磁刺激运动诱发电位（TMS-MEP）指经颅磁刺激大脑皮质运动细胞、脊神经根及周围神经运动通路，在相应肌肉上记录复合肌肉动作电位。MEP 的主要检测指标为各段潜伏期和中枢运动传导时间（CMCT）。

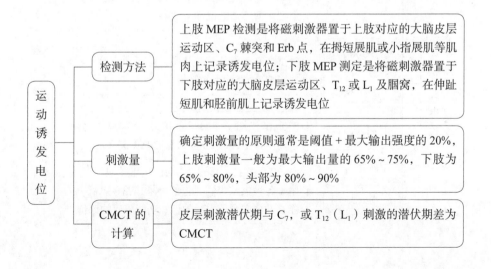

运动诱发电位	检测方法	上肢 MEP 检测是将磁刺激器置于上肢对应的大脑皮层运动区、C_7 棘突和 Erb 点，在拇短展肌或小指展肌等肌肉上记录诱发电位；下肢 MEP 测定是将磁刺激器置于下肢对应的大脑皮层运动区、T_{12} 或 L_1 及腘窝，在伸趾短肌和胫前肌上记录诱发电位
	刺激量	确定刺激量的原则通常是阈值 + 最大输出强度的 20%，上肢刺激量一般为最大输出量的 65%～75%，下肢为 65%～80%，头部为 80%～90%
	CMCT 的计算	皮层刺激潜伏期与 C_7，或 T_{12}（L_1）刺激的潜伏期差为 CMCT

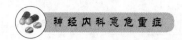

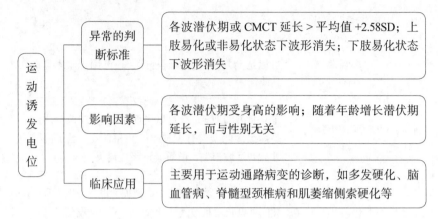

运动诱发电位	异常的判断标准	各波潜伏期或 CMCT 延长 > 平均值 +2.58SD；上肢易化或非易化状态下波形消失；下肢易化状态下波形消失
	影响因素	各波潜伏期受身高的影响；随着年龄增长潜伏期延长，而与性别无关
	临床应用	主要用于运动通路病变的诊断，如多发硬化、脑血管病、脊髓型颈椎病和肌萎缩侧索硬化等

【事件相关电位】

事件相关电位（ERP），指大脑对某种信息进行认知加工（如注意、记忆和思维等）时，通过叠加和平均技术在头颅表面记录的电位。ERP 主要反映认识过程中大脑的电生理变化。ERP 中应用最广泛的是 P300 电位。

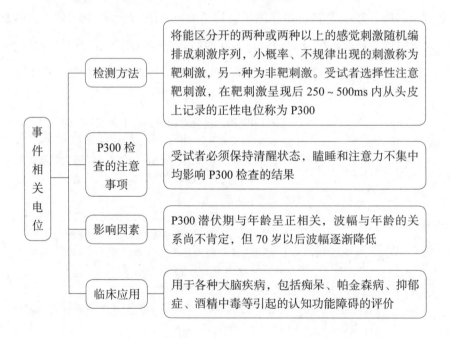

事件相关电位	检测方法	将能区分开的两种或两种以上的感觉刺激随机编排成刺激序列，小概率、不规律出现的刺激称为靶刺激，另一种为非靶刺激。受试者选择性注意靶刺激，在靶刺激呈现后 250～500ms 内从头皮上记录的正性电位称为 P300
	P300 检查的注意事项	受试者必须保持清醒状态，瞌睡和注意力不集中均影响 P300 检查的结果
	影响因素	P300 潜伏期与年龄呈正相关，波幅与年龄的关系尚不肯定，但 70 岁以后波幅逐渐降低
	临床应用	用于各种大脑疾病，包括痴呆、帕金森病、抑郁症、酒精中毒等引起的认知功能障碍的评价

四、肌电图和神经传导速度

【肌电图】

肌电图（EMG）是研究肌肉静息状态下和不同程度随意收缩状态下以及周围神经受刺激时各种电生理特性电活动的一种技术，而广义 EMG 包括常规 EMG、神经传导速度（NCV）、各种反射、重复神经电刺激（RNS）、运动单位计数（MUNE）、单纤维肌电图（SFEMG）及巨肌电图（Macro-EMG）等。

1. 适应证、禁忌证和注意事项

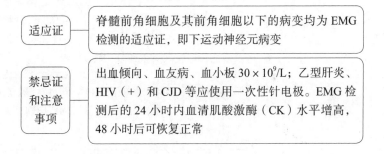

适应证	脊髓前角细胞及其前角细胞以下的病变均为 EMG 检测的适应证，即下运动神经元病变
禁忌证和注意事项	出血倾向、血友病、血小板 30×10^9/L；乙型肝炎、HIV（＋）和 CJD 等应使用一次性针电极。EMG 检测后的 24 小时内血清肌酸激酶（CK）水平增高，48 小时后可恢复正常

2. 正常 EMG 表现

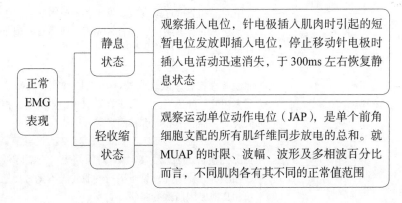

正常 EMG 表现	静息状态	观察插入电位，针电极插入肌肉时引起的短暂电位发放即插入电位，停止移动针电极时插入电活动迅速消失，于 300ms 左右恢复静息状态
	轻收缩状态	观察运动单位动作电位（JAP），是单个前角细胞支配的所有肌纤维同步放电的总和。就 MUAP 的时限、波幅、波形及多相波百分比而言，不同肌肉各有其不同的正常值范围

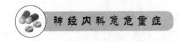

3. 异常 EMG 及其意义

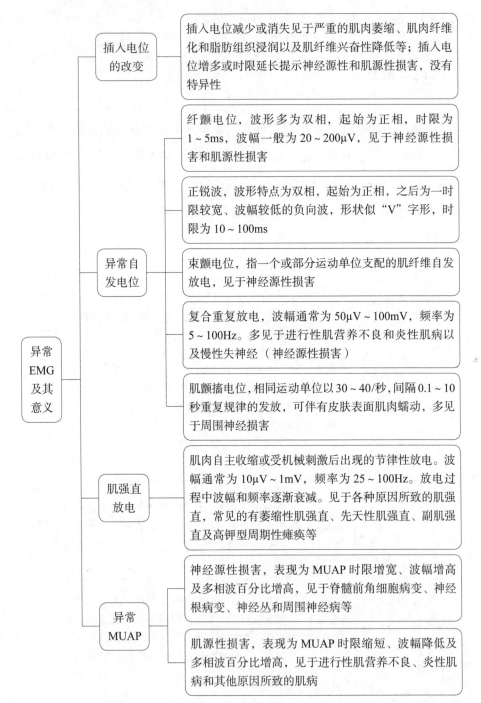

异常 EMG 及其意义

- 插入电位的改变：插入电位减少或消失见于严重的肌肉萎缩、肌肉纤维化和脂肪组织浸润以及肌纤维兴奋性降低等；插入电位增多或时限延长提示神经源性和肌源性损害，没有特异性

- 异常自发电位
  - 纤颤电位，波形多为双相，起始为正相，时限为 1~5ms，波幅一般为 20~200μV，见于神经源性损害和肌源性损害
  - 正锐波，波形特点为双相，起始为正相，之后为一时限较宽、波幅较低的负向波，形状似"V"字形，时限为 10~100ms
  - 束颤电位，指一个或部分运动单位支配的肌纤维自发放电，见于神经源性损害
  - 复合重复放电，波幅通常为 50μV~100mV，频率为 5~100Hz。多见于进行性肌营养不良和炎性肌病以及慢性失神经（神经源性损害）
  - 肌颤搐电位，相同运动单位以 30~40/秒，间隔 0.1~10 秒重复规律的发放，可伴有皮肤表面肌肉蠕动，多见于周围神经损害

- 肌强直放电：肌肉自主收缩或受机械刺激后出现的节律性放电。波幅通常为 10μV~1mV，频率为 25~100Hz。放电过程中波幅和频率逐渐衰减。见于各种原因所致的肌强直，常见的有萎缩性肌强直、先天性肌强直、副肌强直及高钾型周期性瘫痪等

- 异常 MUAP
  - 神经源性损害，表现为 MUAP 时限增宽、波幅增高及多相波百分比增高，见于脊髓前角细胞病变、神经根病变、神经丛和周围神经病等
  - 肌源性损害，表现为 MUAP 时限缩短、波幅降低及多相波百分比增高，见于进行性肌营养不良、炎性肌病和其他原因所致的肌病

4. EMG 的临床应用

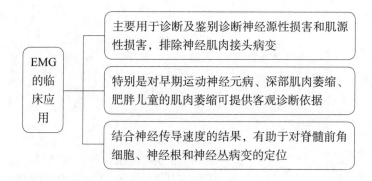

EMG 的临床应用
- 主要用于诊断及鉴别诊断神经源性损害和肌源性损害，排除神经肌肉接头病变
- 特别是对早期运动神经元病、深部肌肉萎缩、肥胖儿童的肌肉萎缩可提供客观诊断依据
- 结合神经传导速度的结果，有助于对脊髓前角细胞、神经根和神经丛病变的定位

【神经传导速度】

神经传导速度（NCV）的测定用于各种原因周围神经病的诊断和鉴别诊断；结合 EMG 可以帮助鉴别前角细胞、神经根、神经丛以及周围神经的损害等。通常包括运动神经传导速度（MCV）和感觉神经传导速度（SCV）的测定。

1. MCV 测定方法

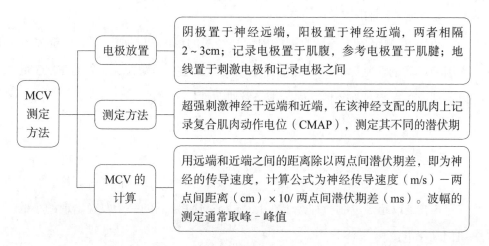

MCV 测定方法
- 电极放置：阴极置于神经远端，阳极置于神经近端，两者相隔 2～3cm；记录电极置于肌腹，参考电极置于肌腱；地线置于刺激电极和记录电极之间
- 测定方法：超强刺激神经干远端和近端，在该神经支配的肌肉上记录复合肌肉动作电位（CMAP），测定其不同的潜伏期
- MCV 的计算：用远端和近端之间的距离除以两点间潜伏期差，即为神经的传导速度，计算公式为神经传导速度（m/s）＝两点间距离（cm）×10/两点间潜伏期差（ms）。波幅的测定通常取峰－峰值

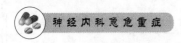
2. SCV 测定方法

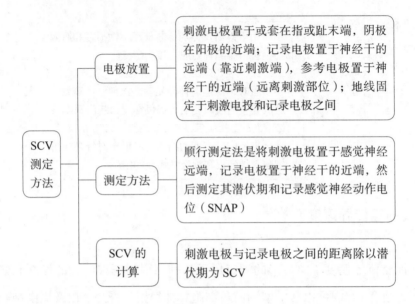

SCV测定方法

电极放置：刺激电极置于或套在指或趾末端，阴极在阳极的近端；记录电极置于神经干的远端（靠近刺激端），参考电极置于神经干的近端（远离刺激部位）；地线固定于刺激电投和记录电极之间

测定方法：顺行测定法是将刺激电极置于感觉神经远端，记录电极置于神经干的近端，然后测定其潜伏期和记录感觉神经动作电位（SNAP）

SCV的计算：刺激电极与记录电极之间的距离除以潜伏期为SCV

3. 异常 NCV 与临床意义

MCV 和 SCV 异常表现为传导速度减慢和波幅降低，前者主要反映髓鞘损害，后者为轴索损害。

4. NCV 的临床应用

NCV 的测定用于各种原因的周围神经病的诊断和鉴别诊断，能够发现周围神经病的亚临床病灶，能区分是轴索损害还是髓鞘脱失；结合 EMG 可以鉴别前角细胞、神经根、周围神经及肌源性损害等。

【F 波】

F 波是以超强电刺激神经干在 M 波（CMAP）后的一个较晚出现的小的肌肉动作电位。

1. 测定方法

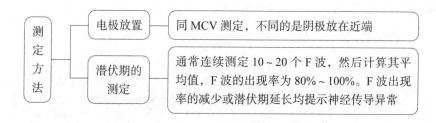

2. 临床意义及应用

F 波有助于周围神经病的早期诊断、病变部位的确定。由于 F 波可以反映运动神经近端的功能，对神经根病变的诊断有重要的价值，可弥补 MCV 的不足，临床用于吉兰 - 巴雷综合征（GBS）、遗传性运动感觉神经病、神经根型颈椎病等的诊断。

【H 反射】

H 反射是利用较小电量刺激神经，冲动经感觉神经纤维向上传导至脊髓，再经单一突触连接传入下运动神经元而引发肌肉电活动。

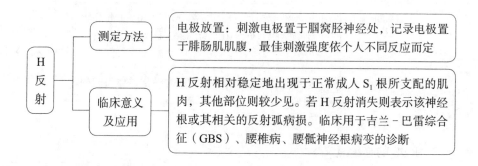

【重复神经电刺激】

重复神经电刺激（RNES）是指超强重复刺激神经干后在相应肌肉记录

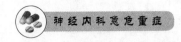

复合肌肉动作电位，是检测神经肌肉接头功能的重要手段。RNS 可根据刺激的频率分为低频（≤ 5Hz）RNS 和高频（10 ~ 30Hz）RNS。

1. 测定方法

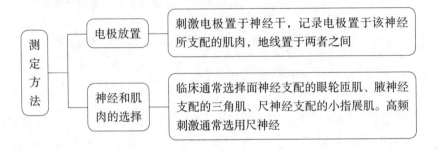

2. RNS 正常值的计算和异常的判断

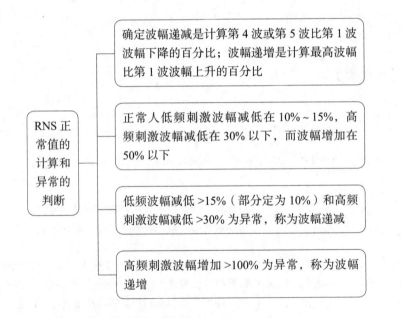

3. RNS 的临床意义

检测神经肌肉接头的功能状态，主要用于重症肌无力的诊断以及和 Lambert-Eaton 综合征的鉴别。重症肌无力表现为低频或高频刺激波幅递减；而后者表现为低频刺激波幅递减，高频刺激波幅递增。

第四节 神经系统主要辅助检查的选择原则

【神经系统辅助检查种类】

目前神经系统辅助检查种类很多，大体上可归纳为以下几类。

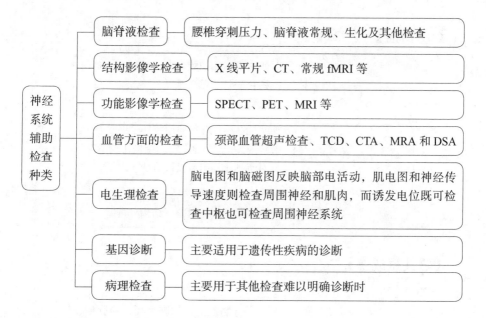

神经系统辅助检查种类
- 脑脊液检查 —— 腰椎穿刺压力、脑脊液常规、生化及其他检查
- 结构影像学检查 —— X 线平片、CT、常规 fMRI 等
- 功能影像学检查 —— SPECT、PET、MRI 等
- 血管方面的检查 —— 颈部血管超声检查、TCD、CTA、MRA 和 DSA
- 电生理检查 —— 脑电图和脑磁图反映脑部电活动，肌电图和神经传导速度则检查周围神经和肌肉，而诱发电位既可检查中枢也可检查周围神经系统
- 基因诊断 —— 主要适用于遗传性疾病的诊断
- 病理检查 —— 主要用于其他检查难以明确诊断时

【脑脊液检查】

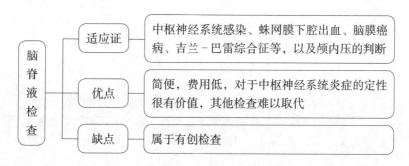

脑脊液检查
- 适应证 —— 中枢神经系统感染、蛛网膜下腔出血、脑膜癌病、吉兰-巴雷综合征等，以及颅内压的判断
- 优点 —— 简便，费用低，对于中枢神经系统炎症的定性很有价值，其他检查难以取代
- 缺点 —— 属于有创检查

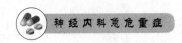

【头颅 X 线平片】

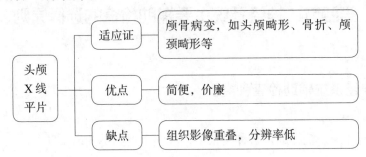

头颅 X 线平片
- 适应证 —— 颅骨病变，如头颅畸形、骨折、颅颈畸形等
- 优点 —— 简便，价廉
- 缺点 —— 组织影像重叠，分辨率低

【CT 扫描】

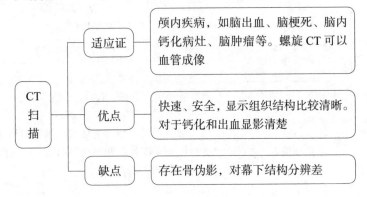

CT 扫描
- 适应证 —— 颅内疾病，如脑出血、脑梗死、脑内钙化病灶、脑肿瘤等。螺旋 CT 可以血管成像
- 优点 —— 快速、安全，显示组织结构比较清晰。对于钙化和出血显影清楚
- 缺点 —— 存在骨伪影，对幕下结构分辨差

【磁共振成像】

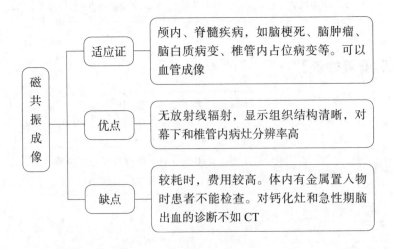

磁共振成像
- 适应证 —— 颅内、脊髓疾病，如脑梗死、脑肿瘤、脑白质病变、椎管内占位病变等。可以血管成像
- 优点 —— 无放射线辐射，显示组织结构清晰，对幕下和椎管内病灶分辨率高
- 缺点 —— 较耗时，费用较高。体内有金属置入物时患者不能检查。对钙化灶和急性期脑出血的诊断不如 CT

【SPECT】

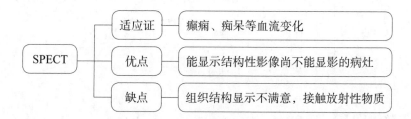

SPECT
- 适应证 —— 癫痫、痴呆等血流变化
- 优点 —— 能显示结构性影像尚不能显影的病灶
- 缺点 —— 组织结构显示不满意，接触放射性物质

【PET】

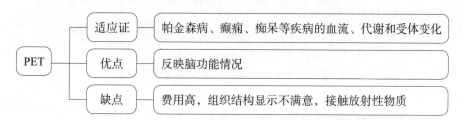

PET
- 适应证 —— 帕金森病、癫痫、痴呆等疾病的血流、代谢和受体变化
- 优点 —— 反映脑功能情况
- 缺点 —— 费用高，组织结构显示不满意，接触放射性物质

【DSA】

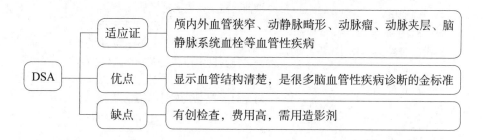

DSA
- 适应证 —— 颅内外血管狭窄、动静脉畸形、动脉瘤、动脉夹层、脑静脉系统血栓等血管性疾病
- 优点 —— 显示血管结构清楚，是很多脑血管性疾病诊断的金标准
- 缺点 —— 有创检查，费用高，需用造影剂

【TCD】

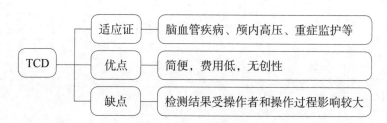

TCD
- 适应证 —— 脑血管疾病、颅内高压、重症监护等
- 优点 —— 简便，费用低，无创性
- 缺点 —— 检测结果受操作者和操作过程影响较大

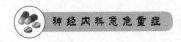
【EEG】

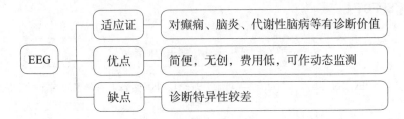

EEG
- 适应证 —— 对癫痫、脑炎、代谢性脑病等有诊断价值
- 优点 —— 简便，无创，费用低，可作动态监测
- 缺点 —— 诊断特异性较差

【脑磁图】

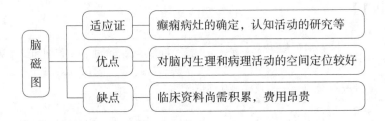

脑磁图
- 适应证 —— 癫痫病灶的确定，认知活动的研究等
- 优点 —— 对脑内生理和病理活动的空间定位较好
- 缺点 —— 临床资料尚需积累，费用昂贵

【肌电图和神经传导速度】

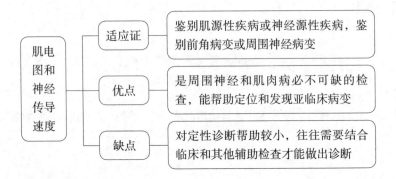

肌电图和神经传导速度
- 适应证 —— 鉴别肌源性疾病或神经源性疾病，鉴别前角病变或周围神经病变
- 优点 —— 是周围神经和肌肉病必不可缺的检查，能帮助定位和发现亚临床病变
- 缺点 —— 对定性诊断帮助较小，往往需要结合临床和其他辅助检查才能做出诊断

【诱发电位】

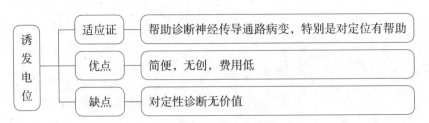

诱发电位
- 适应证 —— 帮助诊断神经传导通路病变，特别是对定位有帮助
- 优点 —— 简便，无创，费用低
- 缺点 —— 对定性诊断无价值

【基因诊断】

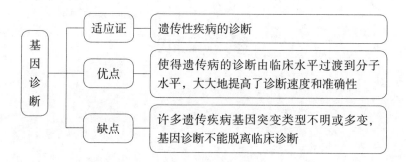

基因诊断
- 适应证 —— 遗传性疾病的诊断
- 优点 —— 使得遗传病的诊断由临床水平过渡到分子水平，大大地提高了诊断速度和准确性
- 缺点 —— 许多遗传疾病基因突变类型不明或多变，基因诊断不能脱离临床诊断

【活组织检查】

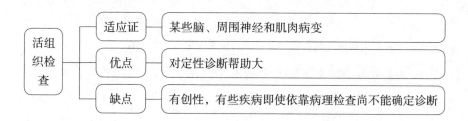

活组织检查
- 适应证 —— 某些脑、周围神经和肌肉病变
- 优点 —— 对定性诊断帮助大
- 缺点 —— 有创性，有些疾病即使依靠病理检查尚不能确定诊断

参考文献

[1] 陈晓峰，梁健. 神经内科医师手册. 北京：化学工业出版社，2014.

[2] 贾建平，陈生弟. 神经病学. 北京：人民卫生出版社，2013.

[3] 王伟，卜碧涛，朱遂强. 神经内科疾病诊疗指南. 第3版. 北京：科学出版社，2013.

[4] 王拥军. 神经内科学高级教程. 北京：人民军医出版社，2014.

[5] 吴江. 神经病学. 第2版. 北京：人民卫生出版社，2012.

[6] 曾进胜. 神经内科疾病临床诊断与治疗方案. 北京：科学技术文献出版社，2010.

[7] 陈生弟. 神经病学. 第2版. 北京：科学出版社，2010.

[8] 王维治. 神经系统脱髓鞘疾病. 北京：人民卫生出版社，2011.

[9] 黄如训. 神经病学. 北京：高等教育出版社，2010.